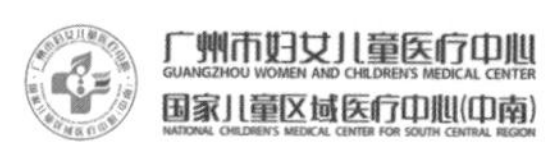

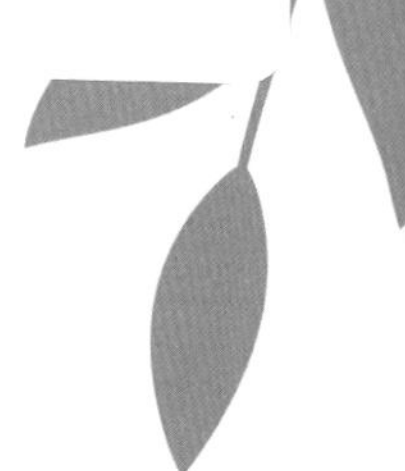

特需人群
免疫接种诊疗规范

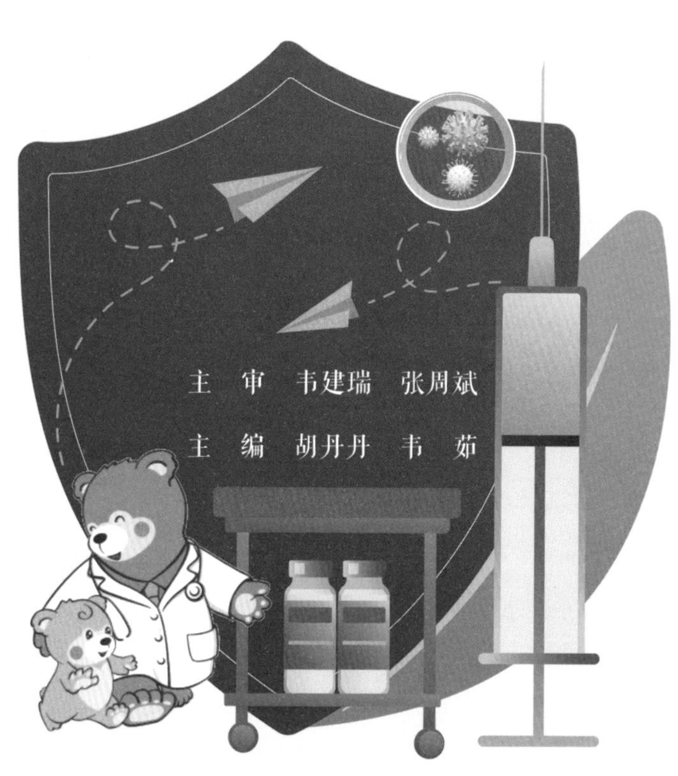

主　审　韦建瑞　张周斌

主　编　胡丹丹　韦　茹

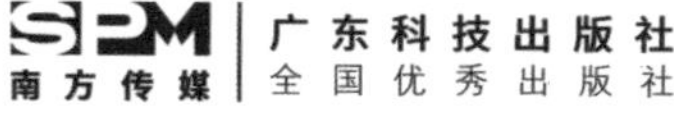

南方传媒
广东科技出版社
全国优秀出版社
·广州·

图书在版编目（CIP）数据

特需人群免疫接种诊疗规范 / 胡丹丹，韦茹主编. —广州：广东科技出版社，2023.1（2023.6重印）
ISBN 978-7-5359-7940-7

Ⅰ.①特… Ⅱ.①胡… ②韦… Ⅲ.①预防接种—诊疗—规范 Ⅳ.①R186-65

中国版本图书馆CIP数据核字（2022）第159540号

特需人群免疫接种诊疗规范

Texu Renqun Mianyi Jiezhong Zhenliao Guifan

出 版 人：严奉强
责任编辑：黎青青　方　敏
装帧设计：友间文化
责任校对：于强强
责任印制：彭海波
出版发行：广东科技出版社
（广州市环市东路水荫路11号　邮政编码：510075）
销售热线：020-37607413
http：//www.gdstp.com.cn
E-mail：gdkjbw@nfcb.com.cn
经　　销：广东新华发行集团股份有限公司
印　　刷：广州市彩源印刷有限公司
（广州市黄埔区百合3路8号　邮政编码：510700）
规　　格：787 mm × 1 092 mm　1/16　印张19.25　字数390千
版　　次：2023年1月第1版
2023年6月第2次印刷
定　　价：168.00元

编委会

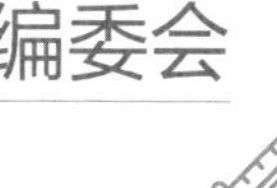

主　审　韦建瑞　张周斌

主　编　胡丹丹　韦　茹

副主编　韩　英　何剑峰　许　斌

编　委　韦建瑞　张周斌　胡丹丹　韦　茹　韩　英
王　静　王　玲　卢燕飞　冯博文　刘　涛
刘祖银　江　华　许　斌　许建雄　李　端
李佩青　李思涛　李雁彬　杨　军　杨延萍
杨思达　杨峰霞　何秋明　董海鹏　何剑峰
张　文　张　旭　张春焕　陈文雄　林晓源
周　伟　郑琪琪　房春晓　赵小朋　郝　虎
郝文革　钟　微　贾　炜　夏　君　徐　翼
高媛媛　郭乐琴　黄锡静　崔彦芹　蒋小云
曾凡森　曾华松　谢　颖　谢小斐　戴春方
肖玉联　朱俪燕　周　托　何　庆

编委单位

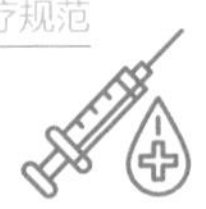

广州市妇女儿童医疗中心

韦建瑞　胡丹丹　韦　茹　韩　英　王　静

王　玲　卢燕飞　冯博文　刘　涛　刘祖银

江　华　李　端　李佩青　李雁彬　杨延萍

杨思达　杨峰霞　何秋明　董海鹏　张　文

张　旭　陈文雄　周　伟　郑琪琪　房春晓

赵小朋　郝文革　钟　微　贾　炜　徐　翼

高媛媛　郭乐琴　黄锡静　崔彦芹　曾凡森

曾华松　谢　颖　谢小斐　戴春方　肖玉联

朱俪燕　周　托　何　庆

广东省疾病控制中心　何剑峰

广州市疾病控制中心　张周斌　许建雄　张春焕

广州市越秀区疾病控制中心　许　斌

广州市天河区疾病控制中心　夏　君

广东省人民医院　林晓源

中山大学附属第一医院　蒋小云

中山大学附属第六医院　郝　虎　李思涛

深圳市儿童医院　杨　军

主审简介

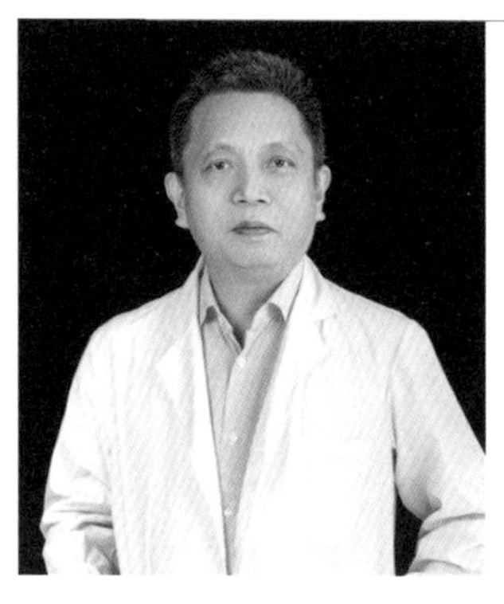

韦建瑞 教授，主任医师，博士研究生导师。现任广州市妇女儿童医疗中心主任（院长）、党委副书记，广州医科大学儿科学院院长。

十二届广东省政协常委、中国医院协会儿童医院分会副主任委员、广州市医学会副会长、广东省健康教育基地联盟副主席、首批国家健康科普专家库成员、广东省健康科普专家。

曾任：广东省老年保健协会心血管专业委员会主任委员、广东省医院协会心血管介入管理专业委员会副主任委员、广东省中西医结合学会冠心病专业委员会副主任委员、广东省医师协会心血管内科医师分会常委、广州市医学会心血管内科分会副主任委员。一直从事心血管疾病的临床、教学、科研、健康教育和医院管理工作。主要研究方向：心血管疾病、营养与动脉硬化性疾病。主持及承担省部级科研项目10余项。在*Circulation Research*、*Int.J Infect Dis*、*Critical Care*等国内外学术刊物上发表学术论文100余篇，曾获广州市科技成果奖1项、全国援外医疗工作先进个人、“天晴杯”优秀医院管理干部、第三届广州医师奖等奖项。

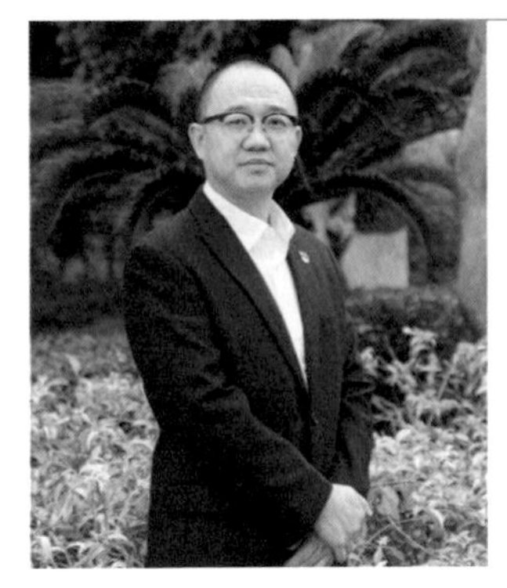

张周斌 公共卫生硕士（MPH），疾病控制主任医师，硕士研究生导师。广州市医学重点人才、广州市医学重点学科–传染病快速检测与预警实验室学科带头人。现任广州市疾病预防控制中心党委书记。

全国疾控宣传服务平台培训讲师、人民日报健康客户端疫苗频道顾问、中华流行病学杂志通讯编委、广东省预防医学会副会长、流行病学专业委员会委员、感染病学专业委员会委员、广州市医师协会副会长、广州市医学会伦理学分会副主委、广州市第三届突发事件应急管理专家、第四届广州市突发公共卫生事件应急专家委员会委员。主要从事传染病预防控制、突发公共卫生事件应急处置、免疫规划与预防接种及新疆公共卫生问题研究。

以第一负责人身份承担广东省科技厅项目、广州市科技局产学研重大专项各1项；以第三负责人身份承担国家自然青年科学基金项目1项、广州市民生科技攻关项目1项。“以蚊治蚊”合作项目广州市疾病预防控制中心负责人。获2015年广州市科技进步奖二等奖。以第一作者或通讯作者身份发表论文38篇，其中SCI收录16篇。在《中华流行病学杂志》《疾病监测》《热带医学杂志》主持刊发重点选题（重点号）各1期；主编《登革热社区防制实用技术》、参编《基层免疫接种培训教程》。

主编简介

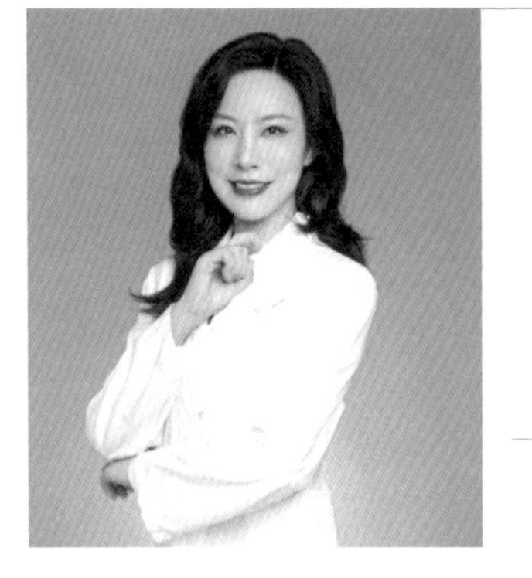

胡丹丹　医学博士，教授，主任医师，硕士研究生导师。现任广州市妇女儿童医疗中心儿童保健科主任，广东省特需人群接种门诊主任，广东省成人接种门诊主任。

中华医学会儿科学分会神经学组青年委员，广东省预防医学会儿童保健专业委员会主任委员，广东省精准医学应用学会精准疫苗免疫分会副主任委员等。《临床医学工程》杂志编辑委员会委员，《临床儿科杂志》青年编辑委员会委员，担任多家杂志审稿专家。国家自然科学基金评审专家，广东省自然科学基金评审专家，广东省新冠病毒疫苗预防接种异常反应调查诊断及救治组专家。已主持和完成国家及省市级科研课题14项，发表SCI及国内论文多篇，国家发明专利2项，主编《实用临床儿科学》。2021年荣获广东省预防医学会科学技术奖二等奖。

一直致力于儿科预防、保健、临床及相关科研工作。擅长儿童保健、特需儿童免疫接种及预防接种异常反应诊断与救治等。2018年荣获“广东省杰出青年医学人才”“广东省最强科室实力中青年医生”等称号。2021年荣获“第七届羊城好医生”“广州市医学骨干人才”等称号。

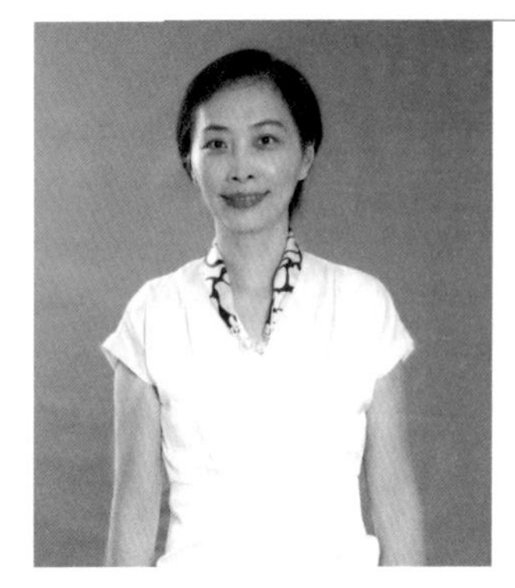

韦茹 儿科学、公共卫生学双硕士，主任医师，就职于广州市妇女儿童医疗中心儿童保健科。

从事小儿内科、儿童保健、儿童早期综合发展工作20余年。任广州市预防接种异常反应调查诊断专家组成员，广东省预防医学会儿童保健专业委员会副主任委员，广东省健康管理学会儿科学及青少年健康专业委员会委员，亚太医学生物免疫学会儿童过敏免疫风湿病分会委员，广州市女医师协会儿童保健专业委员会副主任委员、儿童早期发展专业委员会常务委员。一直致力于特殊儿童免疫接种、儿童生长发育评估监测及身高管理、营养与喂养指导、体弱儿管理等工作，对儿童营养性疾病、生长发育迟缓、食物过敏等诊治有丰富的经验。主持参与国家多中心及省市级等多项关于儿童食物过敏及营养的研究项目，在国内外期刊发表SCI及国内论文数篇。

序一

Sequence 1

我国实施扩大国家免疫规划以来，儿童免疫规划疫苗接种率上升至较高水平，免疫规划工作已取得长足进步。同时，随着医学筛查和疾病诊治水平的提高，越来越多先天性疾病及肿瘤等严重疾病被早期筛查出来，患病儿童获得了长期生存。因此，预防接种还必须面对一些特殊健康状态人群的相关问题。

近年来，国家不断出台新的条例规范，对新时期免疫接种工作提出了更高要求。广大预防接种工作人员面临如何进一步提高疫苗接种覆盖率的工作难点，尤其是提高特殊健康状态儿童的预防接种率。《广东省接种单位管理工作指引（2020版）》要求每个地级市在专科或综合医院至少设置一家特需人群接种门诊。作为广东省首个按照工作指引标准化建设的广东省特需人群接种门诊，充分发挥国家儿童区域医疗中心的学科优势，胡丹丹教授、韦茹教授牵头组织各专业专家力量，联合临床医务工作者和预防医学专家们，结合国内外专家共识和指南，在不断总结临床实践经验、探索诊疗特点的基础上编写了此书。其目的为规范特需人群接种门诊诊治过程，建立正确的健康评估诊治思路和诊治流程，为特殊健康状态儿童免疫接种提供一定的理论依据和实践经验。

本书结合国家预防接种工作规范、免疫程序、疫苗使用指导原则和接种方案，介绍儿童各系统临床常见病的免疫接种管理。通过科学解析临床诊疗案例，便于学习者拓展思路，提高学识；方便广大从事免疫接种工作者特别是从事特需人群接种门诊工作的医务工作者开展临床实践，具有很强的实用性、指导性和操作性；为提升广东省特需人群接种门诊规范化管理，改善免疫接种工作程序化运作，保障儿童健康，发挥了至关重要的作用。

广东省预防医学会首席专家

张永慧

序二

Sequence 2

疫苗在人类与疾病长期抗争中发挥了积极作用。疫苗接种可以刺激机体产生特异性免疫应答，发挥预防疾病的作用。我国实施免疫规划之后，随着纳入免疫规划管理的疫苗品种增加，越来越多的传染病得到了控制。继消灭天花之后，我国脊髓灰质炎从1994年至今未发生病例，正进入最后消灭阶段；昔日危害严重、流行广泛的流行性脑脊髓膜炎、乙型脑炎、白喉、百日咳、麻疹、乙型肝炎等重大传染病由于预防接种策略的成功，现在已经呈现低流行水平或散发状态。预防接种造福于人类已成为不争的事实。公众对疫苗的信任及支持也日益增加，家长接受预防接种的意愿比过去任何历史时期都高涨，儿童免疫规划疫苗的接种率已达到95%以上。

但是，仍有一部分儿童未能享受国家预防免疫策略的益处。这部分儿童或者由于自身的身体状况不适合接种疫苗，或者暂时不适合接种疫苗，使得他（她）们“游离”于免疫规划政策保护之外，成为所谓的“特殊健康状态”儿童。这些特殊健康状态的儿童由于上述原因，疫苗接种率低，但他们却更需要疫苗的保护。目前特殊健康状态儿童的疫苗接种已成为免疫规划工作中迫切需要解决的难点之一，尤其是在那些医疗技术与资源相对落后的地区，在如何正确、科学判定“不适合”和“暂时不适合”接种疫苗的界限时更是如此。为了解决这个问题，国家儿童区域医疗中心（中南）——广州市妇女儿童医疗中心被确定为广州市唯一一家设置特需人群接种门诊的定点单位，并作为2020年广东省“十件民生实事”工程进行建设。2020年12月25日，广东省特需人群接种门诊正式启用，主要为具有基础疾病、疑似疫苗慎用证等有特殊健康状况且有预防接种需求的儿童提供接种评估和预防接种的一站式服务。

广州市妇女儿童医疗中心特需人群接种门诊作为广东省首批标准化建设的数字化接种门诊，借助国家儿童区域医疗中心多学科雄厚的技术力量，开诊1年多来接诊了数千名特殊健康状态儿童，建立了专病队列，构建了特殊健康状态儿童疫苗接种的双向转诊体系，切实解决特殊健康状态儿童疫苗接种的社会难题。本书依托特需人群接种门诊平台，面向广大免疫规划专业人员、儿科医务工作者及社区公共卫生工作人员，为他们提供特殊健康状态儿童免疫接种的实践指导，旨在提高特需儿童疫苗的免疫接种率，具有实用性强、指导性强的突出优势。

广州市妇女儿童医疗中心的胡丹丹主任、韦茹主任，一直致力于儿科预防、保健、临床及相关科研工作。她们既是具有丰富临床经验的儿科专家，又是儿童疾病预防控制领域的领军人物，她们联袂牵头组织预防医学专家和临床医学专家合力编纂此书，切实落实国家卫健委倡导的“医防融合”政策，是实践“医防融合”的先行者。

全书立足特殊健康状态儿童疫苗接种，以呵护特需儿童健康为出发点，从特需人群接种门诊的建设、诊疗，到各个专科疾病的接种建议，为广东省各地市建设和推广特需人群接种门诊树立了样板、奠定了基础，也是国内少见的特需人群免疫接种的指导用书。书中着重设置案例分享与专家点评，针对性强，可起到启发和示范作用，对基层公共卫生工作者尤为有益。衷心希望本书出版后能为广大的特殊健康状态儿童带来福音。

广州市预防医学会首席专家
王鸣
王鸣

前言

Preface

随着我国实施扩大国家免疫规划，儿童免疫规划疫苗接种水平明显提高。疫苗的种类、应用效果及安全性问题受到前所未有的关注，特别是具有基础疾病的特殊健康状态儿童的接种安全及有效性等问题，成为我国亟需解决的公共卫生难题。在继续做好健康儿童常规疫苗接种服务的同时，如何及时、科学地为特殊健康状态儿童提供疫苗接种服务，进一步提高疫苗接种覆盖人群和扩大常见传染病的预防广度，已成为儿科医生和预防接种工作者共同面对的难点问题。

基于特殊健康状态儿童免疫接种的现状和挑战，我们凭借国家儿童区域医疗中心——广州市妇女儿童医疗中心的学科优势，2020年开设了广东省首个按照工作指引标准化建设的“广东省特需人群接种门诊”。迄今为止，为3 434例特殊健康状态儿童提供了精准安全的疫苗接种服务。我们通过总结临床接种病案，参阅大量国内外专家共识、指南及文献，联合临床医务工作者和预防医学专家们共同撰写了此书。本书共分十章，第一、第二章主要介绍特需人群接种门诊的建设方案和诊疗流程；第三至第十章以病例分析的形式阐述常见各系统疾病（包括神经系统疾病、新生儿疾病、心血管疾病、免疫性疾病、血液肿瘤疾病、内分泌及遗传性疾病、感染性疾病及外科疾病）的免疫接种诊疗策略，并对每个病例进行专家点评，精准地把握疫苗接种的禁忌，充分考虑特殊健康状态儿童个体接种的可行性和可操作性。《特需人群免疫接种诊疗规范》的出版，凝聚了诸多临床专家和预防医学专家们的心血，编者在此感谢对本书编写过程中给予指导和帮助的所有同仁们。希冀此书出版发行后能成为特需人群接种门诊规范化诊疗的实用工具书，供广大儿科医生及预防接种工作者在日常工作中参考使用。愿《特需人群免疫接种诊疗规范》的出版，能为推进特殊健康状态儿童免疫接种工作发挥应有的作用。

限于特需人群免疫接种工作尚处于不断发展阶段，我们的经验及学术水平有限，书中如有不足与错谬之处，诚请专家同仁们斧正海涵，以期再版时进一步修正完善，提升质量，更好地服务于特需人群免疫接种实践工作。

胡丹丹　韦茹

2022年5月

目录

Contents

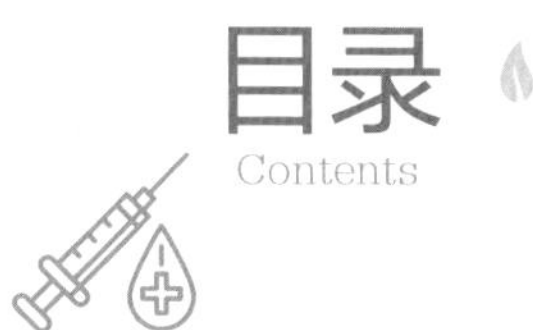

C O N T E N T S

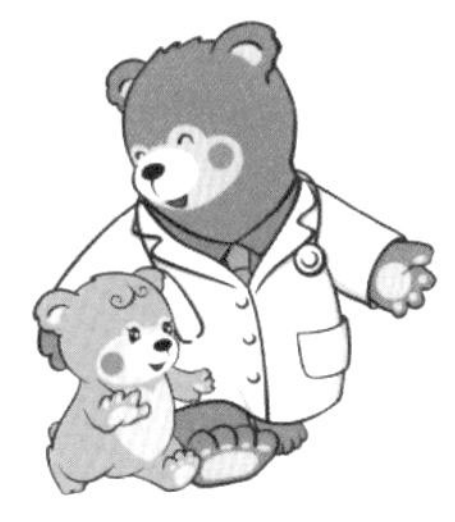

第一章

特需人群接种门诊的建设

CHAPTER1

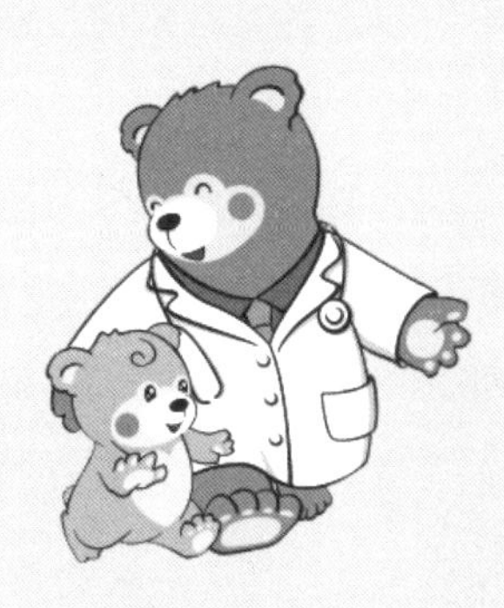

第一节 目的意义

特需人群接种门诊是指由市级卫生健康行政部门统筹规划，辖区县级卫生健康行政部门备案和监管，为特殊健康状态人群提供接种的门诊。

我国免疫规划工作已取得长足进步，随着医学筛查和疾病诊治水平的提高，越来越多先天性疾病被早期筛查出来，一些儿童与肿瘤等慢性疾病长期相伴生存。因此，预防接种还必须面对这些特殊健康状态的人群。目前对于特殊健康状态暂无明确的定义。《实用疫苗学》将其定义为一些处于特殊生理（哺乳、妊娠等）或病理（患病或疾病恢复期等）情况的人。《特殊健康状态儿童预防接种专家共识》将某些处于生理（如生理性黄疸）、病理（患病或疾病恢复期等）、心理或行为缺陷的人，称为特殊健康状态[1]。《广东省接种单位管理工作指引（2020版）》将具有基础疾病、疑似疫苗慎用症等定义为特殊健康状况。特殊健康状态儿童疫苗接种率低，已成为社会的难点问题。

社区公共卫生人员无法代替临床医生针对不同健康状态儿童进行禁忌证筛查和接种评估，而医疗机构临床医生主要负责特殊健康状态儿童所涉及疾病的诊断及治疗，对预防接种和疫苗的知识认识不足。为了避免不良反应的发生，只能将这些特殊健康状态儿童判定为不适宜接种者。特需人群的免疫接种与转诊机制尚不健全，由此导致了一系列的预防接种医患矛盾等社会问题。

安全接种涉及疫苗学、预防医学、流行病学、临床医学、药学等多学科专业，为了给特殊健康状态儿童提供疫苗保护，迫切需要建立特需人群接种门诊，以探索适合这类儿童的个体化疫苗接种建议与工作模式。特需人群接种门诊通过打通预防接种、咨询评估与临床处置之间的转诊障碍，为具有基础疾病、疑似疫苗慎用症等有特殊健康状况且有预防接种需求的人群提供接种评估和预防接种服务。

第二节 开设流程

一、调研

市级卫生健康委员会、市级疾病预防控制中心、门诊所属辖区卫健局及疾病预防控制中心、门诊所在医疗机构组织专家共同调研，做好门诊开设规划，包括场地设置、人员配备、设施设备购置等方面工作。

二、方案制订和落实

（一）方案制订

依据广东省卫生健康委员会、广东省药品监督管理局、广东省政务服务数据管理局下发文件，粤卫〔2019〕75号文《关于印发广东省进一步加强疫苗接种管理的行动方案通知》，严格按照广东省卫生健康委员会下发粤卫疾控函〔2020〕167号文《关于印发广东省接种单位管理工作指引（2020版）的通知》的要求执行。

（二）场地设置

严格按照文件要求进行场地设置：设置在三甲医院，远离医院肠道门诊、发热门诊等科室。门诊面积不小于60m^2，设有候诊区、健康状况评估区、咨询登记区、接种区、留观区、处置区、冷链区等。

（三）落实基础建设和采购基础设备

按照场地选择—区域设置—整体规划分步有序推进。按照数字化门诊建设要求，采用平台招标的方式进购基础设备，如期进行验收。

（四）制订科室管理制度和人员岗位职责

将预防接种工作流程、预防接种信息管理制度、预防接种门诊安全接种制度、资料归档制度等落实，制订疑似预防接种异常反应处置流程、清洁消毒制度、随访制度等，以及登记医生、冷链管理员、接种护士各自的岗位职责，实施冷链管理专人负责，冷链设备专物专用。

（五）人员安排

人员安排包括疫苗接种评估人员和疫苗接种人员两类，前者为传染病学、免疫学、儿科学等专业的高级职称或5年以上中级职称的人员，后者为经过卫生健康行政部门组织的预防接种专业培训并考核合格的执业医师、执业助理医师和护士。建议配备疫苗评估人员1～2名，疫苗接种人员2～3名。

（六）参加预防接种专业培训

所有人员需经过卫生健康行政部门组织的预防接种专业培训并考核合格，方可上岗。培训内容包括：国家免疫规划疫苗儿童免疫程序及说明，预防接种工作规范，疫苗流通和预防接种管理条例，全国疑似预防接种异常反应补偿办法，广东省预防接种异常反应补偿办法（试行），广东省非免疫规划疫苗接种方案，广东省免疫规划疫苗接种知情告知书和非免疫规划疫苗接种知情同意书等。

第三节 建设标准

参照广东省卫生健康委员会关于印发广东省接种单位管理工作指引（2020版）的通知。

工作指引就场地设置、人员要求、设施设备、宣传资料及管理制度等列出了具体的要求，归纳在表1-1、表1-2。重点强调安全接种的规范管理。

表1-1 特需人群接种门诊区域面积及功能

名称	面积/m^2	功能	专业设备和设施
候诊区（含报到台）	≥15m^2	报到（体格测量及探体温）及候诊	宣教设施设备（多媒体、宣教架与宣教资料）
预防接种评估室（健康状况评估室）	≥10m^2	负责接种健康评估、咨询及签知情同意/告知书	电脑、电话、打印机
接种登记区（对外窗口2个）	≥10m^2 ≥1m^2 （窗口宽径）	登记及录入信息	电脑、电话、打印机、身份证/社保卡读卡器、扫描枪或条形码识别器等，安装并使用广东省疫苗流通与接种管理信息系统
预防接种室	≥5m^2/单元	接种疫苗	广东省疫苗流通和接种管理信息系统电脑终端，配置合格、充足的预防和控制感染相关的设施和物品，配置无菌注射器、75%乙醇、碘伏（有效碘含量0.25%~0.5%）、镊子、无菌干棉球或灭菌棉签等接种器材（按日均预约接种人数的120%配置）、医疗废弃物处置设备等
留观区	≥15m^2	接种后观察不良反应至少30min	宣教设施设备
处置室	≥5m^2	对疑似异常反应进行救治	体温计、血压计、听诊器、压舌板、急救药品、吸氧设备等器材
冷链区	≥5m^2	疫苗储存及管理	医用冰箱、温度监测设备、疫苗出入库扫码设备等

表1-2　广东省预防接种门诊数字化建设设备清单

序号	基本设备清单		备注
1	数字化设备清单	取号机	数字化预防接种门诊管理系统是将计算机、通信、多媒体、互联网、物联网等信息技术应用于预防接种的预约、健康咨询、登记、候诊、接种、留观等各环节的信息系统，可实现预防接种全过程信息管理和质量控制，体现人性化服务，确保预防接种工作高效、便捷、安全、规范及能准确、实时记录预防接种服务过程中各类信息或数据
2		叫号显示综合屏、显示一体机等	
3		留观机	
4		接种本打印机（存折式）	
5		数字化预防接种门诊管理系统	
6	冷链设备清单	智能医用冰箱	智能冰箱是通过物联网、云平台、移动互联等技术实现实时监控、智能预警、全程溯源的医用冰箱，且具有不同疫苗的储存分隔区，可通过扫码自动弹出所需疫苗
7		后补式冷库和备用发电机	后补式冷库是结合冰箱和冷库功能的小型冷库，冷库门位于侧部或后部，人可进入库内分拣疫苗；冷库前部设置玻璃门，内有疫苗货架，可直接开门拿取疫苗
8		扫码入库设备、温度自动监测设备等	

参考文献

［1］郭翔，仇静，孙晓冬，等. 浅谈应用专家共识意见指导特殊健康状态儿童的疫苗接种［J］. 中华预防医学杂志，2021，55（2）：284-287.

第二章

特需人群接种门诊的诊疗

CHAPTER2

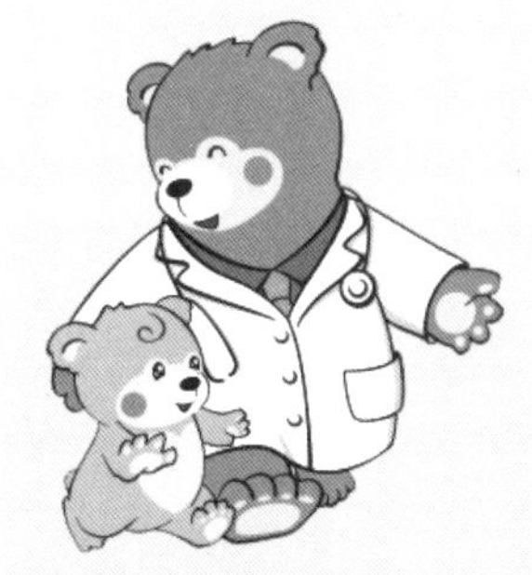

第一节
诊疗流程

一、预防接种工作流程

（一）预约挂号

医院公众预约挂号平台预约（提前1周），挂特需人群接种门诊的号（图2-1）。

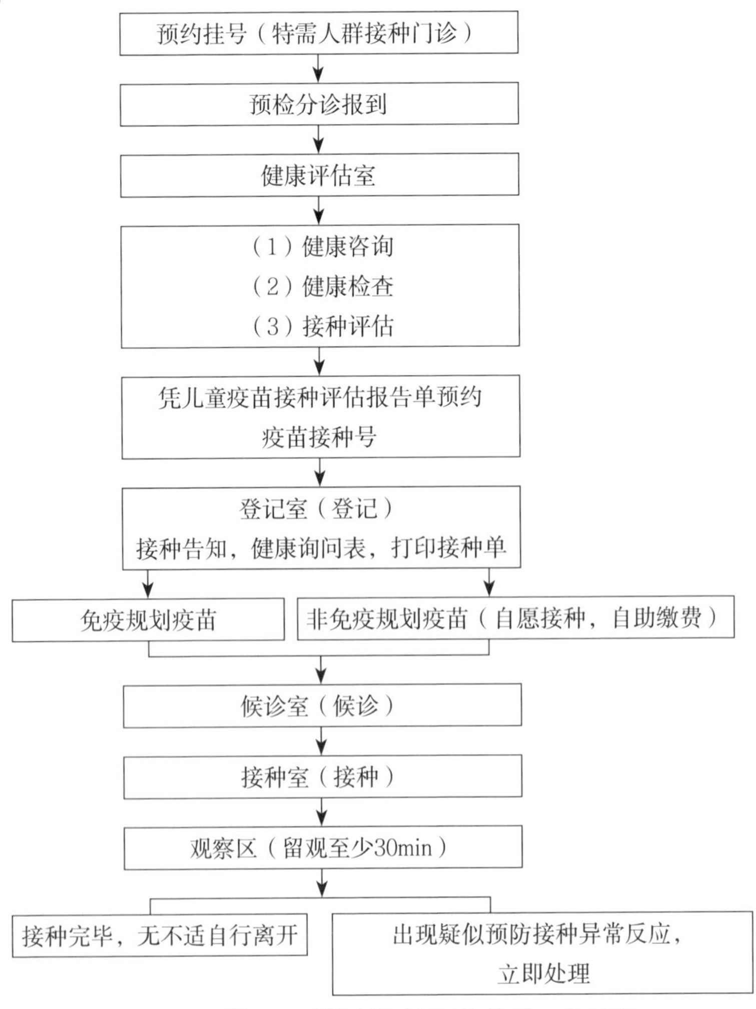

图2-1　特需人群接种门诊预约接种工作流程

（二）预检分诊

按照预约顺序依次护士站报到，记录特需人群的基本信息，包括体温、身高、体重等。

（三）健康咨询评估

特需人群经过报到—候诊—就诊评估的流程，获得接种评估报告单。医学接种建议分为：①可以按免疫程序或疫苗说明书接种疫苗，风险与正常同龄儿童相仿；②可以按免疫程序或疫苗说明书接种疫苗，风险略高于正常同龄儿童；③不建议接种______疫苗，其余疫苗可正常接种，______个月后复诊；④暂缓接种疫苗，______个月后复诊（图2-2）。

广东省特需人群接种门诊儿童预防接种评估报告单

一般信息：

患者姓名：　　　　　　性别：　　　　年龄：

就诊时间：　　　　　　诊疗卡号：

监护人姓名：　　　　　监护人电话：

评估信息：

家族史：□无　□有：

儿童过敏史：□无　□有：

接种不良反应史：□无　□有：

基础疾病：□无　□有：　　　发病时间：

目前治疗：□无　□有：

病情评估：□急性期　□缓解期　□痊愈　□其他：

疑似疫苗慎用症：□无　□有：

特殊用药/输注血制品：□无　□有：　　　使用时间：

免疫功能：□免疫功能受损　□可疑免疫功能受损

□未提示免疫功能受损　□未检查

接种评估建议：

□可以按免疫程序或疫苗说明书接种疫苗，风险与正常同龄儿童相仿。

□可以按免疫程序或疫苗说明书接种疫苗，风险略高于正常同龄儿童。

□不建议接种__________疫苗，其余疫苗可正常接种，__________个月后复诊。

☐暂缓接种疫苗，__________个月后复诊。

☐其他：

声明：本结果为仅针对此次儿童健康状况的评估建议，不作为疾病诊断使用。每次预防接种前请家长如实提供儿童近期健康状况，认真阅读接种知情告知书/同意书及所接种疫苗的说明书，如有疑问，请及时与接种人员充分沟通并联系本部门，电话：××××××

医师签名：

图2-2　特需人群接种评估报告单

（四）登记

凭儿童疫苗接种评估报告单取号，候诊区等待叫号，登记医生在疫苗接种前进行健康询问、知情告知，签署疫苗接种知情告知书及特需人群接种补充知情告知书（图2-3），并打印预防接种单。

受种者姓名：　　　　　　　　性别：　　　　　出生日期：

受种者有　　　　　　　　　　病史，已接受健康评估，由于该病病因复杂/迄今未明，存在个体差异，正常情况下尚存在病情反复情况。接种疫苗后，有可能出现病情反复或复发。医生就以上内容已充分告知，同意接种。接种后需在接种门诊密切观察30分钟，特殊情况需观察1小时。

接种后请主动填写接种日记卡进行随访，如出现不良反应或原发病病情反复，请及时就医并联系本部门，电话：××××××

监护人/受种者（签名）：　　　　　　日期：　　年　　月　　日

医疗卫生人员（签名）：　　　　　　日期：　　年　　月　　日

图2-3　特需人群接种补充知情告知书

（五）接种

被叫号后，进入接种室，接种护士、受种儿童家长核对信息准确无误后实施疫苗接种工作。

（六）留观

接种完成后在观察区至少留观30min，无不适可自行离开；如出现疑似预防接种异常反应，立即告知医生对症处理。

二、咨询评估流程

（一）询问病史

包括未能接种疫苗的原因、基础疾病、特殊用药、家族史、既往接种史、基础疾病专科医生意见。

（二）完善相关检查、检验

包括血常规、生化指标、免疫学指标、心脏彩超、头颅B超/磁共振（MR）、脑电图等。

（三）诊间预约复诊

综合评估后出具儿童疫苗接种评估报告单，如基础疾病涉及两个或以上专科者可发起多学科会诊，共同制订接种医学建议（图2-4）。

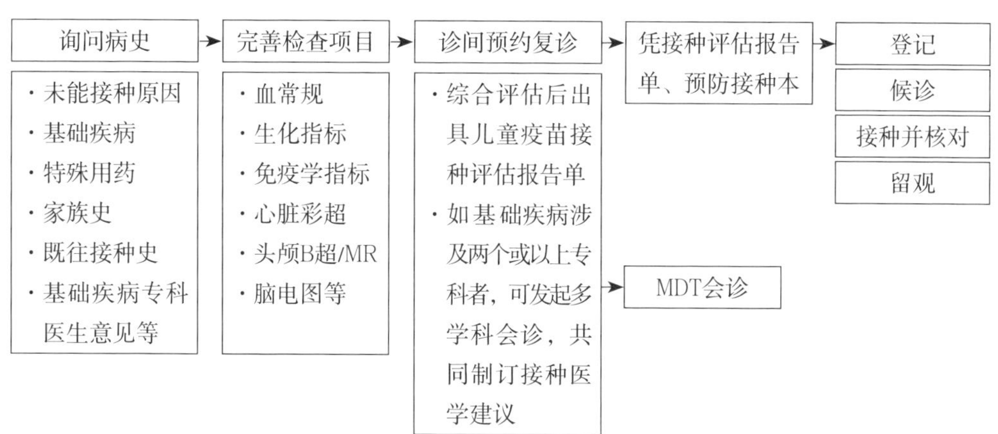

图2-4　特需人群接种门诊咨询与多学科联合会诊（MDT）图

第二节
临床及实验室检查

一、免疫功能检查

（一）全血细胞计数和分类计数

1. 淋巴细胞

淋巴细胞是主要的免疫细胞，在机体防御疾病过程中发挥关键作用。根据淋巴细胞的发生来源、形态特点和免疫功能等方面的不同，可分为T细胞、B细胞和NK细胞三类。

胸腺发育成熟的T细胞转移到外周淋巴器官或淋巴组织，在没有接触特异性抗原分子前，保持相对静息状态，称为初始T细胞（naive T cell）。它们一旦接触了抗原提呈细胞提呈的、与其抗原受体相匹配的抗原肽，便转化为代谢活跃、直径为15～20 μm的大淋巴细胞，并增殖分化。其成熟的子细胞重新变小，大部分分化为效应T细胞（effector T cell），效应T细胞可直接杀灭靶细胞，故T细胞参与的免疫称细胞免疫（cellular immunity），小部分形成记忆性T细胞（memory T cell）。效应T细胞迅速投入清除抗原的战斗，其寿命仅1周左右，而记忆T细胞寿命可长达数年，甚至终身。当它们再次遇到相同抗原时，能迅速转化增殖，形成大量效应T细胞而启动更大强度的免疫应答，并使机体较长期保持对该抗原的免疫力。

由于B细胞以分泌抗体这一可溶性蛋白分子进入体液执行免疫功能，B细胞介导的免疫称体液免疫（humoral immunity）。初始B细胞离开骨髓，迁移到外周淋巴器官和淋巴组织，如遇到与其抗原受体匹配的抗原，在抗原提呈细胞和Th细胞的协助下，可增殖、转化为大淋巴细胞，其大部分子细胞成为效应B细胞、即浆细胞，分泌抗体。抗体与相应抗原结合后，既消除了该抗原（如病毒）的致病作用，又加速了巨噬细胞对该抗原的吞噬和清除。少部分子细胞成为记忆性B细胞，其作用和记忆性T细胞相同。

NK细胞无须抗原提呈细胞的中介，可不借助抗体，即可直接杀伤病毒感染细胞和肿瘤细胞。

淋巴细胞减少定义为：成人的淋巴细胞绝对计数＜1 500/mm^3，婴儿＜2 500/mm^3。淋巴细胞减少是多种联合免疫缺陷病（combined immunodeficiency，CID），即细胞和抗体免疫缺陷的一项特征。几乎所有严重联合免疫缺陷病（severe combined immunodeficiency，SCID）病例及大多数SCID病例的标准流式细胞计数分析结果会出现异常，淋巴细胞减少是婴儿SCID和年龄较大的儿童及少数成人联合免疫缺陷的早期指标。同时，病毒感染和其他因素也会影响淋巴细胞计数，应在多个时间点重复评估。确定淋巴细胞减少后，应进行流式细胞计数检查以评估淋巴细胞缺乏的亚群。流式细胞仪可确定淋巴细胞计数、每种淋巴细胞亚群的绝对数量及比例。一种淋巴细胞亚群绝对计数的变化在检测结果中不会影响其他亚群的绝对计数变化，但可能引起其他淋巴细胞亚群相对计数的变化。所以，淋巴细胞亚群发生变化可以是一种也可以是几种同时发生。对于淋巴细胞的主要亚群，绝对缺乏比相对（比例）缺乏的临床意义要大得多。在淋巴细胞亚群检测报告（图2-5）结果判别中既要注

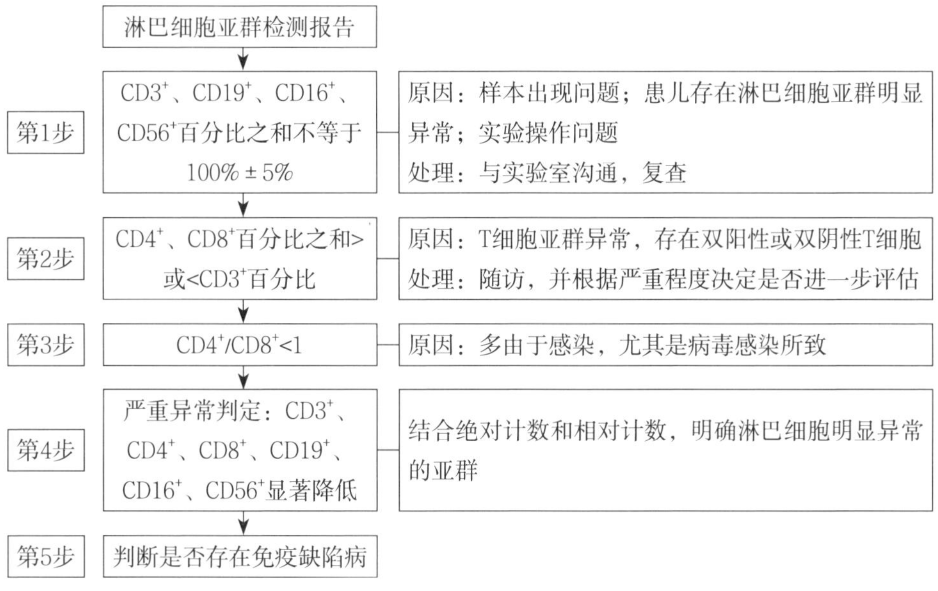

图2-5　淋巴细胞亚群检测报告判断流程

意绝对计数的判别，也要判别相对计数（百分比）的变化。

2. 中性粒细胞

中性粒细胞减少可见于原发性吞噬细胞疾病及引起继发性免疫缺陷的中性粒细胞疾病[1]。有时可见白细胞增多，提示慢性感染。单核细胞减少见于GATA结合蛋白2（GATA2）缺乏。嗜酸性粒细胞增多可见于原发性特应性疾病和一些原发性免疫缺陷性疾病（primary immunodeficiency disease，PID）。

（二）免疫球蛋白水平检测

测定血清免疫球蛋白G（IgG）、免疫球蛋白A（IgA）和免疫球蛋白M（IgM）用于疑似抗体缺陷病例的筛查。IgG于出生后3个月开始合成，3～5岁接近成人水平，是血清和胞外液中含量最高的免疫球蛋白，占血清免疫球蛋白总量的75%～80%。IgG半衰期为20～23天，是再次免疫应答产生的主要抗体，亲和力高，在体内分布广泛，是机体抗感染的“主力军”。低丙种球蛋白血症定义为IgG比正常值低2个标准差，IgG＜100mg/dL则通常认为是无丙种球蛋白血症。IgM占血清免疫球蛋白总量的5%～10%，IgM是初次体液免疫应答中最早出现的抗体，是机体特异性抗感染的“先锋部队”。血清中检出病原体特异性IgM提示新近发生的感染，可用于感染的早期诊断。将IgM水平比年龄相应均值低2个标准差，或比年龄相应均值低10%定义为IgM缺陷。免疫球蛋白D（IgD）在血清中的浓度较低，＜10mg/dL（＜0.1g/L），与IgM一起对B细胞的活化起关键的作用。高免疫球蛋白D综合征（hyperimmunoglobulin D syndrome，HIDS）是一种罕见的常染色体隐性遗传性疾病，特征是发热反复发作，通常伴有淋巴结肿大、腹痛及血清多克隆IgD水平升高。尽管IgD水平升高可见于原发性免疫失调性疾病，但一般不使用血清IgD水平来诊断免疫缺陷。IgA有血清型和分泌型两型。血清型为单体，主要存在于血清中，占血清免疫球蛋白总量的10%～15%。分泌型IgA是由肠道、呼吸道、乳腺、唾液腺和泪腺分泌，在黏膜局部抗感染中发挥重要作用，是机体抗感染的“边防军”。免疫球蛋白E（immunoglobulin E，IgE）是所有免疫球蛋白中血清浓度最低的，约为150ng/mL（约62U/mL）。IgE升高提示存在基础变态反应性疾病，如＞2 000U/mL，应怀疑高IgE综合征和其他多种免疫缺陷性疾病。此外，其他多种免疫缺陷性疾病测定IgE水平有助于发现多种单基因抗体缺陷，如信号转导及转录激活蛋白3（signal transducer and activator of transcription3，STAT3）、IL-6信号转导因子基因（IL-6 signal transducer，IL6ST）、IL-6受体（interleukin 6 receptor，IL6R）、IL-2受体（interleukin 2 receptor，IL2R）缺陷。4岁以上个体的单纯性血清IgA缺陷（即血清IgG和IgM水平仍然正常），并且排除了低丙种球蛋白血症等其他原因定义为选择性IgA缺陷（selective IgA deficiency，sIgAD）。sIgAD的临床表现多样，多数sIgAD患者没有症状，少数可出现复发性感染及自身免疫性疾病。血清IgA水平降低还可见于共济失调性毛细血管扩张及急性、慢性淋巴细胞白血病等。值得注意的是，测定血清免疫球蛋白水平的方法有很多，不同实验室使用的系统也不同。因此，在进行比较时必须使用经过年龄校正的正常参考范围，见表2-1（详见“免疫性疾病”章）。

表2-1　正常儿童各年龄段血清中的免疫球蛋白参考范围

年龄	免疫球蛋白G/（mg·dL^{-1}）	免疫球蛋白M/（mg·dL^{-1}）	免疫球蛋白A/（mg·dL^{-1}）	总免疫球蛋白/（mg·dL^{-1}）
新生儿	1 031 ± 200	11 ± 5	2 ± 3	1 044 ± 201
1～3月	430 ± 119	30 ± 11	21 ± 13	481 ± 127
4～6月	427 ± 186	43 ± 17	28 ± 18	498 ± 204
7～12月	661 ± 219	54 ± 23	37 ± 18	752 ± 242
13～24月	762 ± 209	58 ± 23	50 ± 24	870 ± 258
25～36月	892 ± 183	61 ± 19	71 ± 37	1 024 ± 205
3～5岁	929 ± 228	56 ± 18	93 ± 27	1 078 ± 245①
6～8岁	923 ± 256	65 ± 25	124 ± 45	1 112 ± 293②
9～11岁	1 124 ± 235	79 ± 33	131 ± 60	1 334 ± 254③
12～16岁	946 ± 124	59 ± 20	148 ± 63	1 153 ± 169
16～18岁	1 158 ± 305	99 ± 27	200 ± 61	1 457 ± 353

注：①IgE 数据来自4岁。
②IgE 数据来自7岁。
③IgE 数据来自10岁。

（三）生化检查

通过生化检查评估可能引起继发性免疫缺陷的代谢性疾病，如糖尿病和肾脏疾病。低白蛋白血症或低血清蛋白提示营养不良或蛋白质丢失。球蛋白水平明显升高可见于慢性感染、血液系统肿瘤和自身免疫性疾病。

（四）胸片

胸片提示胸腺影缺失时，应评估是否存在严重免疫缺陷，但需考虑婴儿在应激状态下会出现胸腺缩小，应加做前胸部超声检查和淋巴细胞亚群检测。

二、免疫接种后抗体评估

疫苗可以通过刺激抗体形成、细胞免疫或两者兼而有之来诱导免疫。大多数疫苗诱导的保护被认为主要由产生抗体的B淋巴细胞介导。这种抗体可以灭活毒素、中和病毒，并防止它们附着在细胞受体上，促进细菌的吞噬和杀灭，与溶解细菌的补体相互作用，并通过与细菌细胞表面相互作用，防止黏附在黏膜表面。大多数B淋巴细胞反应需要CD4^{+}T淋巴细胞的辅助。这些T淋巴细胞依赖性反应倾向于诱导高水平的功能抗体，具有较高的亲和力。随着时间的推移，T淋巴细胞依赖的反应逐渐成熟，从主要的IgM反应到持续的、长期的IgG反应，并诱导免疫记忆，从而增强免疫（Boost）[1]反应。T淋巴细胞依赖的疫苗，包括蛋白质部分，即使在婴儿中也能产生良好的免疫反应。相反，多糖抗原是在没有T细胞的情况下诱导B淋巴细胞反应。这些与T淋巴细胞无关的疫苗与2岁以下儿童的免疫反应差有关。为了克服普通多糖疫苗的问题，多糖已经结合或共价连接到蛋白质载体，将疫苗转化为T淋巴细胞依赖的疫苗。与普通多糖疫苗相比，结合疫苗通过减少生物体的携带而诱导高滴度抗体、免疫记忆导致对重复暴露于抗原、长期免疫和社区保护的增强反应。

对大多数疫苗的免疫反应的评估是通过测量血清抗体来进行的。若为评估免疫应答而接种疫苗，则必须在接种后4～8周才能测定抗体滴度。若早于此间期评估，则无论采用何种方法都可能测得较低的滴度。然而，间期太长（如6～12个月）也不太能获取有用信息，因为时间太长后抗体浓度较低，故不可能区分完全无应答的患者与有应答但抗体逐渐丢失的患者（即免疫记忆受损的患者）。虽然在疫苗接种后被认为具有保护性的水平上检测血清抗体可以表明免疫，但随着时间的推移，可检测抗体的丢失并不一定意味着对疾病的易感性。在某些情况下，细胞免疫反应被用来评估免疫系统的状态。某些疫苗（如无细胞百日咳）没有公认的血清学保护关系。

灭活疫苗往往需要多剂量才能引起足够的免疫反应，而且比减毒活疫苗更有可能需要佐剂来维持这种免疫。减毒活疫苗往往能引起长期免疫反应。接种减毒活疫苗通常类似于自然感染，直到免疫反应产生。大多数减毒活疫苗都是按1或2剂的时间表安排进行的，重复剂量的目的，如第2剂的MMR疫苗（麻腮风联合减毒活疫苗），是诱导那些未能对第1剂做出反应的人的初步免疫反应。

（一）特异性抗体

通过测定主动免疫或自然感染后抗特异性抗原的抗体（即特异性抗体，通常为IgG）滴度评估抗体功能。感染和免疫接种可引发IgM、IgA和IgG抗体应答，但仅IgG抗体可提供长期保护。检测疫苗应答主要有两个目的：首先是评估初始B细胞能否应答新抗原；其次是评估记忆性B细胞能否对以往出现过的抗原做出适当应答。因此，选择正确的抗体检测方法对于正确评估B细胞功能非常重要。如果患者在过去6个月内接受了免疫球蛋白治疗，则很难测定抗体功能，因为免疫球蛋白制剂富含抗多数疫苗相关抗原的抗体。如果患者需要接种不常用的疫苗抗原，如狂犬病疫苗或伤寒沙门菌疫苗，则可以进行检测。

（二）抗原应答

通过检查患者对两种常规抗原的应答评估抗体功能，即蛋白质抗原和多糖抗原。常规疫苗接种提供了这两种应答的例子：①可测定患者对破伤风、白喉、B型流感嗜血杆菌和肺炎球菌多糖结合疫苗（如13-valent pneumococcal conjugate vaccine）的抗体滴度，以评估蛋白质抗原应答。也可测定某些疫苗的抗体滴度，例如甲型肝炎、乙型肝炎、麻疹等疫苗。②测定患者对肺炎球菌多糖疫苗（如23-valent pneumococcal vaccine）中所含多种血清型的抗体滴度，或者在患者接受免疫球蛋白治疗时，使用伤寒沙门菌疫苗评估对多糖抗原的应答。这种评估对成人和2岁以上的儿童有用。这种应答对诊断选择性抗体缺陷尤其重要。

第三节 接种疫苗的禁忌证和注意事项

一、接种疫苗的禁忌证

某种疾病或处于某种特殊健康状态下的个体，接种疫苗后会增加发生严重不良反应的风险，为避免这类不良反应的发生，在各种疫苗说明书中，都比较具体地规定了当个体存在某种疾病或处于某种特殊生理状态时不能或暂时不能接种疫苗，这就是接种疫苗的禁忌证。当有禁忌证存在时，不应接种相应的疫苗。在有禁忌证的情况下接种，产生的副反应可能给受种者造成严重的伤害，医生应该及时识别并避免为有禁忌证的个体接种相关疫苗。大多数禁忌证都是暂时的，当疾病（如急性传染病）恢复或特殊生理状态（如妊娠等）不存在时，可以补种疫苗。因此，禁忌证可分为一般（相对）禁忌证和特殊（绝对）禁忌证两类。不同疫苗的特殊禁忌证有所不同。

（一）一般禁忌证

一般禁忌证又称为慎用证，是指对接种各种疫苗都属于禁忌，如患各种急性传染病、高热，严重的心脏病、高血压病，肝、肾疾病，活动性结核、活动性风湿病，哮喘等。以上情况不能接种疫苗或需待症状缓解、恢复健康后，在医生的指导下进行免疫接种。一般禁忌证包括某些生理状态和病理状态两种不同的情况。

1. 生理状态

（1）妇女妊娠期：在妊娠早期接种风疹、水痘等减毒活疫苗，理论上有引起胎儿畸形的可能性。

（2）最近曾进行被动免疫者：最近4周曾注射过免疫球蛋白或被动免疫抑制剂者，为防止被动抗体的干扰，应推迟减毒活疫苗的免疫接种。

（3）有既往病史者：患过某种传染病，可获得较长期的病后免疫，在近期内可不予接种相应的疫苗。

2. 病理状态

（1）发热：除一般的呼吸道感染外，发热很可能是某些传染病的先兆。接种疫苗后可以加剧发热性疾病，且有可能错把发热性疾病的临床表现当作疫苗反应而妨碍了以后的免疫接种。因此，正在发热，特别是高热的人，应暂缓接种疫苗。

（2）急性传染病的潜伏期、前驱期、发病期：除可以进行应急接种的疫苗外，其他传染病在潜伏期、前驱期接种疫苗，可能诱发、加重原有疾病；在发病期接种亦可能会加重病情。

（3）过敏性体质：有过敏性体质的人接种疫苗，常可能引起过敏性反应，对有过敏性体质、支气管哮喘、荨麻疹、血小板减少性紫癜、食物过敏史者，在接种疫苗前应详细了解过敏原，属于含有该过敏原的疫苗不应予以接种，不含该过敏原的疫苗可予接种。

（4）重症慢性疾患：如活动性肺结核、心脏代偿功能不全、急慢性肾病糖尿病、高血压病、肝硬化、血液系统疾病、活动性风湿病、严重化脓性皮肤病等患者，接种局部有严重皮炎、牛皮癣、湿疹的患者，接种疫苗后可能加重原有病情或使反应加重，应暂缓接种；对于患有上述疾病，目前病情已长期稳定者，可以正常接种疫苗。

（5）神经系统疾病和精神病：神经系统疾病或精神疾病处于未稳定状态，如癫痫发作期、进行性神经系统疾病等。

（6）严重营养不良：尤其是1岁以下的婴儿严重营养不良、严重佝偻病、消化功能紊乱及障碍者需要治疗期间。

（二）特殊禁忌证

特殊禁忌证是根据疫苗的性质，对某一种疫苗所规定的专门禁忌证，但对其他疫苗并不是禁忌证。不同疫苗的特殊禁忌证也有所不同。如怀孕初期不能接种风疹疫苗、腮腺炎疫苗等；急性胃肠道疾病者、慢性胃肠道活动期，不宜口服脊髓灰质炎减毒活疫苗；患有湿疹等严重皮肤病的人，不宜接种卡介苗；有免疫功能低下或缺陷的人，不能接种减毒活疫苗。

（1）减毒活疫苗的禁忌证。凡患有免疫缺陷病、白血病、淋巴瘤、恶性肿瘤及应用皮质类固醇、烷化剂，抗代谢药物或放射治疗、脾切除而使免疫功能受到抑制者，因不能完全控制所接种疫苗病原体的繁殖，减毒活疫苗能够引起严重甚至致死性的反应。常见的减毒活疫苗包括：卡介苗、口服脊髓灰质炎减毒活疫苗、水痘疫苗、麻腮风联合减毒活疫苗、甲肝减毒活疫苗、乙脑减毒活疫苗、轮状病毒疫苗、黄热病疫苗等。虽然尚无证据表明接种任何减毒活疫苗（包括风疹疫苗）会导致新生儿出生缺陷，但由于理论上存在可能性，因此不应给孕妇接种减毒活疫苗。

（2）接种前过敏试验证明为敏感者或处于传染期者，如结核菌素试验阳性者不适宜接种卡介苗，锡克试验阴性者不需接种白喉疫苗。

二、接种疫苗的注意事项

（一）预防接种前告知和健康状况询问

（1）为防止发生接种疫苗引起的严重不良反应，关键是预防接种工作人员在实施接种前对受种者进行筛检。接种工作人员在接种疫苗前应对每名受种者进行禁忌证和慎用证的筛检，可通过健康状况询问初步确定受种者是否可以接种（表2-2）。

（2）受种者健康状况不合适接种的，应暂缓接种并提出医学建议。

（3）受种者或其监护人自愿选择预防接种免疫规划疫苗同品种的非免疫规划疫苗时，接种单位应告知接种疫苗的品种、作用、禁忌、可能出现的不良反应、费用承担及预防接种异常反应补偿方式等。

（二）预防接种操作

（1）严格执行“三查七对一验证”制度，核对无误后实施疫苗接种。

（2）接种注射类疫苗，确定接种部位时应避开瘢痕、硬结、皮肤炎症及病变处，由内向外螺旋方式用75%乙醇棉球对局部进行皮肤消毒，涂擦直径 > 5cm，局部晾干后立即接种。

表2-2　健康状况询问及筛查

健康状况询问问题	筛选情况
（1）近几天有发热等不舒服吗	中重度急性疾病
（2）是否对药物、食物、疫苗等过敏	严重的过敏反应是免疫接种的禁忌证
（3）是否曾经在接种疫苗后出现过严重反应	了解既往接种疫苗的不良反应
（4）是否有癫痫脑病或其他神经系统疾病	了解有无神经系统疾病的接种禁忌
（5）是否患有癌症、白血病、艾滋病或其他免疫系统疾病	鉴别免疫缺陷或免疫功能低下的儿童
（6）在过去3个月内，是否使用过可的松、泼尼松、其他类固醇或抗肿瘤药物，或进行过放射性治疗	鉴别正在使用免疫抑制药物的儿童
（7）有哮喘、肺部疾病、心脏疾病、肾脏疾病、代谢性疾病（如糖尿病）或血液系统疾病吗	筛查基础疾病及有无慎用证
（8）在过去的1年内，是否接受过输血或血液制品，或使用过免疫球蛋白	筛查有无影响减毒活疫苗免疫应答的因素
（9）在过去1个月内是否接种过减毒活疫苗	减毒活疫苗接种间隔为28天
（10）家庭成员有无免疫问题	不应给接触免疫缺陷者的健康儿童接种脊灰减毒活疫苗

三、不同疫苗的特殊禁忌证

（一）卡介苗

免疫缺陷、免疫功能低下、正在接受免疫抑制治疗者，孕妇、皮肤病患者禁用。

（二）吸附无细胞百白破联合疫苗

注射百日咳、白喉、破伤风类疫苗后发生神经系统反应者禁用。

（三）吸附无细胞百白破、灭活脊髓灰质炎和b型流感嗜血杆菌（结合）联合疫苗

进行性脑病者，以前接种百日咳疫苗（无细胞或全细胞百日咳疫苗）后7日内患过脑病者禁用。

（四）A群流脑多糖疫苗

患脑病、未控制的癫痫和其他进行性神经系统疾病者禁用。

（五）A+C群流脑多糖结合疫苗

患脑病、未控制的癫痫和其他进行性神经系统疾病者，严重心脏病、高血压病、肝脏疾病、肾脏疾病、活动性结核感染者禁用。

（六）霍乱疫苗

孕妇及2岁以下婴幼儿禁用。

（七）炭疽疫苗

免疫功能低下者禁用。

（八）麻腮风联合减毒活疫苗

孕妇和免疫功能低下者禁用，以往接种过含有相同组分的疫苗后出现过严重过敏反应者禁用。

（九）甲肝减毒活疫苗

孕妇、免疫功能低下或正在接受免疫抑制剂治疗者禁用。

（十）乙脑减毒活疫苗

孕妇、免疫功能低下或正在接受免疫抑制剂治疗者禁用。

（十一）水痘减毒活疫苗

免疫缺陷、免疫功能低下或正在接受免疫抑制治疗者，有先天性免疫疾病病史或密切接触的家庭成员中有先天性免疫疾病病史者，孕妇，近期用过血制品（除水痘-带状疱疹疫苗外）者，患脑病、任何病史的癫痫个人史或家族史和其他进行性神经系统疾病者禁用。患有血小板减少或者出血性疾病者慎用。

（十二）戊型肝炎疫苗

患血小板减少症或其他凝血功能障碍者，对卡那霉素或其他氨基糖苷类药物有过敏史者禁用。

（十三）黄热减毒活疫苗

孕妇、鸡蛋过敏和免疫功能低下者禁用。

（十四）轮状病毒（减毒）活疫苗

有肠套叠既往史、严重联合免疫缺陷病患者禁用口服5价重配轮状病毒减毒疫苗禁用。

（十五）含有痕量的氨基糖苷类抗生素的疫苗

脊髓灰质炎灭活疫苗、吸附无细胞百白破、灭活脊髓灰质炎和b型流感嗜血杆菌（结合）联合疫苗、麻腮风联合减毒活疫苗、乙脑减毒活疫苗、甲肝减毒/灭活疫苗、水痘减毒活疫苗、肠道病毒71型灭活疫苗（简称EV71疫苗）、流感疫苗，对氨基糖苷类抗生素过敏者禁用。目前尚无依据提示听力受损或携带耳聋基因者慎用。

（十六）脊髓灰质炎灭活疫苗、EV71疫苗

患有血小板减少或者出血性疾病者，有活动性出血症状时，肌内注射可能会引起出血，建议慎用。

第四节 知情告知

预防接种知情同意是指受种者或其监护人有权知晓所接种疫苗和疫苗所预防疾病的相关情况，从而对预防接种措施做出自愿同意或拒绝接种的选择，如自愿接种则包括对接种方案或疫苗品种的选择，包含知晓、理解、同意或拒绝、自主选择等方面。预防接种知识的知情和告知是联系医疗卫生人

员与受种者或其监护人的纽带。

预防接种知情同意能否成功实施，一方面取决于接种人员能否充分、准确、全面将预防接种信息告知受种者或其监护人；另一方面取决于受种者或其监护人是否具有理解信息的能力，并就此做出符合自己利益的决定。

免疫规划疫苗和非免疫规划疫苗接种知情同意稍有差别。免疫规划疫苗是指政府免费向公民提供，公民应当依照政府的规定受种的疫苗，包括国家免疫规划疫苗、省级人民政府在执行国家免疫规划时增加的疫苗、县级及以上人民政府或其卫生计生行政部门组织的应急接种或群体性预防接种所使用的疫苗。非免疫规划疫苗是指公民自费并且自愿受种的疫苗。免疫规划疫苗为接种知情告知书，非免疫规划疫苗为接种知情同意书。我国对免疫规划疫苗实行强制接种或由其他疫苗替代接种，其知情同意应做到知晓、理解和同意。有可替代免疫规划疫苗的非免疫规划疫苗，受种者或其监护人在知情理解后可自主选择由非免疫规划疫苗替代接种。非免疫规划疫苗实行自愿、自费接种，知情同意则应做到知晓、理解、同意或拒绝，最终有同意或拒绝接种两个选择。

参考文献

[1] SULLIVAN K E. Neutropenia as a sign of immunodeficiency [J]. J Allergy Clin Immunol，2019，143 (1)：96-100.

第三章

神经系统疾病

CHAPTER3

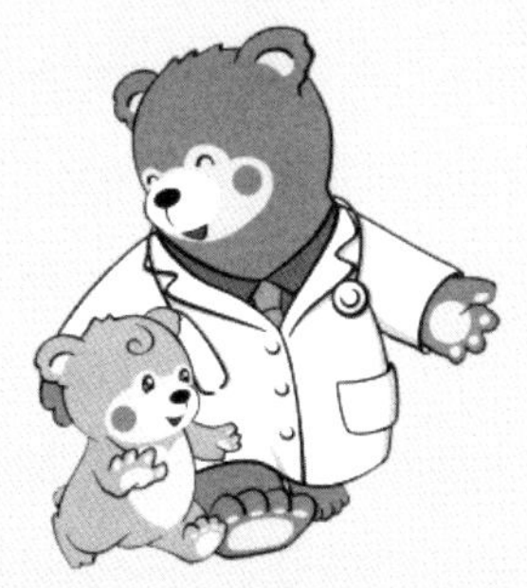

第一节
热性惊厥

一、概述

目前对热性惊厥（febrile seizures，FS）全国尚无统一定义，中华医学会儿科学分会神经学组在制定《热性惊厥诊断治疗与管理专家共识（2016）》时[1]，根据2011年美国儿科学会（American Academy of Pediatrics，AAP）标准，将FS定义为一次热程中（肛温≥38.5℃，腋温≥38℃）出现的惊厥发作，无中枢神经系统感染证据及导致惊厥的其他原因，既往也没有无热惊厥史。FS是婴幼儿最常见的神经系统疾病，患病率为3%～5%，通常发生于发热24h内，与年龄有关，发病高峰在12～18月龄，男性的发病率略高于女性[2-3]。FS患儿在儿童期早期再患病时会有FS复发的风险，总体的复发率为30%～35%。然而，复发率随年龄而变化，在首次惊厥发作时不足1岁的患儿中复发率高达50%～65%，而在年龄较大的患儿中可低至20%。影响复发率的主要因素为婴儿首次出现惊厥发作时的年龄。对出现过FS的儿童，在发热性疾病期间使用退热剂治疗可减轻不适并减少此次发热期间的FS复发。

FS的发病原因至今尚不清楚，目前公认本病与高热、年龄、感染及遗传等因素有密切关系，病毒感染是主要诱因。目前已有FS与部分疫苗如23价肺炎球菌多糖疫苗（PPV 23）、麻腮风联合减毒活疫苗（MMR）之间关系的研究文献，但FS对儿童后续发育、发展无不良后果。Tartof等通过对3 348例FS患儿资料总结，发现疫苗相关的FS与非疫苗相关FS在预后方面并无差别，疫苗相关FS不会增加神经发育残疾的风险[4]。与推荐的在12～15月龄时接种疫苗相比，16～23月龄接种第1剂含麻疹病毒成分疫苗的儿童在接种后7～10日发生FS的风险似乎有所升高，凸显了按时接种第1剂疫苗的重要性[5]。Duffy等研究显示疫苗联合接种会增加FS的风险，如流感疫苗与肺炎疫苗联合接种，流感疫苗与无细胞百白破疫苗联合接种。疫苗相关FS与无热惊厥和神经发育残疾风险增加无关[6]。

二、临床表现

根据临床特征，FS可分为单纯性FS和复杂性FS两种。其中，单纯性FS占70%～80%，表现为全面性发作，持续时间＜15min，1次热性病程中发作1次；复杂性FS占20%～30%，表现为局灶性发作或全面性发作，发作持续时间≥15min或1次热程中发作≥2次。惊厥持续状态是指1次惊厥发作时间＞30min或反复发作、发作间期意识未恢复达30min。

三、诊断要点

FS为一次热程中（肛温≥38.5℃，腋温≥38℃）出现的惊厥发作，无中枢神经系统感染或炎症，无可能引起惊厥的急性全身性代谢异常，既往无热性惊厥史，常发生于12～18月龄婴幼儿。

四、接种建议

（一）可以接种

对于单纯性FS，或非频繁性发作的FS（半年内发作＜3次，且1年内发作＜4次），既往没有惊厥持续状态（持续惊厥超过半小时），本次发热性疾病痊愈后，可按免疫程序接种各类疫苗，建议每次接种1剂次；对于复杂性FS，6个月及以上无惊厥发作的患儿，可以按免疫程序预防接种，每次接种1剂次。

（二）推迟接种

短期内频繁惊厥发作（半年内发作≥3次，或1年内发作≥4次），或未明确FS类型（半年内发作2次），建议专科门诊就诊。

（三）不宜接种

仍在发热病程中，不宜接种[2]。

五、随访方案

单纯性FS绝大多数预后良好，很少引起脑损伤和后遗症，原则上无疫苗接种禁忌。接种某些疫苗后发生FS的风险会增加，但绝对危险度较小，包括全细胞百白破联合疫苗（diphtheria，tetanus toxoid，and whole-cell pertussis，DTwP）及麻腮风联合减毒活疫苗（measles，mumps，and rubella，MMR）。该风险会随疫苗制剂和儿童接种年龄变化。其惊厥发生并非疫苗本身对大脑直接作用的后果，主要与自身遗传背景有关（如*SCN1A*、*PCDH19*等基因突变等）[1]。疫苗诱发的FS在发作严重性、复发率、远期预后等各方面绝对危险度较小。对于接种疫苗后出现FS的儿童，可在评估利弊后视个体情况决定是否继续接种，很多情况下继续接种利大于弊，应告知家长在本次发热性疾病痊愈后，可按免疫程序接种各类疫苗；FS类型未明确者，继续观察3个月，如症状无反复，脑电图、头颅影像学检查无异常者，可继续接种；对于复杂性FS，或短期内频繁惊厥发作者，建议专科门诊就诊，根据病情变化情况评估疫苗接种事宜。

六、病例解析

患儿，陈××，女，10月龄，因“热性惊厥，咨询接种”于2021-07-27来医院就诊。

（一）病史

【现病史】2月龄时（2020-11-06）发热、抽搐1次，诊断“热性惊厥”，无输注血液制品及特殊用药，无运动障碍，至今未再有惊厥发作。出生后至今无反复发热、咳嗽，无反复皮疹、腹泻、耳炎、肛周脓肿、鹅口疮及皮肤感染等。目前已接种乙肝疫苗第1剂、卡介苗，无不良反应发生。

【体格检查】体温36.3℃，脉搏112次/min，呼吸26次/min，体重8.05kg，身长67cm。前囟1.0cm，平软。神志清，精神反应好。面色红润，全身皮肤未见皮疹。呼吸平稳，无气促、发绀，双肺呼吸音清，未闻及啰音。心音有力，律齐，未闻及杂音。腹软，无压痛，未扪及包块，肠鸣音正常。四肢肌张力正常，会扶站。肢端暖，毛细血管再充盈时间（capillary refill time，CRT）1s。

【个人史】出生足月，出生时Apgar评分不详，否认窒息抢救史，既往无特殊疾病史。否认热性惊厥及癫痫家族史。姐姐过敏性鼻炎，父亲及母亲否认药物食物过敏史、过敏性疾病病史，否认地中海贫血病史及家族史，否认传染病史及家族史。

（二）初步评估

1. 基础疾病　热性惊厥。

2. 免疫功能　未检测，建议完善免疫球蛋白水平和淋巴细胞亚群检测。

3. 脏器功能

2020-11-06生化检查：谷丙转氨酶（ALT）、谷草转氨酶（AST）、肌酸激酶（CK）、肌酸激酶同工酶（CK-MB）、肌酐（Cr）、尿素氮（BUN）均正常。

2020-11-06腰穿检查提示微量蛋白0.58g/L，脑脊液常规未见明显异常。

2020-11-12脑干听觉诱发电位正常，脑电图提示正常婴儿脑电图。

2021-03-08复查头颅MR平扫未见明显异常。

4. 特殊用药　无。

（三）完善检查结果

2021-07-02免疫球蛋白水平（免疫比浊）：IgA＜0.07g/L↓，IgG 2.28g/L↓。

淋巴细胞亚群检测：B细胞/淋巴细胞23.36%，辅助T细胞/抑制T细胞3.17，T细胞绝对计数4 488.24cells/μL，B细胞绝对计数1 494.31cells/μL，辅助T细胞绝对计数3 397.04cells/μL，未提示明显异常。

（四）评估建议

不建议接种减毒活疫苗，其余疫苗可正常接种，3个月后复诊。如惊厥反复发作，暂缓接种并专科诊治，根据病情重新评估疫苗接种事宜。

（五）随访事项

疫苗接种后按照7天内家长手机自主上报及15天、42天、3个月电话回访的方式进行随访。随访内容包括：接种后体温，有无惊厥、皮疹、头痛、乏力/睡眠多、恶心/呕吐、腹泻、咳嗽、纳差、肌肉痛及接种部位局部红肿等情况。尽管患儿发生FS时测得的体温大多≥39℃，但仍有约25%的惊厥发生在患儿体温为38～39℃时。惊厥通常发生在体温快速上升时，但诱发性刺激因素是发热的程度而不是体温上升的速度。疫苗接种后需密切监测体温，若出现体温＞38℃，建议口服退热药对症处理。患儿评估后接种吸附无细胞百白破联合疫苗第2剂次，随访期间未出现发热、惊厥、皮疹等不良反应。3个月后（2021年10月）复查免疫功能仍提示可疑免疫功能受损，不建议接种减毒活疫苗，其余疫苗可正常接种。

（六）专家点评

热性惊厥是婴幼儿最常见的神经系统疾病，常发生在5岁以下儿童中。热性惊厥具有年龄依赖性，很可能与尚未发育完全的神经系统易受发热影响及潜在的遗传易感性有关。除年龄外，常见的危险因素还包括：高热、病毒感染、近期免疫接种和热性惊厥家族史。本例患儿首次惊厥发作时2月龄大，至今未再有惊厥发作，出生无窒息抢救史，家族无热性惊厥及癫痫病史，当时完善脑脊液、头颅MR、脑电图、听觉诱发电位等相关检查未见明显异常，考虑为单纯型热性惊厥。FS不是预防接种的禁忌证，但已有研究显示部分疫苗与FS有关，同时疫苗联合接种会增加FS的风险，对于FS患儿疫苗接种后需监测体温，发热时早期退热对症处理，同时每次接种1剂疫苗。患儿免疫功能筛查提示IgG低于正常，IgA＜0.07g/L，考虑可疑免疫功能受损，不建议接种注射类及口服类减毒活疫苗，可按免疫程序接种非活疫苗。要注意的是，FS有一定的复发率，需要对FS患儿家长和照料者进行热性惊厥复发风险的宣教。该患儿惊厥发作时年龄小，尽管住院期间已排除颅内感染，但后期仍需观察惊厥发作情况，警惕癫痫综合征或代谢性脑病可能，同时需注意与导致惊厥发作的其他疾病相鉴别。

第二节 癫痫

一、概述

癫痫（epilepsy）发作是指由主要位于大脑皮质的神经元异常、过度或同步放电引起的临床表现。这种异常阵发性放电活动呈间歇性，通常具有自限性，持续几秒到几分钟。癫痫是一种慢性反复发作性短暂脑功能失调综合征，以脑神经元异常放电引起反复痫性发作为特征，是常见的神经系统疾病之一，目前全球约有5 000万例癫痫患者。据国内多次大样本调查显示，我国癫痫的年发病率约为35/10万，累积患病率为4‰～7‰，其中60%患者起源于幼儿时期[7]。癫痫也是脑瘫患者常见的共患病之一，其在脑瘫患儿中的发生率为35%～62%，平均为43%。大多数癫痫经过合理治疗能够得到良好控制。癫痫病因分为结构性、遗传性、感染性、代谢性、免疫性和未知因素六大类。

一项于2003—2009年期间在丹麦进行的基于378 834名儿童的大型队列研究显示，接种疫苗后的儿童与未接种疫苗的儿童相比较，其患癫痫或诱发癫痫的风险与未接种疫苗的儿童相比无统计学意义，即疫苗接种的儿童癫痫发作的风险并未增加[8]。Karina等对癫痫患儿预防接种后癫痫的发作风险进行研究发现，预防接种不会增加癫痫患儿的癫痫发作风险[9]。

二、临床表现

癫痫的临床表现复杂多样，是一种可有意识、运动、感觉、精神、行为和自主神经功能紊乱的脑部疾病。存在以下任何情况即可视为癫痫：①至少两次非诱发性（或反射性）癫痫发作，两次发作间隔时间大于24h。反射性癫痫发作是由特定的外部（如光闪烁）或内部（如情绪或思维）刺激诱发的癫痫发作。②一次非诱发性（或反射性）癫痫发作且未来10年内再出现癫痫发作的可能性与2次非诱发性发作后总体再发风险相近（例如，≥60%）。如脑卒中、中枢神经系统感染或某些类型的创伤性脑损伤等远端结构病变可能属于这种情况。③诊断为癫痫综合征。

三、诊断要点

依据病史、体格检查、实验室检查、影像学检查及有关的遗传代谢病筛查、染色体检查等实验室检查项目，分为5个步骤：①确定癫痫发作及癫痫诊断。②确定癫痫发作类型。③确定癫痫及癫痫综合征类型。④确定癫痫病因。⑤确定功能障碍和共患病，进而明确癫痫的诊断。

四、接种建议[7，10]

（一）可以接种

6个月及以上未发作的癫痫患者（癫痫已控制），无论是否服用抗癫痫药物，可以接种所有疫苗。有癫痫家族史者可以接种疫苗。

（二）推迟接种

近6个月内有癫痫发作的患者。

（三）不宜接种

进行性或不稳定的神经系统疾病，包括婴儿痉挛、未控制的惊厥或进行性脑病，在神经系统疾病诊断明确并状态稳定后才可接种吸附无细胞百白破联合疫苗（DTaP）；接种百日咳疫苗7日内出现脑病且未发现其他诱因，禁用百日咳疫苗后续剂次。

五、随访方案

癫痫发作可危害患儿认知和运动发育，疫苗接种有助于预防感染性疾病的发生。疫苗接种不会加重癫痫及共患病的病情，也不会对其最终预后造成负面影响。但对诊断尚未确定，或癫痫发作尚未完全控制，或病情呈进行性加剧的患儿，应等待疾病诊断明确，或癫痫发作完全控制半年以上，或原发病情稳定后再恢复正常疫苗接种程序。抗癫痫治疗期间，需注意休息，避免劳累，忌刺激性食物如酒精、咖啡、可乐、浓茶、巧克力等，避免刺激性场面，少看电视、手机等电子产品，加强监管。按医嘱规律服用抗癫痫药物，不可擅自停药，定期神经专科门诊随诊，注意定期复查血常规、肝肾功能、血药浓度及电解质等。若出现皮疹，及时专科复诊评估；如抽搐频繁或抽搐持续时间较长，及时就诊。

六、病例解析

（一）病史

患儿，陈××，男，1岁5个月，因“早期婴儿癫痫性脑病，基因电压门控性钠离子通道α亚基2（SCN2A）脑病”于2021-04-26前来咨询。

【现病史】出生后4天（2020-11-21）出现反复抽搐住院治疗，诊断“早期婴儿癫痫性脑病，SCN2A脑病”，服用德巴金（丙戊酸钠）和开浦兰（左乙拉西坦）后抽搐无好转。1^{+}月龄再次住院治疗（2019-12-27至2020-01-23），期间予输注人免疫球蛋白及甲基强地松龙，出院后门诊随诊，根据抽搐发作情况调整药物。2020-04停用泼尼松，2020-08停用开浦兰。2020-07至今无明确癫痫发作。现独坐不稳，叫名字有反应，不能有意识地叫人，当地医院康复治疗中。出生后至今无反复发热、咳嗽，无反复皮疹、腹泻、耳炎、肛周脓肿、鹅口疮及皮肤感染等。目前已接种乙肝疫苗第1剂、卡介苗，无不良反应发生。

【体格检查】体温36.2℃，脉搏105次/min，呼吸22次/min，体重11.5kg，身长81cm。前囟闭合。神志清，精神反应好。面色红润，呼吸平稳，无气促、发绀，双肺呼吸音清，未闻及啰音。心音有力，律齐，未闻及杂音。腹软，无压痛，未扪及包块，肠鸣音正常。四肢肌张力正常，独坐不稳，叫名字有反应，不能有意识地叫人。肢端暖，CRT 1s。

【个人史】出生足月，出生时Apgar评分不详，否认窒息抢救史，既往无特殊疾病史。否认热性惊厥及癫痫家族史，否认药物食物过敏史、过敏性疾病家族史，否认地中海贫血病史及家族史，否认传染病史及家族史。

（二）初步评估

1. 基础疾病　早期婴儿癫痫性脑病，SCN2A脑病。

2. 免疫功能　未行免疫功能筛查。

3. 脏器功能

2019-11-25头颅MR：蛛网膜下腔出血、硬膜下出血。

2019-11-28脑电图：痫样放电，发作期表现为中央中线区起源的全导放电。

2019-12-19脑电图：睡眠期全导慢波活动复合多量低波波幅快波，多量多灶棘波、尖波发放。

2019-12-20金域检测癫痫相关多基因测序：*SCN2A*基因（NM_021007）c. 4886G＞A（p.Arg1629His）杂合突变，意义未明。

2020-01-08基因检测提示：HLA-A×24：02和HLA-B×38：02（+）。

2020-01-10基因检测提示患儿对奥卡西平敏感。

2020-05-14头颅CT：双侧额部脑外间隙增宽。

2021-02-27脑电图：发作间期双侧额区、中央区多量尖波、棘波、棘慢波不同步散发，双侧顶区偶发棘波。

4. 特殊用药　奥卡西平、丙戊酸钠。

（三）完善相关检查结果

2021-04-13淋巴细胞亚群检测：辅助T细胞/抑制T细胞4.36↑，自然杀伤细胞（Natural killer cell，NK）细胞绝对计数640.44cells/μL↑，B细胞绝对计数770.79cells/μL↑，抑制T细胞/淋巴细胞8.73%↓，B细胞/淋巴细胞26.95%↑，未提示明显异常。

免疫球蛋白水平、血常规、肝肾功能、电解质：无异常。

（四）评估建议

可以按免疫程序或疫苗说明书接种疫苗，风险略高于正常同龄儿童。如癫痫病情反复，暂缓接种，神经专科诊治并重新评估病情。

（五）随访事项

疫苗接种后按照7天内家长手机自主上报及15天、42天、3个月电话回访的方式进行随访。随访内容包括：全身情况，如接种后体温、精神及胃纳情况，重点关注有无抽搐发作；接种局部情况，如接种部位局部红肿、是否有硬结等。接种后注意休息，继续按时服用抗癫痫药物，神经科专科门诊定期复诊，除常规监测血药浓度、肝肾功能、电解质及脑电图等指标外，还建议定期行神经发育行为评估，出现发育倒退等情况需暂缓疫苗接种。

（六）专家点评

癫痫发作可危害患儿认知和运动发育，疫苗接种有助于预防感染性疾病的发生。疫苗接种不会加重癫痫、脑性瘫痪或智力低下等神经疾患的病情，也不会对其最终预后造成负面影响。新生儿癫痫综合征罕见但具有独特表现，包括：良性家族性新生儿癫痫、早期肌阵挛性脑病（early myoclonic encephalopathy，EME）、早期婴儿癫痫性脑病（early infantile epileptic encephalopathy，EIEE）、其他遗传性癫痫（如钾离子通道蛋白家族KCNQ2脑病、SCN2A脑病）及先天性脑发育畸形相关的癫痫。EIEE[11]是一种罕见疾病，其特征是新生儿和婴儿频繁强直性痉挛和脑电图爆发抑制模式，通常与脑结构性发育异常有关，一些遗传综合征也与EIEE有关。该病于出生后2～3个月内发生，发病时神经系统检查结果异常，伴发育迟缓、痉挛状态，通常还有运动不对称。主要的癫痫发作类型是强直性痉挛，在痉挛时常可见明显的运动不对称，其他发作类型包括局灶性运动性发作和半侧惊厥性癫痫发作。EIEE总体预后较差，大约50%的患儿死于婴儿期，幸存者有严重的神经功能缺损[12]。本例患儿诊断为 EIEE、SCN2A脑病，出生后4天起病，明确诊断后即规律用药，目前仍在服用曲莱（奥卡西平）、德巴金（丙戊酸钠），至今已有9个月无癫痫发作（癫痫已控制）。现患儿1岁5月龄，独坐不稳，叫名字有反应，不能有意识地叫人，存在运动、语言发育落后，为预防感染性疾病发生，有必要尽早进行疫苗补种。评估免疫功能及脏器功能未见明显异常，评估为稳定的神经系统疾病状态，可以按正常程序补接种疫苗。接种后密切注意可能出现的不良反应，注意监测癫痫发作情况，继续康复治疗，如癫痫再次发作，或出现运动、智力倒退，暂缓接种，请神经专科诊治并重新评估病情。

第三节
中枢神经系统感染性疾病

一、概述

中枢神经系统感染性疾病是指病原微生物侵袭中枢神经系统的实质、被膜及血管等引起的急性或慢性炎症性（或非炎症性）疾病。病原微生物包括病毒、细菌、真菌、螺旋体、寄生虫、立克次体和朊蛋白等。

脑炎是指脑实质的炎症，表现为神经系统功能障碍征象。特征性临床表现包括神志改变（意识水平下降、嗜睡、人格改变、行为异常）、癫痫发作和/或神经系统定位体征，常伴有发热、头痛、恶心和呕吐。在许多脑炎病例中，病因仍不明。在脑炎的感染性病因中，病毒感染是最常见的病因。细菌、真菌和寄生虫也可引起脑炎，但比病毒少见。流感病毒是已确认的一种病毒性脑炎病因。脑膜炎是指脑膜的炎症，通常表现为发热、头痛、恶心、呕吐、畏光和颈强直[13]。

二、临床表现

多以急性起病为主，前驱期可有发热、全身不适、呼吸道或肠道感染等症状。神经系统常见症状，包括头痛、呕吐、轻微的意识和人格改变、记忆丧失、轻偏瘫、偏盲、失语、共济失调、多动（震颤、舞蹈样、动作肌阵挛）、脑膜刺激征等。病情快速进展时，会出现意识障碍，表现为意识模糊或谵妄，病情进行性加重，甚至出现嗜睡、昏睡、昏迷或去皮质状态。

三、诊断要点

结合起病特点、前驱症状、神经系统症状及体征、脑电图检查、影像学检查，以及有关实验室检验明确诊断，注意与代谢性疾病相鉴别。

四、接种建议[8]

（一）可以接种

中枢神经系统感染痊愈后可接种各类疫苗。

（二）推迟接种

中枢神经系统感染恢复期，如有疫苗接种需求，建议前往免疫接种咨询门诊评估情况，决定是否接种。

（三）不宜接种

中枢神经系统感染急性期、进展期不宜接种。

五、随访方案

疫苗接种后按照7天内家长手机自主上报及15天、42天、3个月电话回访的方式进行随访。随访内容包括：全身情况，如接种后体温，胃纳情况，重点关注有无抽搐发作、头痛，有无呕吐，意识及精神情况；接种局部情况，如接种部位局部红肿、是否有硬结等情况。对于中枢神经系统感染者，经规律治疗及复查脑脊液、脑部影像学，评估感染痊愈后无合并脑损伤及其他系统疾病，或留有后遗症但病情已稳定的患者，可按免疫程序进行疫苗接种。接种后，注意休息。如出现发热、头痛、呕吐、运动障碍、人格改变、意识模糊、颈强直、畏光等不适，应及时尽快就诊。

六、病例解析

患儿，姚××，女，1岁9月，因“化脓性脑膜炎（恢复期）”于2021-04-27前来咨询，2021-07-06复诊。

（一）病史

【现病史】患儿45日龄时因“发热，哭闹不安数次”住院治疗共4月余，诊断“化脓性脑膜炎”，予积极抗感染，并定期复查脑脊液检查，期间曾多次予输注人免疫球蛋白治疗（末次使用时间为2020-03），定期神经科随诊，起病至今一直无抽搐、肢体障碍等不适。出生后至今患儿无反复发热、咳嗽，无反复皮疹、腹泻、耳炎、肛周脓肿、鹅口疮及皮肤感染等。目前已接种乙肝疫苗2剂、卡介苗，无不良反应发生。

【体格检查】体温36.5℃，脉搏105次/min，呼吸23次/min，体重8.5kg，身长86cm。前囟闭合。神志清，精神反应好。面色红润，呼吸平稳，无气促、发绀，双肺呼吸音清，未闻及啰音。心音有力，律齐，未闻及杂音。腹软，无压痛，未扪及包块，肠鸣音正常。四肢肌张力正常，独走稳，说话如同龄儿童。肢端暖，CRT 1s。

【个人史】第一胎，第一产（G1P1），出生足月，出生时Apgar评分不详，否认窒息抢救史，既往无特殊疾病史。否认热性惊厥及癫痫家族史，否认药物食物过敏史、过敏性疾病家族史，否认地中海贫血病史及家族史，亲戚有乙型肝炎，较常接触患儿。

（二）初步评估

1. 基础疾病　化脓性脑膜炎。

2. 免疫功能　2020-03-02免疫球蛋白水平未提示异常。

3. 脏器功能

2020-05-20复查脑脊液常规、生化均未见明显异常。

2021-04-15头颅MR检查：右侧颞部硬脑膜强化较前相仿，原右侧额、顶部硬脑膜增厚强化未显示，右侧顶部硬膜下少量积液基本吸收，脑外间隙增宽大致同前，幕上脑室稍丰满，较前稍改善。

4. 特殊用药　静脉注射用人免疫球蛋白（末次使用时间为2020-03）。

（三）完善检查结果

2021-04-27血常规（五分类）、代谢生化未见明显异常。

免疫球蛋白水平（免疫比浊）：免疫球蛋白M 1.31g/L↑，补体C3 0.78g/L↓。

乙肝两对半：乙型肝炎表面抗体阳性（+）。

淋巴细胞亚群检测：B细胞绝对计数919.74cells/μL↑，T细胞绝对计数2 546.18cells/μL↑，辅助T细胞绝对计数1 607.48cells/μL↑，B细胞/淋巴细胞

22.81%↑。

（四）评估建议

可以按免疫程序或疫苗说明书接种疫苗，风险略高于正常同龄儿童。

（五）随访事项

注意密切观察有无头痛、呕吐、颈强直等颅内高压与脑膜刺激症状，以及可能出现的不良反应，并及时诊治。观察病情变化情况，必要时专科诊治。患儿评估后按免疫程序补种脊髓灰质炎灭活疫苗、吸附无细胞百白破联合疫苗3剂次、乙肝疫苗1剂次，随访期间均未出现发热、惊厥、皮疹、运动障碍、头痛、呕吐等不良反应。

（六）专家点评

本例患儿化脓性脑膜炎诊断明确，无抽搐，运动、语言发育同同龄儿，仅存在影像学异常（右侧颞部硬脑膜强化影），评估脑炎处于恢复期，疾病处于稳定状态，根据国家卫生健康委员会于2021年2月下发的《国家免疫规划疫苗儿童免疫程序及说明》第三部分明确指出：病情稳定的脑疾病不作为疫苗接种的禁忌。患儿已行脏器功能评估未见异常、免疫功能检查大致正常，故给予按免疫程序接种疫苗，包括接种吸附无细胞百白破联合疫苗（DTaP）、流脑疫苗和乙脑减毒活疫苗，接种风险略高于正常同龄儿童，注意接种后可能出现的不良反应并及时诊治。

第四节 自身免疫性脑炎

一、概述

自身免疫性脑炎（autoimmune encephalitis，AE）[14-16]系一类自身免疫机制介导的，针对中枢神经系统抗原产生免疫反应所导致的炎症性疾病，目前

AE占脑炎患者的10%～20%。

主要临床特点包括精神行为异常、认知功能障碍和急性或亚急性发作的癫痫等。2017年中国自身免疫性脑炎诊治专家共识根据不同的抗神经元抗体所致神经功能障碍的表现，将AE分为3种主要类型：抗N-甲基-D-天冬氨酸受体(N-methyl-D-aspartate receptor，NMDAR）脑炎、边缘性脑炎及其他AE综合征。抗NMDAR脑炎的主要临床特征符合弥散性脑炎；边缘性脑炎以精神行为异常，主要起源于颞叶的癫痫发作和记忆力障碍为主要症状，脑电图（electroencephalogram，EEG）与影像学改变符合边缘系统受累，脑脊液检查提示炎性改变，如抗LGI1脑炎、抗GABABR脑炎等；其他AE综合征或同时累及中枢神经系统与周围神经系统，或者表现为特征性的临床综合征，如莫旺综合征（Morvan syndrome）、抗DPPX脑炎、抗D2R脑炎等。尽早诊断和及时开展免疫治疗是改善AE预后的关键。AE有复发的风险，延迟诊断、治疗会使预后更差，复发风险更高。

二、临床表现

多数患者有发热、头痛及非特异性类病毒感染等的前驱症状，偶可发生于单纯疱疹病毒性脑炎等中枢神经系统病毒感染之后。发病时主要表现为精神行为异常、认知功能障碍、近事记忆力下降、急性或亚急性癫痫发作、言语障碍、运动障碍、不自主运动、意识水平下降与昏迷、自主神经功能障碍及不同程度的意识障碍甚至昏迷等。一些AE患者以单一的神经或精神症状起病，并在起病数周甚至数月之后才进展出现其他症状。

三、诊断要点

AE的诊断首先要根据患儿的临床表现，结合脑脊液、影像学及脑电图检查，诊断其患有脑炎，确诊AE主要依据为脑脊液中自身免疫性脑炎相关抗体检测阳性。需与中枢神经系统感染性疾病、代谢性与中毒性脑病、桥本脑病、中枢神经系统肿瘤、遗传性疾病如肾上腺脑白质营养不良、神经系统变性脑病等相鉴别（表3-1）。

表3-1　自身免疫性脑炎的诊断标准

当符合下列全部3个标准时，即可做出诊断
1. 亚急性起病（快速进展少于3个月）的工作记忆缺失（短时记忆丧失）、意识改变或精神症状
2. 至少下列其中一项
（1）发现新的局灶性中枢神经系统证据
（2）不能用以前已知的发作性疾病解释的癫痫发作
（3）脑脊液细胞增多（白细胞＞5×10^6/L）
（4）磁共振成像提示脑炎改变：多局限于单侧或双侧颞叶内侧的T2加权FLAIR高信号（边缘性脑炎）或累及灰质、白质或二者均累及的多发病灶，符合脱髓鞘或炎症改变
3. 合理排除其他疾病

注：FLAIR，液体衰减反转恢复。

四、接种建议[17]

（一）可以接种

缓解期可接种非活疫苗并无须中断免疫抑制剂治疗。

（二）推迟接种

在使用激素、免疫抑制剂或靶向生物制剂治疗期间，应暂缓接种减毒活疫苗，具体参照“输注血液制品、激素及免疫抑制剂治疗”等章节。

（三）不宜接种

（1）急性期（活动期）暂缓接种各类疫苗。

（2）仍高度疑诊“代谢性脑病”时，按照相应代谢性脑病要求管理。

五、随访方案

疫苗接种后按照7天内家长手机自主上报及15天、42天、3个月电话回访的方式进行随访。随访内容包括：全身情况，如接种后体温，重点关注有无抽搐发作，精神行为情况，认知功能情况，近事记忆力，以及言语、运动情况；接种局部情况，如接种部位局部红肿、是否有硬结等情况。脑炎是由脑实质的弥漫性或者多发性炎性病变导致的神经功能障碍。其病理改变以灰质与神经元受累为主，也可累及白质和血管。自身免疫性脑炎泛指一类由自身免疫机制介导的脑炎。神经病理学主要表现为以淋巴细胞为主的炎症细胞浸润脑实质，并在周围形成袖套样结构，类似病毒性脑炎改变，但脑组织检测不到病毒抗原、核酸及包涵体。虽然既往有研究表明，个别疫苗接种可能诱发自身免疫性脑炎，但是大规模的流行病学研究并不支持常规接种疫苗会诱发该病。自身免疫性疾病患者感染的风险比一般人群高，而且感染后病情更严重，按照病情已经稳定的神经系统疾病患者不是疫苗接种的禁忌证的指导原则，建议在疾病缓解期，自身免疫性脑炎患者经神经专科及特需人群接种门诊详细评估接种风险后接种疫苗。

六、病例解析

患儿，周××，女，11岁，因“自身免疫性脑炎（抗NMDAR抗体阳性）”于2021-11-15前来咨询。

（一）病史

【现病史】患儿于2019-07（9岁）因“4天内抽搐3次”住院治疗，病程中出现言语缓慢，双手持物时有不自主抖动，脾气暴躁，计算力及记忆力减退，睡眠欠佳，出院诊断为“自身免疫性脑炎（抗NMDAR抗体阳性）”。予人免疫球蛋白、甲强龙（10mg/kg）、德巴金抗癫痫、利培酮调节情绪等治疗，症状好转，激素改为泼尼松口服出院。出院后规律门诊及日间病房复诊，根据病情复查相关检查及调整药物。2019-12停激素。2020-04至今无抽搐发作，肢体抖动、情绪、睡眠好转。出生后至今患儿无反复发热、咳嗽，无反复皮疹、腹泻、耳炎、肛周脓肿、鹅口疮及皮肤感染等。起病前按计划接种全部疫苗，均无不良反应。

【体格检查】体温36.0℃，脉搏85次/min，呼吸17次/min，血压116/70mmHg，体重45.5kg。神志清，精神反应好。面色红润，呼吸平稳，无气促、发绀，双肺呼吸音清，未闻及啰音。心音有力，律齐，未闻及杂音。腹软，无压痛，未扪及包块，肠鸣音正常。肢端暖，CRT 1s。高级认知功能：神志清，精神、反应可，对答切题。脑神经检查：眼睑无下垂，眼球运动可，双侧瞳孔等大等圆，直径约2mm，对光反射灵敏。双侧鼻唇沟对称，悬雍垂居中，双侧腭咽弓对称。运动系统：四肢肌肉无萎缩，四肢肌力Ⅴ级，肌张力正常。感觉系统：痛觉、触觉未见异常。生理反射：瞳孔对光反射、咽反射正常，肱二头肌反射（++），肱三头肌反射（++），桡反射（++），膝反射（++），踝反射（++）。病理反射：Hoffmann征、Oppenheim征、Gordon征、Chaddock征未引出，双侧巴氏征阴性，颈软无抵抗，脑膜刺激征阴性。指鼻试验、轮替试验、跟膝胫试验均阴性。

【个人史】第一胎，第一产（G1P1），出生足月，出生时Apgar评分不详，否认窒息抢救史，既往无特殊疾病史。否认药物食物过敏史、过敏性疾病家族史，否认地中海贫血病史及家族史，否认传染病及类似疾病家族史。

（二）初步评估

1. 基础疾病　自身免疫性脑炎（抗NMDAR抗体阳性）。

2. 免疫功能　2020-10-09免疫球蛋白水平、淋巴细胞亚群检测未提示异常。

3. 脏器功能

2019-07-02脑脊液常规、生化检查、涂片、病原学检查未见异常；生化、血氨、血镁、电解质大致正常；自身抗体18项、血管炎4项、气相色谱-质谱技术尿有机酸谱检测均阴性；血自身免疫性脑炎抗体：抗NMDAR抗体IgG 弱阳性（±），脑脊液：抗NMDAR抗体IgG 阳性（+）。

2019-07-02脑电图检查：异常儿童脑电图。①左侧额、中央、顶及颞区弥漫性2～3Hz低中波幅慢波。②发作间期左侧中央区偶发低幅尖波。脑干听觉诱发电位及脑干闪光诱发电位正常。

2019-07-03头颅MRI：①枕大池蛛网膜囊肿。②左颞极小蛛网膜囊肿。

2019-07-12脑电图检查：异常脑电图，背景活动不对称，左侧脑区以弥漫性2～3Hz低中波幅慢波为主。

2019-07-21 PET-CT：右侧大脑半球大部分脑皮质、左侧额上回、左侧中央顶区及左侧枕叶部分脑皮质代谢广泛不同程度降低，多考虑为与癫痫发作相关。

2019-11-12血清抗NMDAR抗体阴性，脑脊液抗NMDAR抗体：1∶1。

2019-11-12脑电图检查：异常脑电图，背景活动枕区节律正常，左侧颞区少量间断性3～5Hz低中波幅慢波。MRS评分1分。

2020-04-11脑电图检查：正常儿童脑电图。

2020-04-20脑脊液抗NMDAR抗体1∶1。

2020-10-09 14种细胞因子检测：TNF-β 2.14pg/mL、IL-12p 702.63pg/mL、IL-1β 2.14pg/mL、IL-10 3.08pg/mL、IL-6 44.09pg/mL、TNF-α 2.89pg/mL、IL-2 4.12 pg/mL、IFN-γ 4.95pg/mL、IL-17F 2.83pg/mL、IL-8 2.60pg/mL、IL-4 3.18pg/mL、IL-5 2.80pg/mL、IL-17A 4.49pg/mL、IL-2 21.66pg/mL。

2020-10-09淋巴细胞亚群监测、免疫球蛋白水平、生化检查结果均未见明显异常。

2020-10-10脑电图检查：正常儿童脑电图。

2020-10-10脑脊液：抗NMDAR抗体阴性（－），脑脊液常规、生化检查结果无异常。

4. 特殊用药　醋酸泼尼松片（2019-12停用）、人免疫球蛋白（末次使用时间：2019-07-06）。

（三）完善检查结果

无。

（四）评估建议

可以按免疫程序或疫苗说明书接种疫苗，风险略高于正常同龄儿童。

（五）随访事项

AE患儿可能出现复发，应注意休息，生活规律，忌食兴奋性食物，做好手卫生及个人防护，减少感染性疾病的发生，避免刺激场面，如出现不自主抖动、情绪改变、记忆力减退、精神行为异常、认知功能障碍、癫痫发作等情况，请及时就诊。

（六）专家点评

抗NMDAR脑炎是目前为止研究最多的自身免疫性脑炎[16，18-19]。抗NMDAR脑炎具有一系列可预测的症状，许多患者会出现前驱性头痛、发热或病毒感染样过程，随后数日出现多阶段的症状进展，包括：①突出的精神表现（焦虑、激越、行为怪异、幻觉、妄想、思维紊乱、精神病性症状）。②睡眠障碍、记忆障碍。③癫痫发作。④意识水平下降、木僵伴紧张症。⑤频繁出现运动障碍：口面部运动障碍、舞蹈手足徐动症样运动、肌张力障碍、强直、角弓反张姿势。⑥自主神经不稳定：过热、血压波动、心动过速、心动过缓、心跳暂停，有时还会出现通气不足且需要机械通气。⑦语言功能障碍：语言减少、缄默、模仿言语。脑脊液IgG抗体检测对抗NMDAR抗体脑炎的敏感性和特异性很高，与临床结局的关系密切。需与病毒性脑炎、原发性精神障碍（急性精神病或精神分裂症）、恶性紧张症、神经阻滞剂恶性综合征、昏睡性脑炎等相鉴别。明确诊断后，抗NMDAR脑炎患者往往病情严重，但这些疾病经免疫调节治疗后效果很好。病情稳定的神经系统疾病患者不是疫苗接种的禁忌证，在疾病缓解期，自身免疫性脑炎的患者可接种非活疫苗。如疾病尚未控制，仍在使用激素、免疫抑制剂或靶向生物制剂治疗期间，应暂缓接种减毒活疫苗。该病例为典型抗NMDAR脑炎，患儿11岁起病，以无热抽搐为首发症状，病程中出现不自主运动、睡眠障碍、共济失调及情绪障碍等症状，血及脑脊液抗NMDAR抗体IgG阳性（+），结合其他检查排除肿瘤、代谢等相关疾病，诊断AE。经输注人免疫球蛋白、激素及药物规范治疗后，患儿症状逐渐缓解。复查血及脑脊液抗NMDAR抗体转阴，2019年12月停用激素，2020年4月至今无抽搐发作，专科医生评估临床治愈状态。结合患儿免疫功能检查未见异常，给予可以按免疫程序接种疫苗的评估建议。

第五节
脑性瘫痪

一、概述

脑性瘫痪[21-23]（cerebral palsy，CP）（以下简称“脑瘫”）是一组持续存在的中枢性运动和姿势发育障碍、活动受限的症候群，这种症候群多是由于胎儿或婴幼儿在发育过程中脑部非进行性损伤所致。全球脑瘫发病率为1‰～5‰。2012—2013年有学者对黑龙江、北京、河南、山东、山西、湖南、广东、重庆、青海等12个省（区、市）的323 858名1岁～6岁儿童进行了大样本脑瘫流行病学调查，我国脑瘫发病率为2.48‰，有400万～500万脑瘫儿童。

脑瘫的病因复杂，一般认为引起脑瘫的三大高危因素依次为窒息、早产、重症黄疸。此外，如新生儿惊厥、低体重、妊娠早期用药等，也是引起脑瘫的高危因素。还有一部分原因不明。脑瘫治疗的重点是最大限度地提高患儿的功能性能力和自理能力，同时降低失能程度。运动功能障碍是脑瘫患儿存在的主要异常并严重影响患儿的生活质量，可表现为肌张力异常和关节活动障碍。运动功能训练在一定程度上能阻止畸形的发展，从而提高患儿的生活质量。大多数脑瘫患儿可存活至成年期。

二、临床表现

主要表现为运动发育落后和瘫痪肢体运动障碍、肌张力异常、姿势异常和反射异常，可能合并智力障碍、癫痫、语言功能障碍、视力障碍、听力障碍。

临床上根据神经病理学特点将脑瘫分为以下类型。①痉挛型：占脑瘫人群的70%～80%，以速度依赖性肌张力增高、痉挛姿势、选择性运动受限和病理性反射为特点，病变位于锥体系通路，根据受累肢体情况可进一步分为单侧性瘫（包括单肢瘫和偏瘫）和双侧性瘫（包括双瘫、三肢瘫、四肢瘫）。②不随意运动型：占10%～20%，以肌张力不稳定、非对称姿势和不随意运动为特点，可以表现为肌张力障碍、舞蹈、手足徐动，病变位于锥体外系的基底节区。③共济失调型：占5%左右，以肌张力低下、平衡和共济障碍、运动启动缓慢和协调不良为特点，病变位于小脑及其联络通路。④混合型脑瘫：上述两种类型混合出现。

三、诊断要点

脑瘫诊断主要依靠病史和神经系统体格检查，符合以下两个条件：①运动发育时期就出现的中枢性运动障碍，包括大脑、小脑及脑干疾病所致，但是不包括脊髓、外周神经和肌肉病变导致的运动障碍。②除外可能导致瘫痪的进行性疾病所致的中枢性瘫痪及正常儿童一过性发育落后。

四、接种建议[24]

（一）可以接种

脑瘫患儿可以按免疫程序接种疫苗。

（二）推迟接种

患儿患有“继发性癫痫”，参考“癫痫”接种建议。

（三）不宜接种

出现运动能力、智力倒退时，暂停疫苗接种，建议专科门诊就诊。

五、随访方案

疫苗接种后按照7天内家长手机自主上报及15天、42天、3个月电话回访的方式进行随访。随访内容包括：①全身情况：如接种后体温，重点关注有无癫痫发作、肢体痉挛情况，有无运动发育倒退。②接种局部情况：如接种部位局部红肿、是否有硬结等。脑瘫是非进行性的，即脑损伤是静态的，不会一直恶化下去。患者运动发育落后和躯体症状，如瘫痪肢体运动障碍、姿势异常和合并的癫痫，以及语言、视力、听力障碍等并非由脑部病变的恶化所致的症状。因此，脑瘫患儿接种疫苗是安全的。接种疫苗能保护脑瘫患儿，减少交叉感染风险及降低感染严重程度，改善患儿生活质量。但癫痫是脑瘫常见的共患病之一，合并癫痫者按“癫痫”接种意见执行。如出现运动能力、智力倒退时，则不宜接种，建议专科门诊就诊，寻找病因，专科治疗。

六、病例解析

患儿，柳××，男，4岁5个月，因“左侧痉挛性偏脑瘫”于2021-05-17前来咨询。

（一）病史

【现病史】一年余前（患儿3岁时）发现患儿左侧肢体活动欠佳、踮脚、语言发育迟缓，考虑“痉挛性偏侧脑瘫”，现于外院行神经康复治疗，2020-07开始用肉毒杆菌毒素注射治疗（末次治疗2021-03-17），运动能力较前改善。出生后至今患儿无反复发热、咳嗽，无反复皮疹、腹泻、耳炎、肛周脓肿、鹅口疮及皮肤感染等。3周岁前疫苗已按免疫程序进行疫苗接种，均无不良反应。

【体格检查】体温36.2℃，脉搏98次/min，呼吸20次/min，体重17kg，身高103cm。神志清，精神反应好。面色红润，呼吸平稳，无气促、发绀，双肺呼吸音清，未闻及啰音。心音有力，律齐，未闻及杂音。腹软，无压痛，未扪及包块，肠鸣音正常。肢端暖，CRT 1s。左侧肢肌张力偏高，左侧肢体运动模式异常，左侧膝反射+++，双侧巴氏征未引出。行走左侧尖足，稍内旋，双足外翻。左手GRS3-4分。

【个人史】第二胎，第二产（G2P2），足月顺产，家中出生，出生后半小时剪脐带，出生时Apgar评分不详，否认窒息抢救史，无黄疸蓝光治疗病史。否认热性惊厥及癫痫家族史，否认药物食物过敏史、过敏性疾病家族史，否认地中海贫血病史及家族史，否认传染病史及家族史。

（二）初步评估

1. 基础疾病　左侧痉挛性偏脑瘫。

2. 免疫功能　未检查。

3. 脏器功能

2020-01-10头颅MRI：右侧颞顶叶脑软化、脑萎缩，考虑脑损伤后遗改变。双侧上颌窦、筛窦炎症。

2020-07-17脑电图检查：①背景活动正常。②右侧顶及顶中线区多量尖波、尖慢波散发或连续发放，睡眠期著。

4. 特殊用药及治疗　肉毒杆菌毒素及康复治疗。

（三）完善检查结果

无。

（四）评估建议

可以按免疫程序或疫苗说明书接种疫苗，风险略高于正常同龄儿童。

（五）随访事项

疫苗接种后按照7天内家长手机自主上报及15天、42天、3个月电话回访的方式进行随访。随访内容包括：接种后体温，有无惊厥、皮疹、头痛、乏力/睡眠多、恶心/呕吐、腹泻、咳嗽、纳差和接种部位局部红肿等情况，以及语言、运动发育和肢体偏瘫情况。如有不良反应发生及时上报，并在疑似预防接种异常反应报表中注明有脑瘫病史。患儿评估后补接种口服脊髓灰质炎减毒活疫苗（OPV）第4剂，接种后未出现发热、惊厥、皮疹及运动倒退等不良反应。

（六）专家点评

脑性瘫痪患者的运动和姿势障碍、活动受限是由脑部非进行性损伤所致。脑损伤为静态的，疫苗对脑瘫患者是安全的，可以按免疫程序接种疫苗。本例患儿为左侧痉挛性偏脑瘫，有肉毒杆菌毒素治疗，无抽搐、运动能力及智力倒退等。肉毒杆菌毒素不是疫苗接种禁忌证，建议疫苗接种与肉毒杆菌毒素注射间隔2周及以上，故该患儿可以按免疫程序或疫苗说明书接种疫苗。

参考文献

[1] 中华医学会儿科学分会神经学组. 热性惊厥诊断治疗与管理专家共识（2016）[J]. 中华儿科杂志，2016，54（10）：723-727.

[2] 杭州市疾病预防控制中心，苏州市疾病预防控制中心，上海市疾病预防控制中心，等. 特殊健康状态儿童预防接种专家共识之七——热性惊厥与预防接种 [J]. 中国实用儿科杂志，2019，34（2）：81-82.

[3] CAPOVILLA G，MASTRANGELO M，ROMEO A，et al. Recommendations for the management of “febrile seizures” Ad hoc Task Force of LICE Guidelines Commission [J]. Epilepsia，2009，50（1）：2-6.

[4] TARTOF S Y，TSENG H F，LIU I L，et al. Inpatient admission for febrile seizure and subsequent outcomes do not differ in children with vaccine-associated versus non-vaccine associated febrile seizures [J]. Vaccine，2014，32（48）：6408-6414.

[5] HAMBIDGE S J，NEWCOMER S R，NARWANEY K J，et al. Timely versus delayed carly childhood vaccination and seizures [J]. Pediatrics，2014，133（6）：e1492-1499.

[6] DUFFY J，WEINTRAUB E，HAMBIDGE S J，et al. Febrile seizure risk after vaccination in children 6 to 23 months [J]. Pediatrics，2016，138（1）：e20160320.

[7] 杭州市疾病预防控制中心，苏州市疾病预防控制中心，上海市疾病预防控制中心，等. 特殊健康状态儿童预防接种专家共识之八——癫痫与预防接种 [J]. 中国实用儿科杂志，2019，34（2）：82-84.

[8] SUN Y. Risk of febrile seizures and epilepsy after vaccination with diphtheria，tetanus，acellular pertussis，inactivated poliovirus，and haemophilus influenzae type b [J]. JAMA，2012，307（8）：823-831.

[9] TOP K A. Risk of seizures after immunization in children with epilepsy：a risk interval analysis [J]. BMC Pediatrics，2018，18（1）：134.

[10] 广东省医师协会儿科医师分会. 特殊状态儿童预防接种（广东）专家共识[J]. 中华实用儿科临床杂志，2020，35（6）：401-410.
[11] OHTAHARA S. Clinico-electrical delineation of epileptic encephalopathies in childhood[J]. Asian Med J，1978，21：499.
[12] RADAELLI G，DE SOUZA SANTOS F，BORELLI W V，et al. Causes of mortality in early infantile epileptic encephalopathy：A systematic review[J]. Epilepsy Behav，2018，85：32.
[13] OKUDAN Z V. Reflex epilepsy：triggers and management strategies[J]. Neuropsychiatr Dis Treat，2018，14：327-337.
[14] 中华医学会神经病学分会. 中国自身免疫性脑炎诊治专家共识[J]. 中华神经科杂志. 2017，50（2）：91-98.
[15] GRAUS F，TITULAER M J，BALU R，et al. A clinical approach to diagnosis of autoimmune encephalitis[J]. The Lancet Neurology，2016，15（4）：391-404.
[16] NOSADINI M，THOMAS T，EYRE M，et al. International Consensus Recommendations for the Treatment of Pediatric NMDAR Antibody Encephalitis[J]. Neurol Neuroimmunol Neuroinflamm，2021，8（5）：6.
[17] 上海市疾病预防控制中心，杭州市疾病预防控制中心，苏州市疾病预防控制中心，等. 特殊健康状态儿童预防接种专家共识之十五——自身免疫性疾病与预防接种[J]. 中国实用儿科杂志，2019，34（3）：180-181.
[18] 广东省医师协会儿科医师分会. 特殊状态儿童预防接种（广东）专家共识[J]. 中华实用儿科临床杂志，2020，35（6）：401-410.
[19] WANG H. Anti-NMDA receptor encephalitis，vaccination and virus[J]. Curr Pharm Des，2020，25（43）：4579-4588.
[20] TITULAER M J，MCCRACKEN L，GABILONDO I，et al. Treatment and prognostic factors for long-term outcome in patients with anti-NMDA receptor encephalitis：an observational cohort study[J]. Lancet

Neurol，2013，12（2）：157-165.

［21］中华医学会儿科学分会康复学组．脑性瘫痪的病因学诊断策略专家共识［J］．中华儿科杂志，2019，57（10）：746-751.

［22］李晓捷．中国脑性瘫痪康复的现状、挑战及发展策略［J］．中国康复医学杂志，2016，31（1）：6-8.

［23］NOVAK I，MORGAN C，ADDE L，et al. Early，accurate diagnosis and early intervention in cerebral palsy［J］. JAMA Pediatrics，2017，171（9）：897.

［24］杭州市疾病预防控制中心，苏州市疾病预防控制中心，上海市疾病预防控制中心，等．特殊健康状态儿童预防接种专家共识之九——脑性瘫痪与预防接种［J］．中国实用儿科杂志，2019，34（2）：84-85.

第四章

新生儿疾病

CHAPTER4

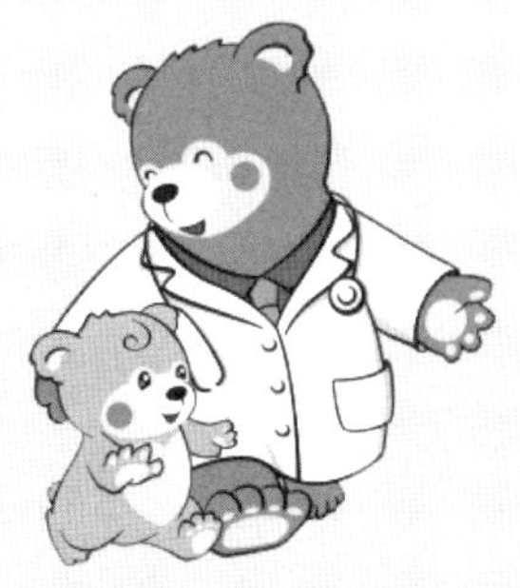

第一节 高危新生儿

一、概述

高危新生儿广义上指已发生或可能发生危重疾病而需要监护的新生儿；狭义上指在新生儿重症监护病房住院接受诊疗的患儿。凡符合下列条件之一的都可定义为高危儿：①孕母方面：年龄＞40岁或＜16岁；有糖尿病、高血压、感染、慢性心肺肾疾患、吸烟、吸毒或酗酒等疾病史；Rh阴性血型或既往有死胎、死产等不良生育史；孕期有高血压、贫血、血小板减少症、羊水过多或过少、阴道流血、羊膜早破、胎盘早剥、前置胎盘等。②出生过程：早产或过期产，急产或滞产，胎儿胎位不正，臀位产，羊水胎粪污染，脐带过长（＞70cm）或过短（＜30cm）或被压迫，剖宫产，分娩过程中使用镇静或止痛药物史等。③胎儿和新生儿方面：多胎，胎儿宫内生长受限，胎儿心率或节律异常，严重先天畸形，窒息，严重贫血，呼吸异常，低血压，出血，极低出生体重儿，新生儿神经系统疾病（缺血缺氧性脑病、新生儿惊厥、颅内出血、细菌性脑膜炎等），新生儿呼吸系统疾病（新生儿呼吸窘迫综合征、胎粪吸入综合征、新生儿肺炎、肺出血、肺气漏、持续肺动脉高压等）和其他如持续性喂养问题、持续性低血糖、高胆红素血症等。据文献报道，我国每年约有1 500万新生儿，其中高危儿发生率为10%～20%。

新生儿免疫接种可为新生儿和婴儿提供早期保护，并且可以保证随后常规免疫接种计划固有的间隔和及时接种，新生儿期免疫接种是个关键点。自1991年世界卫生组织（World Health Organization，WHO）提出将乙型肝炎病毒（hepatitis B virus，HBV）疫苗纳入新生儿计划免疫以来，绝大多数国家新生儿HBV疫苗接种覆盖率在90%以上，婴儿HBV疫苗接种覆盖率为85%～99%[1]。自从我国将乙肝疫苗（Hepatitis B Vaccine，HepB）纳入新生儿免疫规划以来，2006年全国乙肝血清流行病学调查结果显示：1～59岁人群的乙肝病毒表面抗原（HBsAg）携带率已由1992年的9.75%降至7.18%。而且年龄越小，携带率越低，下降幅度越大，其中5岁以下儿童已由1992年的9.67%降至0.96%（降低90%）[2]。

接种建议：①有高危因素但无明确疾病者，按照国家免疫规划程序正常接种乙肝疫苗和卡介苗。②有明确的疾病症状或体征者，待生命体征平稳后可以实施接种。

二、常见新生儿疾病

（一）新生儿感染性疾病

1. 概述　新生儿尤其是早产儿，非特异性和特异性免疫功能均不成熟，感染是引起新生儿发病及死亡的重要原因。据文献报道，感染性疾病占新生儿死亡病例的23%，尤其晚期新生儿（>7天）48%的死亡原因为感染。新生儿常见的感染性疾病包括新生儿肺炎、新生儿败血症、新生儿坏死性小肠结肠炎、新生儿细菌性脑膜炎等，临床表现缺乏特异性，可累及多个器官或系统。

新生儿感染性肺炎（neonatal infectious pneumonia）是新生儿呼吸系统常见疾病之一，可发生在宫内、分娩过程中或出生后，可由细菌、病毒、原虫及真菌等不同病原体引起。宫内感染性肺炎常由母亲妊娠期间原发感染或潜伏感染复燃、病原体经血行通过胎盘屏障感染胎儿，常见病原体为巨细胞病毒、风疹病毒、单纯疱疹病毒、弓形体等。产时感染发生在分娩过程中，胎儿吸入了被病原体污染的羊水或母亲宫颈分泌物所致，常见病原体为大肠杆菌、肺炎球菌、沙眼衣原体、克雷伯菌、李斯特菌和B族链球菌等。出生后感染病原体主要通过呼吸道、血行或医源性途径传播，常见病原体为金黄色葡萄球菌、大肠埃希菌、克雷伯菌、假单胞菌、表皮葡萄球菌、真菌、呼吸道合胞病毒、腺病毒、沙眼衣原体、解脲脲原体等。

新生儿坏死性小肠结肠炎（necrotizing enterocolitis of newborn，NEC）是新生儿期常见的严重胃肠道疾病。90%以上的病例发生于出生胎龄＜32周的极低出生体重儿［出生体重（birth weight，BW）＜1 500g］，其发病率与胎龄（gestational age，GA）和出生体重呈负相关。发病机制复杂，迄今尚未完全清楚，多数认为是多因素共同作用所致。感染可能是NEC的最主要病因，常见致病菌为肺炎克雷伯杆菌、大肠埃希菌、铜绿假单胞菌等肠道细菌。早产儿常在出生后2~3周或纠正胎龄32周左右发病，临床以腹胀、呕吐、便血为主要表现，腹部X线检查以肠壁积气为特征。

新生儿败血症（neonatal septicemia）或新生儿脓毒症（neonatal sepsis）是指各种病原体侵入新生儿血液循环并生长、繁殖、产生毒素而引起全身炎症反应综合征（systemic inflammatory response syndrome，SIRS）。常见病原体为细菌，也可为真菌或原虫等，临床上新生儿败血症通常指新生儿细菌性败血症。其发病率占活产儿的1‰~10‰，胎龄或出生体重越小，发病率及病死率越高。本病早期诊断困难易误诊或漏诊，若处理不及时，可导致感染性休克（septic shock，SS）和多器官功能障碍综合征（multiple organ dysfunction syndrome，MODS）。

新生儿化脓性脑膜炎（neonatal purulent meningitis，NPM）是新生儿期由于化脓性细菌感染引起的脑膜炎症，发病率为0.25~0.32/1 000例活产儿，是一种破坏性极强的疾病，随着新生儿重症医学的发展和进步，其病死率从20世纪70年代的将近50%降低至目前的10%~15%，部分存活病例有失听、失明、癫痫、脑积水、智力和/或运动功能障碍等严重后遗症[3]。新生儿脑膜炎的危险因素包括低出生体重儿（BW<2 500g）、早产（<37孕周）、胎膜早破、胎儿缺氧 、母体围生期感染、半乳糖血症和尿路异常。新生儿化脓性脑膜炎常为败血症的一部分或继发于败血症。一般新生儿败血症中25%会并发化脓性脑膜炎。病原菌各地不同，美国及欧洲以B族溶血性链球菌（group B strepto-coccus，GBS）最为常见，其次为大肠埃希菌，国内各地报告以大肠埃希菌和金黄色葡萄球菌为最常见的两种致病菌。

2. 临床表现

（1）宫内感染性肺炎临床表现差异很大。多在出生后24h内发病，出生时常有窒息史，复苏后可出现气促、呻吟、青紫、呼吸费力，严重者可出现呼吸衰竭、心力衰竭、弥散性血管内凝血、休克或持续肺动脉高压。分娩过程中感染性肺炎发病时间因不同病原体而异，一般在出生数日至数周后发病。出生后感染性肺炎可出现发热或体温不升、反应差等全身症状。呼吸系统表现为鼻塞、咳嗽、气促、青紫、吐沫、三凹征等。

（2）新生儿坏死性小肠结肠炎临床表现轻重差异很大，既可表现为全身非特异性败血症症状，也可以表现为典型胃肠道症状如腹胀、呕吐、腹泻或便血三联征。

（3）新生儿（尤其早产儿）败血症临床症状和体征多不典型，早期常出现反应低下、拒奶、哭声减弱、嗜睡或烦躁不安、面色苍白或灰暗、体重不增等；足月儿可出现发热，早产儿常体温不升；病情严重者可发生感染性休克、弥散性血管内凝血、多器官衰竭甚至死亡。

（4）新生儿化脓性脑膜炎的临床表现很不典型，与无脑膜炎的新生儿败血症相似，常表现为体温不稳定、易激惹或嗜睡、喂养困难或呕吐。NPM的神经系统症状有易激惹、嗜睡、昏迷、抽搐及尖叫。查体可见前囟饱满、前囟张力增高，四肢肌张力增高或降低，病理征往往阴性。容易合并脑室管膜炎、硬脑膜积液和脑积水。对于确诊和疑诊败血症的患儿均应完善脑脊液检查协助诊断。

3. 诊断要点　根据新生儿感染性疾病的临床表现、体格检查、结合实验室检查，如血常规、血培养、脑脊液培养，以及影像学检查，如胸腹X线片、头颅MR等进行诊断。

新生儿肺炎的诊断要点包括：①新生儿有呼吸窘迫表现，如气促、吸气性凹陷、发绀或有呻吟。②呼吸系统疾病患者接触史。③呼吸系统的影像学改变。④实验室检测指标的变化，包括血气分析中氧分压和二氧化碳分压变化、病原学的相关证据。

新生儿坏死性小肠结肠炎诊断要点包括：①本病多见于早产、低体重儿，男多于女，发病时间与病因和胎龄有关。通常出生后2～3周内发病，胎龄<28周者多在出生后3～4周发病，最迟可至出生后2个月。②当围生期窒息是主要病因时，常在出生后较早发生。③典型症状是腹胀、黏液血便和呕吐。④腹部X线检查是确诊NEC的依据。大便潜血阳性、炎症指标异常对诊断有帮助；动态监测血小板进行性下降和C反应蛋白（c-reactive protein，CRP）进行性升高对病情严重性判断可能有意义。

新生儿败血症的诊断，根据感染高危因素、临床表现、外周血象改变、CRP或降钙素原（procalcitonin，PCT）增高等可考虑，但确诊有赖于血、脑脊液或其他无菌腔液细菌培养阳性。

新生儿细菌性脑膜炎诊断要点包括：①详细询问患儿体温异常和反应变差出现的时间、程度及伴随症状。②查体时重点关注患儿的反应和神经系统体征。③及时进行血常规、炎症指标（CRP、PCT）、脑脊液常规、生化及血、脑脊液培养（强调在抗生素使用前）检查和监测。④对于治疗效果不佳或病情缓解后又再次加重的患儿要进行中枢神经系统影像学检查（CT或MRI）评估有无合并脑室管膜炎或脑脓肿等。

4. 接种建议

（1）可以接种：急性感染性疾病住院治疗期间需暂停接种，感染控制、医学评估病情稳定后，应尽量在出院前正常接种乙肝疫苗和卡介苗，抗生素治疗对这两种疫苗的接种无影响，与免疫球蛋白接种间隔不做特别限制。急性感染性疾病痊愈后可接种各类疫苗。在疾病好转、恢复期，如有疫苗接种需求，建议接种前接受免疫接种咨询门诊评估。新生儿期有NEC病史的儿童，在接种口服减毒活疫苗（口服脊髓灰质炎减毒活疫苗、轮状病毒疫苗）前建议先进行胃肠功能评估。

（2）推迟接种：重症感染性疾病合并呼吸循环不稳定，如NEC合并肠穿孔等建议推迟接种。

（3）不宜接种：无。

（二）新生儿黄疸

1. 概述　新生儿黄疸（neonatal jaundice）是因胆红素在体内积聚引起的皮肤或其他器官黄染，几乎所有新生儿都会出现新生儿黄疸。适度的胆红素水平有一定的抗氧化作用，对机体有益；但过高的胆红素血症可造成神经系统永久性损害和功能障碍。

新生儿黄疸的原因主要有：①胆红素生成过多。由于新生儿红细胞寿命相比成人较短，约为70天，衰老红细胞的血红蛋白经过代谢被转变成胆红素，加之新生儿肠肝循环特点，使血清未结合胆红素升高。常见的病因有红细胞增多症、血管外溶血、同族免疫性溶血、感染、红细胞酶缺陷、红细胞形态异常、血红蛋白病。②肝脏胆红素代谢障碍。由于肝细胞摄取和结合胆红素的功能低下，使血清未结合胆红素升高。常见的病因有缺氧和感染、Gilbert综合征、Lucey-Driscoll综合征、药物（如磺胺、水杨酸盐、吲哚美辛、毛花苷丙等）、先天性甲状腺功能低下。③胆汁排泄障碍。肝细胞排泄结合胆红素障碍或胆管受阻，可致高结合胆红素血症，但如同时伴肝细胞功能受损，也可有未结合胆红素升高，如新生儿肝炎、先天性代谢性缺陷病、胆管阻塞。④母乳喂养相关的黄疸，主要是由于母乳摄入不足致热量和液体摄入不足、胎便延迟等引起。

2. 临床表现　新生儿黄疸的临床表现由胆红素沉积在皮肤、结膜（见于巩膜）和/或脑部所致。①黄疸由胆红素沉积在皮肤和皮下组织使其变黄所致。新生儿黄疸发生、发展是有规律的，从发生部位来说，黄染首先从巩膜、颜面皮肤开始出现（相当于血清总胆红素值5～8mg/dL），之后逐渐波及躯干（相当于血清总胆红素值8～10mg/dL）、四肢近端（相当于血清总胆红素值10～12mg/dL）、四肢远端、手足心（相当于血清总胆红素值12～15mg/dL）；其次，颜色由程度较轻的淡黄染、浅黄染发展为杏黄染、橘黄染，如直接胆红素升高，存在胆汁淤积症，则肤色发暗黄绿色。从黄疸的分布部位及颜色可以大致判断黄疸严重程度。②结膜黄疸：结膜黄疸由结膜胆红素沉积所致，并可在巩膜上观察到。尚未确定结膜黄疸与高胆红素血症的风险关系。③胆红素诱导的神经功能障碍（bilirubin-induced neurologic dysfunction，BIND）：足月儿和晚期早产儿的总胆红素（total serum bilirubin，TSB≥30mg/dL（513μmol/L）时就有发生BIND的风险，胆红素脑病的典型临床表现分为4期，即警告期、痉挛期、恢复期和后遗症期，前3期称为急性胆红素脑病，第4期称为慢性胆红素脑病。

3. 诊断要点　生理性黄疸的临床特点：一般足月儿多发生于出生后2～3天，4～5天会达到高峰，5～7天消退，最迟不超过2周。早产儿则3～5天出现黄疸，5～7天达到高峰，7～9天消退，最长可达3～4周。生理性黄疸每天胆红素升高＜5mg/dL或每小时＜0.5mg/dL。病理性黄疸的临床特点：出生时或出生后24h内明显的黄疸，黄疸持续时间长，足月儿＞2周，早产儿＞4周；或黄疸退而复现。病理性黄疸血清胆红素每天上升＞5mg/dL或每小时＞0.5mg/dL，血清结合胆红素＞2mg/dL。

胆红素检测是新生儿黄疸诊断的重要指标，可采取静脉血或微量血方法测定血清胆红素浓度。经皮测胆红素仪为无创的检测方法，操作便捷，经皮胆红素测定（transcutaneous bilirubin，TCB）与微量血胆红素值相关性良好，由于此法受测定部位皮肤厚薄与肤色的影响，可能会误导黄疸情况，可作为筛查用。

4. 接种建议

（1）可以接种：新生儿黄疸无须干预者可正常预防接种；需要光疗或换血的严重高胆红素血症新生儿，可以在出院前完成预防接种。

（2）推迟接种：需要住院治疗或病理性黄疸患儿，黄疸有逐步加重趋势，伴或不伴转氨酶进行性升高者暂缓疫苗接种。

（3）不宜接种：对于有Crigler-Najjar综合征家族史的新生儿，出生后出现严重的持续性非结合型高胆红素血症，无溶血和基础肝病证据，疑诊Crigler-Najjar综合征，不宜接种。

（三）新生儿颅内出血

1. 概述　新生儿颅内出血（intracranial hemorrhage，ICH）是新生儿期最常见的神经系统疾病，其发病率为20%～30%，由于胎龄和出血类型的不同，其发病率有所不同。主要类型为硬脑膜下出血（subdural hemorrhage，SDH）、蛛网膜下腔出血（subarachnoid hemorrhage，SAH）、脑室周围-脑室内出血（periventricular-intraventricular hemorrhage/intraventricular hemorrhage，PVH/IVH）、小脑出血、脑实质出血等。SDH多见于足月新生儿，常由机械性创伤所致，PVH/IVH及小脑出血多见于早产儿，原发性的SAH及脑实质出血多与窒息密切相关。目前，随着围产技术及新生儿重症监护水平的提高，足月新生儿颅内出血的发病率已明显降低，早产儿颅内出血，特别是PVH/IVH已成为新生儿颅内出血的主要类型。严重的颅内出血病情进展快，常表现为：急性颅内压增高，脑干功能受累，短时间内死亡率高。早产儿脑室周围及脑室内出血分为4级。Ⅰ级：单纯室管膜下发生基质出血或伴极少量脑室内出血。Ⅱ级：出血进入脑室内，不伴脑室扩张。Ⅲ级：脑室出血伴脑室扩张。Ⅳ级：脑室扩张，同时伴脑实质旁白质损伤或发生出血性梗死。其中，Ⅰ级和Ⅱ级为轻度颅内出血，Ⅲ级和Ⅳ级为重度颅内出血[4]。

2. 临床表现　脑室内出血（intraventricular hemorrhage，IVH）的临床表现有3种类型：急剧恶化型、断续进展型和临床寂静型。以寂静型最为常见，占IVH病例的50%，无临床症状或体征，仅在超声或CT检查时发现；其次为断续进展型，症状在数小时至数天内断续进展，临床表现为神志异常或呆滞或激惹，肌张力低下，动作减少，呼吸不规则；急剧恶化型最为少见，但临床症状也最严重，患儿可在数分钟至数小时内迅速恶化，出现意识障碍，呼吸困难或暂停、抽搐、瞳孔对光反射消失、四肢肌张力低下、伴血红蛋白下降、前囟紧张、血压下降、心动过缓及难以纠正的酸中毒等。

3. 诊断要点　详细询问妊娠史、分娩史、窒息及复苏等情况；观察患儿临床表现，尤其是详细进行神经系统体格检查；注意有无出凝血机制的异常，动态观察血红蛋白及血细胞比容有无进行性下降；影像学检查是确诊的重要依据，B超对PVH/IVH诊断较灵敏，CT对蛛网膜下腔、小脑和脑干部位的出血较为敏感，MR是目前明确出血部位及程度、预后评价的最重要检测手段。

4. 接种建议

（1）可以接种：硬脑膜下出血、蛛网膜下腔出血（少量出血）、脑实质出血和脑室周围-脑室内出血Ⅰ、Ⅱ级，如出血控制，凝血功能正常，生命体征稳定，应及时接种乙肝疫苗和卡介苗。

（2）推迟接种：新生儿时期Ⅲ、Ⅳ级脑室周围脑-室内出血有较明显的脑软化、空洞脑等异常改变，脑干出血、脑实质大量出血患儿，应暂缓接种。

（3）不宜接种：无。

三、随访方案

疾病本身需要在新生儿科、感染科或神经内科复诊者，继续其专科门诊定期复诊，病情稳定者可按国家免疫规划程序接种疫苗；疫苗接种后按照7天内家长手机自主上报及15天、42天、3个月电话回访的方式进行随访。随访内容包括：接种后体温，接种部位局部红肿情况，接种后是否有全身反应，以及接种后原发病病情监测，如呼吸、黄疸、神志等，专科评估病情未稳定者参照各专科疾病的随访指引。

四、病例解析

病例1

（一）病史

潘××，女，1月余，因“新生儿颅内出血，咨询接种”于2021-01-13来医院就诊。

【现病史】出生足月，因“新生儿缺氧缺血性脑病、新生儿休克、颅内出血、新生儿肺炎、肺出血、贫血”等住院治疗20天。住院期间脑电图显示：发作间左侧额、中央区中量尖波发放，监测到数次左侧中央、枕区阵发慢波，无明显演变过程。2020-12-03头颅MRI显示：左侧额顶颞岛叶皮质及皮质下白质肿胀，部分近乎囊变，额顶岛叶部分皮质层状坏死，左侧基底节区、背侧丘脑及内囊后肢损伤，蛛网膜下腔出血，左侧额枕叶灶性出血，考虑出血性梗死，未除外血管畸形；双侧后颅窝硬膜下少量积血。住院期间曾予红细胞及血浆输注。出院后患儿一般情况良好，吃奶吸吮有力，无抽搐，无呕吐，已接种卡介苗及乙肝疫苗1针，无不良反应，咨询后续疫苗接种。

【体格检查】体温36.3℃，心率110次/min，呼吸28次/min，体重5.0kg，身长57cm，前囟未闭，约2.8cm×2.8cm。发育中等，营养良好，自动体位，精神反应好。皮肤、黏膜无苍白，全身无皮疹。呼吸平稳，无气促、发绀，双肺呼吸音清，无啰音。心音有力，律齐，无杂音。腹软，无压痛，未扪及包块，肝肋下可扪及1.0cm，肠鸣音正常。四肢肌力Ⅴ级，肌张力正常。脑膜刺激征阴性，病理反射未引出。肢端暖，CRT 1s。

【个人史】第一胎，第一产（G1P1），出生足月，出生时体重3.0kg，身长49cm，有窒息抢救史。母亲孕晚期产检提示乙肝大三阳，乙型肝炎DNA定量2.14×10^{3}IU/mL。父亲及母亲否认药物、食物过敏史，母亲有蚕豆病史及地中海贫血病史。

（二）初步评估

1. 基础疾病　缺氧缺血性脑病（hypoxic-ischemic encephalopathy，HIE）、新生儿休克、颅内出血、新生儿肺炎、肺出血、贫血。

2. 免疫功能　鉴于小月龄婴儿IgG主要来自母体，母体抗体的存在造成结果难以解读，定量测量IgG水平的参考价值有限，该患儿为1月余婴儿，故暂未行免疫球蛋白水平、淋巴细胞亚群检测。

3. 脏器功能　2020-11-18血常规、血培养、输血前4项、凝血4项、速诊生化、血氨、尿GCMS、血浆氨基酸分析、血酰基肉碱分析、致畸5项均阴性。心脏彩超：心脏结构未见异常，EF65%。2020-12-03头颅MRI：左侧额顶颞岛叶皮质及皮质下白质肿胀，部分近乎囊变，额顶岛叶部分皮质层状坏死，左侧基底节区、背侧丘脑及内囊后肢损伤，蛛网膜下腔出血，左侧额枕叶灶性出血，考虑出血性梗死，未除外血管畸形；双侧后颅窝硬膜下少量积血。

4. 特殊用药　无。

（三）完善检查结果

2021-01-13头颅B超：未见异常。血常规：正常。

（四）评估建议

因母亲乙肝表面抗原阳性，故需早期积极接种乙肝疫苗和乙肝免疫球蛋白，进行母婴阻断，以降低新生儿HBV感染率。现患儿病情平稳，可按免疫程序接种第2剂乙肝疫苗，待复查头颅MRI后再评估后续疫苗接种情况。

（五）随访事项

评估后按免疫程序接种乙肝疫苗，随访未发生疑似预防接种异常反应（adverse event following immunization，AEFI），随访期间患儿未出现抽搐。于2021-02-05复查头颅MRI：①原左侧额顶颞岛叶及基底节肿胀并异常信号范围较前缩小；现左侧额顶颞岛叶脑回挛缩并局部脑软化灶形成，基底节区缩小伴信号异常，蛛网膜下腔少许出血较前减少，符合脑损伤后遗改变。②原双侧后颅窝硬膜下少量积血已吸收。③头颅平扫MRI示左侧大脑中动脉分支减少。2021-06-16复查视频脑电图正常。至2021-06-01已完成接种乙肝疫苗（HepB）2针，卡介苗（BCG）1剂，脊髓灰质炎灭活疫苗（IPV）1剂，无不良反应。

（六）专家点评

患儿因“新生儿颅内出血”进行疫苗接种咨询。从原发病角度考虑，该患儿出生时诊断“新生儿颅内出血”，为HBsAg阳性产妇所生的新生儿，若患儿出生后生命体征平稳，需早期积极接种乙肝疫苗和乙肝免疫球蛋白。住院治疗20天，病情平稳后出院，出院后观察未出现抽搐，吃奶吸吮有力，无呕吐，查体无明显肌力及肌张力异常，复查头颅B超：未见出血，尚未复查头颅MR。结合母亲乙肝表面抗原阳性，第2剂乙肝疫苗及时接种也显得格外重要。综合评估患儿后，给予先接种第2剂乙肝疫苗，待复查头颅MRI及脑电图后再评估后续接种情况的医学评估接种建议。依据国家免疫规划疫苗儿童免疫程序及说明（2021年版）的指引：病情稳定的脑疾病不作为疫苗接种禁忌。2021-02-05复查头颅MR提示颅内出血已吸收，复查脑电图无异常，给予“可以按国家免疫规划程序接种疫苗，风险略高于正常同龄儿童，若出现明显神经发育迟缓或发育倒退，则暂缓接种，相应专科随诊”的接种评估建议。

病例2

（一）病史

林××，男，1月余，因“黄疸”于2021-05-24前来咨询后续疫苗接种。

【现病史】患儿，男，1月余，足月顺产出生，纯母乳喂养，患儿生后第3天开始出现黄疸，出生后第4天至医院门诊查TCB 7.7～9.1mg/dL，出生后第6天复诊查TCB 13.2～15.4mg/dL，吃奶好，无异常哭闹，大便黄色糊样，小便黄色，改全配方奶喂养3天，复查TCB 9.8～10.6mg/dL，黄疸较前减少约30%，恢复母乳喂养，出生后第12天复诊查TCB 11～12.1mg/dL，嘱勤喂养，多晒太阳，未予特殊处理，现患儿出生后一月余，仍有黄疸，就诊前3天经皮测胆红素10.7～10.9mg/dL，社区未予接种疫苗。已接种卡介苗1针、乙肝疫苗1针，无不良反应。现至门诊咨询乙肝疫苗接种。父母否认乙肝病史。

【体格检查】体温36.3℃，心率110次/min，呼吸30次/min，体重4.87kg，身长56.5cm。头围38cm，前囟未闭，约2.5cm×2.5cm。发育中等，营养良好，自主体位，精神反应好。头颈胸部可见皮肤黄疸，全身无皮疹。呼吸平稳，无气促、发绀，双肺呼吸音清，无啰音。心音有力，律齐，无杂音。腹软，无压痛，未扪及包块，肝肋下可扪及1.0cm，肠鸣音正常。四肢肌力Ⅴ级，肌张力正常。肢端暖，CRT 1s，经皮测胆红素7.6～7.9mg/dL。

【个人史】出生足月，无窒息抢救史；家族史无特殊。

（二）初步评估

1. 基础疾病 新生儿高胆红素血症。

2. 免疫功能 未行免疫球蛋白水平、淋巴细胞亚群检测。

3. 脏器功能 生化指标：总胆红素（TBIL）100.7μmol/L↑，直接胆红素（DBIL）94.3μmol/L↑，谷丙转氨酶（ALT）19U/L，谷草转氨酶（AST）34U/L。血常规：正常。

4. 特殊用药 无。

（三）完善检查结果

无。

（四）评估建议

可以按免疫程序或疫苗说明书接种疫苗，风险略高于正常同龄儿童。

（五）随访事项

评估后按免疫程序依次接种乙肝疫苗1剂次、脊髓灰质炎灭活疫苗2剂、无细胞百白破疫苗1剂，随访3个月无接种不良反应。随访期间黄疸渐消退，一般情况好，定期儿童保健科门诊进行常规项目的儿童保健。

（六）专家点评

该患儿是诊断新生儿黄疸（新生儿高胆红素血症）进行疫苗接种咨询的案例。首先分析黄疸原因：1月龄婴儿，母乳喂养，表现为皮肤黄染，大便黄色，一般情况好，生长发育正常，新生儿筛查正常，其母产检未发现有巨细胞、弓形虫、风疹等感染，否认孕期甲状腺功能异常及否认乙肝等传染病，停母乳喂养后黄疸明显减轻，考虑诊断为母乳性黄疸。按照国家免疫规划疫苗儿童免疫程序及说明（2021年版）的通知：生理性和母乳性黄疸不作为疫苗接种禁忌。该患儿就诊时经皮测胆红素7.6～7.9mg/dL，为母乳性黄疸婴儿，可以按免疫程序或疫苗说明书接种疫苗，风险略高于正常同龄儿童；有病情变化需重新评估；若接种后黄疸出现反复或加重，则暂缓接种；如若后期发现肝病，则按肝病指引接种的评估建议。值得注意的是，多种原因都可以引起黄疸，对于黄疸婴儿需仔细甄别病因，胆道闭锁婴儿疫苗接种建议详见先天性胆道闭锁章节。

第二节 早产儿

一、概述

早产儿是指出生时胎龄未满37周的新生儿，其身体各器官发育和生理功能呈不同程度的不成熟，根据不同胎龄分为超早产儿（胎龄＜28周）、极早产儿（28周≤胎龄＜32周）、中晚期早产儿（32周≤胎龄＜37周）。

世界范围内早产儿和低体重儿童出生比例不断增长，现约占所有出生婴儿的10%左右，其中＜33孕周的早产儿占所有早产儿的20%[5]。国家卫生和计划生育委员会妇幼司统计，我国早产发生率约为7%，每年约有120万早产儿出生，早产儿由于各器官发育不成熟，易发生呼吸暂停、肺发育不良、先天性心脏病、坏死性小肠结肠炎、脑室内出血或脑室周围白质软化、贫血和高胆红素血症等并发症[6]。

早产儿及低体重儿其器官功能和外界适应能力较足月儿差，Langkamp[7]研究发现早产儿及低体重儿感染百日咳的风险超过足月儿（*RR*=1.86）。澳大利亚的一篇前瞻性研究报告认为，早产儿及低体重儿是感染百日咳的一项独立危险因素（*OR*=5.00），早产儿及低体重儿较足月儿更易感染肺炎球菌并造成严重的并发症（如新生儿败血症）[8]。Shinefield[9]认为低体重儿罹患肺炎球菌感染的风险是正常体重儿童的2.6倍，早产儿罹患肺炎球菌感染的风险是足月儿的9.1倍。研究显示，与足月儿相比，早产儿在出生后因轮状病毒胃肠炎所致的住院风险明显增加；且出生低体重（<2 500g）或极低体重（<1 500g）儿童发生并发症的风险最高[10-11]。

早产儿及低体重儿可以通过预防接种降低疫苗针对性疾病感染风险，但实践中早产儿及低体重儿常出现延迟接种的现象，主要的原因是预防接种人员、早产儿及低体重儿家长缺乏疫苗接种效果与安全性方面的知识。大多数评估早产儿疫苗接种安全性和耐受性的研究报道不良事件发生的例数有限，与足月儿疫苗接种不良事件发生率在统计学上没有显著性差异。Pfiste[12]认为早产儿接种疫苗后发生不良反应的风险与胎龄和出生体重无关，而主要与儿童接种时的身体状况（基础性疾病等）有关。因此，对于临床症状不稳定的早产儿，应谨慎接种并充分监测心肺功能。

相比于足月儿，早产儿及低体重儿接种疫苗后产生的抗体几何平均滴度（geometric mean titers，GMT）相对偏低，但基本上都能达到有效保护水平而避免感染。同时，所有推荐疫苗的安全性和耐受性在早产儿和足月儿中似乎没有差别，没有必要改变疫苗成分或给药时间表，早产儿及低体重儿应该按照常规免疫程序来接种大部分疫苗（HepB除外）[13]。

二、早产儿出生时疫苗接种

目前我国在新生儿期接种的疫苗有卡介苗（BCG）和乙肝疫苗（HepB）。HepB接种后产生的乙肝表面抗体GMT>10mU/mL即达到保护效果，>100mU/mL可认为有长期保护效果。HepB是唯一被证实其在早产儿中诱导的抗体水平低于足月儿的疫苗。美国疾病控制与预防中心建议在母亲乙肝表面抗原阳性所生的低体重儿（<2 000g），出生24h内接种HepB首针不作为HepB基础免疫的部分，推荐这些儿童满月后重新按照0～1～6月龄免疫程序接种3剂次HepB[14]。

我国乙肝疫苗免疫接种程序：在医院分娩的新生儿由出生医院接种第1剂HepB，未在医院分娩的新生儿由辖区接种单位全程接种HepB。HepB接种剂量如下。①重组（酵母）HepB：每剂次10ug，无论产妇乙型肝炎病毒表面抗原（HBsAg）阳性或阴性，新生儿均接种10μg的HepB。②重组（中国仓鼠卵巢CHO细胞）HepB：每剂次10μg或20μg，HBsAg阴性产妇所生的新生儿接种10μg的HepB，HBsAg阳性产妇所生的新生儿接种20μg的HepB。HBsAg阳性产妇所生新生儿，可同时分别在不同（肢体）部位肌肉注射第1剂HepB和100IU乙肝免疫球蛋白（HBIG）。HBsAg阳性或不详产妇所生新生儿建议在出生后12h内尽早接种第1剂HepB；HBsAg阳性或不详产妇所生新生儿体重小于2 000g者，也应在出生后尽早接种第1剂HepB，并在婴儿满1月龄、2月龄、7月龄时按程序再完成3剂次HepB接种，共计4次。危重症新生儿，如极低出生体重儿（出生体重＜1 500g）、严重出生缺陷、重度窒息、呼吸窘迫综合征等，应在生命体征平稳后尽早接种第1剂HepB。母亲为HBsAg阳性的儿童接种最后一剂HepB后1～2个月，进行HBsAg和乙肝病毒表面抗体（抗-HBs）检测。若发现HBsAg阴性、抗-HBs阴性或＜10mU/mL，可以再按程序免费接种3剂HepB。

卡介苗免疫接种程序：早产儿胎龄＞31孕周且医学评估稳定后，可以接种BCG。胎龄≤31孕周的早产儿，医学评估稳定后可在出院前接种。BCG、HepB、HBIG可在不同部位同时接种。

三、接种建议

（一）可以接种

危重症新生儿，如极低出生体重儿（出生体重＜1 500g）、严重出生缺陷、重度窒息、呼吸窘迫综合征等，应在生命体征平稳后尽早接种第1剂HepB。胎龄＞31孕周且医学评估稳定后，可以接种BCG。

（二）推迟接种

医学评估不稳定的早产儿。

（三）不宜接种

早产儿住院期间不建议接种除乙肝疫苗、卡介苗外的其他疫苗[15]，患儿治愈出院后按照实际年龄进行接种或补种。

（四）推荐接种

超早产儿（＜28周）、极低出生体质量儿（＜1 500g），建议在出生2月龄起按13价肺炎球菌多糖结合疫苗（13 valent pneumococcal polysaccharide conjugate vaccine，PCV13）的免疫程序进行接种。尤其是存在慢性肺部疾病的儿童，推荐在4～5岁接种1剂次23价肺炎球菌多糖疫苗（23 valent pneumococcal polysaccharide vaccine，PPV23）加强免疫。在流感季节，推荐≥6月早产儿，第一年至少间隔4周接种2剂次流感疫苗，之后按说明书实施免疫接种。

四、病例解析

（一）病史

段××，男，2月余，因“早产”于2021-03-09前来咨询疫苗接种。

【现病史】31^{+5}周早产低体重儿，出生后住院25天，予无创呼吸机辅助通气、抗感染等治疗，住院期间未输注血液制品。出院诊断：早产儿、NRDS、低出生体重儿、漏斗胸、新生儿高胆红素血症、低钠血症、中央型房间隔缺损。出院后母乳+半量强化剂。目前吃奶好，体重增长满意。已接种乙肝疫苗1针，无不良反应。

【体格检查】体重3.65kg，身长49cm，头围36.5cm，前囟未闭，约2.5cm×2.5cm。神清，反应可，皮下脂肪薄。呼吸平顺，呼吸30次/min，双肺呼吸音清，未闻及干湿啰音。心音有力，心率116次/min，心律齐，心前区未闻及杂音。腹软，肝肋下可扪及1.0cm，脾肋下未及，肠鸣音正常，肢端暖，足背动脉搏动有力。肌张力在正常范围。

【个人史】胎龄31^{+5}周，第一胎，第一产（G1P1），出生体重1.57kg，母亲孕期否认糖尿病史、妊娠期高血压等疾病，产前检查无特殊，因胎膜早破行剖宫产。产前用药：地塞米松，硫酸镁，头孢呋辛。接种史：HepB 1剂。过敏史：无。既往史：早产儿、无窒息抢救史。家族史：无特殊。

（二）初步评估

1. 基础疾病　早产儿。

2. 免疫功能　未行免疫球蛋白水平、淋巴细胞亚群检测。

3. 脏器功能　脏器功能（生化指标）：正常。血常规：正常。2021-03-09心脏彩超：心脏结构未见异常，射血分数（ejection fraction，EF）64%。

4. 特殊用药　无。

（三）完善检查结果

无。

（四）评估建议

可以按免疫程序或疫苗说明书接种疫苗，风险略高于正常同龄儿童。

（五）随访事项

评估后按免疫程序依次接种乙肝疫苗1剂次、脊髓灰质炎灭活疫苗2剂次、吸附无细胞百白破联合疫苗1剂次，随访3个月无接种不良反应。随访期间生长发育情况良好，定期儿童保健科门诊进行常规项目的儿童保健。

（六）专家点评

该婴儿是早产儿进行疫苗接种咨询的案例。早产合并NRDS、高胆红素血症，经住院治疗NRDS、高胆红素血症治愈，出院前复查脏器功能正常，出院后复查心脏彩超正常，一般情况良好。按照国家免疫规划疫苗儿童免疫程序及说明（2021年版）的通知中第三部分常见特殊健康状态儿童接种中早产儿与低出生体重儿部分：早产儿（胎龄＜37周）和/或低出生体重儿（出生体重＜2 500g）如医学评估稳定并且处于持续恢复状态，按出生后实际月龄接种疫苗。评估后给予该婴儿可以按免疫程序接种疫苗，风险略高于正常同龄儿童的疫苗接种建议。依据接种建议该婴儿在特需人群接种门诊进行健康询问后实施疫苗接种，依次接种乙肝疫苗、脊髓灰质炎灭活疫苗、吸附无细胞百白破联合疫苗，随访未发生不良反应，疫苗接种安全性和依从性较好。

参考文献

[1] 陈仕珠.新生儿和儿童免疫[J].世界华人消化杂志，2006，14（27）：

2708-2712.

[2] 中华预防医学会，中国疾病预防控制中心免疫规划中心.中国成人乙型肝炎免疫预防技术指南[J].中华流行病学杂志，2011，32(12)：1199-1203.

[3] BASMACI R. Escherichia Coli Meningitis Features in 325 Children From 2001 to 2013 in France[J]. Clin Infect Dis，2015，61(5)：779.

[4] 苏州市疾病预防控制中心，上海市疾病预防控制中心，杭州市疾病预防控制中心，等. 特殊健康状态儿童预防接种专家共识之十一——新生儿颅内出血与预防接种[J]. 中国实用儿科杂志，2019，34(2)：85-86.

[5] 王卫平. 儿科学[M].8版. 北京：人民卫生出版社，2013.

[6] 杭州市疾病预防控制中心，苏州市疾病预防控制中心，上海市疾病预防控制中心. 特殊健康状态儿童预防接种专家共识之一——早产儿与预防接种[J]. 中国实用儿科杂志，2018，33(10)：737-738.

[7] LANGKAMP D L. Increased risk of reported pertussis and hospitalization associated with pertussis in low birth weight children[J]. J Pediatr，1996，128(5)：654-659.

[8] MARSHALL H. Predictors of Disease Severity in Children Hospitalized for Pertussis during an Epidemic[J]. Pediatr Infect Dis J，2015，34(4)：339-345.

[9] SHINEFIELD H. Efficacy，immunogenicity and safety of heptavalent pneumococcal conjugate vaccine in low birth weight and preterm infants[J]. Pediatr Infect Dis J，2002，21(3)：182-186.

[10] FORD-JONES E L，WANG E，PETRIC M，et al. Hospitalization for community- acquired，rotavirus- associated diarrhea：A prospective，longitudinal，population-based study during the seasonal outbreak[J]. Arch Pediatr Adolesc Med，2000，154(6)：578-585.

[11] DENNEHY P H，CORTESE M M，BEGUE R E，et al. A case-control study to determine risk factors for hospitalization for rotavirus gastroenteritis in U.S. children[J]. Pediatr Infect Dis J，2006，25

(12): 1123-1131.

[12] PFISTER R E. Safety of DTaP-based combined immunization in very-low-birth- weight premature infants: frequent but mostly benign cardiorespiratory events [J]. J Pediatr, 2004, 145 (1): 58-66.

[13] ESPOSITO S. Immunogenicity, safety and tolerability of vaccinations in premature infants [J].Expert Rev Vaccines, 2012, 11 (10): 1199-1209.

[14] SCHILLIE S, VELLOZZI C, REINGOLD A, et al. Prevention of Hepatitis B Virus Infection in the United States: Recommendations of the Advisory Committee on Immunization Practices [J]. MMWR Recomm Rep, 2018, 67 (1): 1-31.

[15] 胡昱，李倩. 早产儿和低体重儿的疫苗接种效果和安全性 [J].中国疫苗和免疫，2016，22 (3): 339-344.

第五章

心血管疾病

CHAPTER5

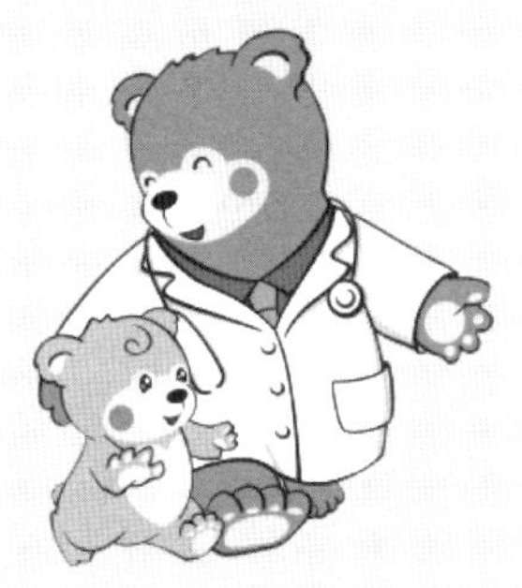

第一节 先天性心脏病

一、概述

先天性心脏病（congenital heart defect，CHD）是胎儿期心脏及大血管发育异常所致的先天畸形，是最常见的畸形。在我国所有围生期监测出生缺陷中约占26.7%，一直居首位。出生时CHD发病率约为0.8%（0.3%～1.0%），也是发达国家婴儿死亡的首要原因。

常见CHD根据血流动力学分为3类。①左至右分流类：如房间隔缺损、室间隔缺损、动脉导管未闭等。②右至左分流类：如法洛四联症、完全性大动脉转位等。③无分流类：如肺动脉瓣狭窄、主动脉缩窄等。CHD也可分为发绀型或非发绀型。卵圆孔未闭、轻度肺动脉瓣或三尖瓣反流等不列为CHD，视同正常儿童。轻度肺动脉瓣狭窄亦应视同正常儿童对待。常见CHD如动脉导管未闭、房间隔缺损和室间隔缺损，出生后仍有较高的自愈率，以继发孔型房间隔缺损为例，自愈率可达87%，3月龄以下婴儿房间隔缺损直径3～8mm者，到1岁半时约80%可自然闭合。有血流动力学改变者，可接受介入或手术治疗，绝大多数常见CHD可获得完全根治。

部分CHD患者可合并引起免疫受损的综合征，如Di George综合征，常发生于复杂CHD，最常见的为法洛四联症（tetralogy of fallot，TOF）、动脉单干、主动脉弓离断和肺动脉闭锁，此类CHD患儿应早期筛查Di George综合征。Di George综合征表现为CHD、甲状旁腺功能减退、胸腺发育不良或无胸腺，不同程度影响T细胞免疫功能。因此，需经过免疫科医生的评估决定是否可接种活疫苗。研究表明，主动脉缩窄（肺动脉瓣缩窄）的患者$CD8^+$T细胞比例低于正常同龄儿童，CD4/CD8比例较正常儿童高，可能存在细胞免疫问题。综合患者的其他情况，必要时也需要评估免疫功能。另一类为无脾（解剖或功能性），常发生在复杂CHD合并内脏异位患者。脾脏为重要的外周免疫器官。因此，无脾患者感染风险增加，6个月之内易感染克雷伯杆菌或大肠埃希菌，6个月之后易感染脑膜炎奈瑟菌和肺炎链球菌。这些患者应接受所有计划内的疫苗并适当给予抗生素预防感染。推荐适龄患者接种13价肺炎球菌多糖结合疫苗（PCV13）、23价肺炎球菌多糖疫苗（PPV23）；这部分患者患脑膜炎球菌疾病风险亦增加，建议在2～10岁内接受两剂4价脑膜炎球菌结合疫苗（MCV4），之后每5年接受1次[1-2]。

介入治疗是常见CHD的常规治疗方式之一。国内多中心研究表明，其很少有免疫相关并发症。若未输血或使用免疫抑制剂，一般不影响CHD患者接受免疫接种的效果和时机。近年来，CHD外科手术技术成熟，尤其是新生儿和复杂CHD外科矫治术，分别以完全性大动脉转位和法洛四联症为例，多数患儿中远期的生活质量可接近于正常同龄儿。体外循环手术后患儿会有短暂免疫抑制期，一般认为术后2个月时的免疫状态和术前相同。因此，体外循环术后2～3个月的免疫状态允许接受疫苗接种且不影响免疫效果。

在我国，先天性心脏病儿童的预防接种一直存在着相当大的争议。一项包含2 442例先天性心脏病患者的疫苗接种情况分析，这类患者推迟接种疫苗的主要原因是社区卫生中心的服务提供者拒绝注射疫苗，其次才是家长对疫苗安全性的担忧。这类患者在按照国家推荐计划接种疫苗的人群中，AEFI率为33.5/10万。未见罕见或严重罕见疫苗反应，从而得出常规疫苗接种对大多数患者是安全的结论[3]。2021年国家卫健委发布了《国家免疫规划疫苗儿童免疫程序及说明》明确提出稳定的先天性心脏病非疫苗接种的禁忌[4]。单纯CHD患者若不合并免疫相关综合征时，仅存在心脏大血管结构性异常，有别于炎症或免疫介导的心肌炎或心肌病。在心脏功能正常时，接种疫苗不会加重病情、影响心脏功能。国内多中心数据表明CHD患者预防接种的安全性和有效性与正常健康儿童无明显差异。此类患儿可以应接尽接，正常完成计划免疫。同时，应增加群众尤其是社区卫生中心医护人员对CHD儿童的接种信心，让更多的CHD患儿接种疫苗。

表5-1为美国疾病控制与预防中心（centers for disease control and prevention，CDC）建议的CHD患儿疫苗接种情况。概括如下：①单纯CHD患

儿建议按计划接种疫苗。②CHD合并免疫功能受损者，建议经过免疫科医生评估决定是否可接种疫苗。③CHD患儿不建议接种减毒流感疫苗。④额外的保护：对Di George综合征和持续性补体成分缺乏、无脾的2～10岁CHD患儿，给予额外的MCV4；这部分患儿除了2～59月接种13价肺炎球菌多糖结合疫苗（PCV13）外，在60～71月龄时，应追加另一剂PCV13。

表5-1 美国CDC建议CHD患儿常见预防接种概览

疫苗种类	CHD	CHD伴无脾	CHD伴免疫功能受损
百白破疫苗	√	√	√
麻腮风联合减毒活疫苗	√	√	*
甲肝灭活疫苗	√	√	√
乙肝疫苗	√	√	√
乙型流感嗜血杆菌疫苗	√	√	√
肺炎疫苗	√	√①	√①
轮状病毒疫苗	√	√	*
水痘减毒活疫苗	√	√	*
脊髓灰质炎灭活疫苗	√	√	√
脑膜炎疫苗	√	√②	√②
灭活流感疫苗	√	√	√
减毒流感疫苗	*	*	*

注：√需要按时接种疫苗。*免疫学评估前不应接种疫苗（均为活疫苗）。①对具有基础疾病会增加患肺炎或并发症风险的患儿，60～71月龄应接种13价肺炎球菌多糖结合疫苗。②对Di George综合征和持续性补体成分缺乏、无脾等高风险的2～10岁患儿给予额外脑膜炎球菌结合疫苗。CHD：先天性心脏病。

二、临床表现

先天性心脏病的常见临床表现如下：①听诊心脏有杂音。②经常感冒、反复呼吸道感染、易患肺炎，原因为畸形导致肺血流量增多，病原体易在肺内定植。③生长发育差、消瘦、多汗，原因为血流方向异常导致体循环血量减少、心脏负荷加重。④吃奶时吸吮无力、喂奶困难，或婴儿拒食、呛咳，平时呼吸急促，原因为心功能不全及肺部充血或淤血导致的肺部渗出、肺间质水肿和呼吸膜增厚。⑤易疲乏、体力差，为心功能不全的标志之一。⑥口唇、指甲青紫或哭闹、活动后青紫，杵状指趾，原因为肺部血流量减少、静脉血及动脉血在心内混合进入体循环或体循环依赖肺循环供血。⑦喜欢蹲踞、易晕厥，为肺血流量减少型先天性心脏病年长儿的代偿动作，蹲下来的目的是增加回心血量、改善缺氧。⑧咯血，为肺充血、肺淤血、肺动脉高压所致[5]。

发绀是先天性心脏病的重要症状。心脏血液循环中，右心及肺动脉内未氧合血红蛋白含量较高，而左心及主动脉内氧合血红蛋白含量较高。当左右心存在异常分流通道，同时合并右心室流出道梗阻（如肺动脉瓣膜狭窄）或严重肺动脉高压，使得右心压力高于左心，血液通过左、右心之间异常分流通道从右向左分流，使得患儿动脉及毛细血管血中未氧合血红蛋白含量升高，发生发绀，这种情况称为发绀型先天性心脏病，常见于法洛四联症、大动脉转位或艾森曼格综合征患儿。它是复杂性先天性心脏病的重要症状，随活动量增加而加重。但并不是所有的先天性心脏病都有发绀，无分流型先天性心脏病（如单纯肺动脉瓣或主动脉瓣狭窄、先天性二尖瓣关闭不全）、左向右分流型先天性心脏病（房间隔缺损、室间隔缺损、动脉导管未闭等尚未发生严重肺动脉高压的）患儿并无发绀出现，又称为非发绀型先天性心脏病。先天性心脏病是否发绀取决于疾病种类及病情状况，发生发绀一定要重视，但是没有发绀不意味病情就轻，如先天性主动脉瓣狭窄虽属于非发绀型先天性心脏病，但是严重者易发生猝死，不可轻视。

三、诊断要点

先天性心脏病一般通过症状、体征、心电图和超声心动图检查等即可做出诊断，并能估计其血流动力学改变、病变程度及范围。心脏彩色多普勒超声检查是先天性心脏病最主要的辅助检查手段，安全无创，可重复性好，对于心内畸形的评估清晰准确。对合并多种畸形、复杂疑难的先天性心脏病或心外大血管畸形，可选择三维增强CT检查、心导管检查等。

心脏彩超的左心室射血分数（LVEF值），即射血分数就是指每次收缩时心腔内泵出的血液百分比。健康儿童左心室射血分数的正常范围为55%～65%。射血分数降低可见于心脏病发作、心肌疾病对心脏肌肉的损伤、长期不受控制的高血压、心脏瓣膜病等。射血分数低于40%可能会出现心力衰竭的症状，因为严重受损的心脏很难维持全身的血液循环。然而，射血分数只是衡量心脏工作状态的一个指标，正常的射血分数并不能保证心脏完全健康。因此，纽约心脏协会（New York Heart Association，NYHA）和改良Ross心功能分级法均依据患者的症状和活动能力评估心力衰竭的严重程度，为目前临床常用的心力衰竭患儿心功能评估方法（表5-2），用于判断心力衰竭的严重程度及心功能状态，监测疾病的进展或治疗效果[6]。接种门诊人员也应熟悉上述分级，正确评估患心脏疾病的接种人员的心功能，可减少不良接种反应的出现。

对于心脏病儿童，另一个备受关注的指标是血流动力学。它是指血液在心血管系统中流动的力学。一般包括血流量、血流阻力、血压等多种因素。血流动力学是否稳定可以通过心率、心电图、无创血压、心排血量、心功能（如心阻抗血流图、超声心动图、多普勒心排血量测定等）和观察皮肤的色泽、皮肤的温度、尿量等指标来监测。影响心脏射血及影响血压的因素都能影响血流动力学，造成血流动力学不稳定。

表5-2　儿童心力衰竭严重程度分级

分级	NYHA分级	ROSS分级
Ⅰ	体力活动不受限制	体力活动不受限制或无症状
Ⅱ	休息时无不适，但一般活动后疲乏、心悸、呼吸困难或胸痛	婴幼儿：轻度呼吸急促，喂养时多汗 年长儿：活动时轻、中度呼吸困难
Ⅲ	轻微活动即产生症状，影响日常活动	婴幼儿：明显呼吸急促，喂养时多汗，生长障碍 年长儿：活动后明显的呼吸困难
Ⅳ	不能从事任何体力活动，休息时亦有心力衰竭症状，且活动后加重	休息时出现症状，如呼吸急促、呻吟、吸气凹陷、多汗

四、接种建议

（一）可以接种

（1）简单无分流或左向右分流先天性心脏病（手术或介入治疗前），血流动力学稳定，心功能无异常，如左心室射血分数（LVEF）≥60%，心功能分级Ⅰ级。

（2）发绀型先天性心脏病血流动力学及心功能稳定，行择期手术的患儿。

（3）轻度、中度肺动脉高压患儿应积极接种所有常规疫苗以降低感染诱发的失代偿。

（4）CHD患儿介入治疗术后，复查心功能无异常。

（5）心脏手术（体外循环或心内植入物 ）后3个月，血流动力学稳定，心功能分级Ⅰ级及Ⅱ级者，可按计划正常接种。需长期口服强心利尿药物（如地高辛、螺内酯等）者，亦可按计划正常接种。

（二）推迟接种

（1）伴有心功能不全、严重肺动脉高压等并发症的CHD患儿。

（2）复杂发绀（紫绀）型CHD患儿，需要多次住院手术者。

（3）需要专科评估的其他情形，如免疫缺陷、感染、严重营养不良、免疫抑制剂使用等的CHD患者。

（三）不宜接种

合并免疫缺陷的先天性心脏病患儿，不宜接种减毒活疫苗。

五、随访方案

继续心脏科随诊，服用地高辛者需要每日监测心率/脉搏、定期复查心电图和超声心动图，与使用利尿剂者一样，也需要定期复查血电解质，如出现身体疲倦、肌肉无力、四肢末梢冷等水、电解质紊乱的症状，需要及时就医。疫苗接种后按照7天内家长手机自主上报及15天、42天、3个月电话回访的方式进行随访。随访内容包括：接种后体温，接种部位局部红肿情况，接种后全身反应，接种后原发病病情，如喂养、活动情况、心功能相关指标等。若先天性心脏病儿童同时合并免疫缺陷，应监测免疫功能，接种疫苗后应密切随访。若出现明显不适症状，应该及时就医。

六、病例解析

（一）病史

患儿，男，6⁺月龄，因“先天性心脏病术后6个月”于2021-07-05就诊咨询接种。

【现病史】患儿出生后因“完全性大动脉转位、动脉导管未闭”于2020-12-25在医院行“大动脉转位+室间隔修补+卵圆孔修补+动脉导管结扎”矫治术，期间输白蛋白（10g）、红细胞悬液（1个单位）及血浆（100mL）；术后心血管专科随诊，口服地高辛、螺内酯、呋塞米治疗，于2021-03全部停药。现无发绀，无活动后呼吸困难，心功能ROSS评分I级，近期复查心脏彩超提示射血分数（EF）66%。心血管科评估病情稳定，无专科接种禁忌。出生至今尚未预防接种。

【体格检查】体温36.6℃，体重7.8kg，身长68cm，心率125次/min，呼吸30次/min，神清，无特殊面容，唇色红润，呼吸平顺，心前区有约长4cm手术瘢痕，愈合良好。双肺呼吸音清，未闻及啰音，心律齐，心前区未闻及杂音，腹软，肝肋下未扪及，肢端暖，足背动脉搏动有力。四肢活动可，病理征阴性。

【个人史】第五胎，第三产（G5P3），胎儿期发现心血管畸形，38^{+3}周顺产出生，出生体重2.87kg，Apgar评分：8-9-10分，生后当天即转心血管外科手术治疗。有两个姐姐，体健，母亲稽留流产1次、自然流产1次，否认神经系统疾病、免疫系统疾病家族史。

术后随访相关检查：

术后1个月脏器功能：N末端脑钠肽313.84pg/mL，前白蛋白177.9mg/L；白蛋白41.2g/L，谷丙转氨酶18U/L，谷草转氨酶30U/L。心电图：大致正常心电图。

术后1个月心脏彩超：“大动脉转位+室间隔修补+卵圆孔修补+动脉导管

结扎”矫治术后，心室与大动脉间连接关系正常。未见房、室水平及大动脉水平分流。主动脉瓣反流（轻度）。

术后3个月脏器功能：N-端B型利钠肽原194.40pg/mL，前白蛋白174.4mg/L；白蛋白42.7g/L，谷丙转氨酶12U/L，谷草转氨酶24U/L。心电图：窦性心律，各导联电压大致于正常范围。

术后3个月心脏彩超：“大动脉转位+室间隔修补+卵圆孔修补+动脉导管结扎”矫治术后，心室与大动脉间连接关系正常。未见房、室水平及大动脉水平分流。主动脉瓣反流（轻度）。左心室射血分数为65%。

（二）初步评估

1. 基础疾病　先天性心脏病（完全性大动脉转位、动脉导管未闭），“大动脉转位+室间隔修补+卵圆孔修补+动脉导管结扎”术后。

2. 免疫功能　复杂型先天性心脏病，需注意有无合并免疫缺陷。接种减毒活疫苗前应检查细胞免疫（淋巴细胞亚群检测）及体液免疫功能（免疫球蛋白水平）。因患儿曾输注含血浆的血液制品含有来自供体的抗体，可能会抑制机体对肠胃外活病毒疫苗（如乙脑减毒活疫苗、甲肝减毒活疫苗、含麻疹及水痘的活疫苗）的免疫应答，同时影响体液免疫检测结果，建议术后2～3个月后检测。

3. 脏器功能　2021-3-8 N-端B型利钠肽原194.40pg/mL，前白蛋白174.4mg/L，白蛋白42.7g/L，谷丙转氨酶12U/L，谷草转氨酶24U/L。心电图：窦性心律，各导联电压大致于正常范围。心脏彩超：“大动脉转位+室间隔修补+卵圆孔修补+动脉导管结扎”矫治术后，心室与大动脉间连接关系正常。未见房、室水平及大动脉水平分流。主动脉瓣反流（轻度）。

4. 特殊用药　6个月前使用白蛋白（10g）、红细胞悬液（1个单位）及血浆（100mL）；地高辛、螺内酯、呋塞米已停药3个月。

（三）完善检查结果

1. 脏器功能　2021-06-12 N-端B型利钠肽原165.60pg/mL，前白蛋白186.4mg/L；白蛋白45.3g/L，谷丙转氨酶20U/L，谷草转氨酶24U/L。

2. 免疫球蛋白水平　2021-09-06免疫球蛋白G 3.96g/L，免疫球蛋白A

0.09g/L，免疫球蛋白M 0.59g/L，免疫球蛋白E 14U/mL，补体C3 0.67g/L↓，补体C4 0.12g/L。

3. 淋巴细胞亚群检测　2021-09-06 NK细胞/淋巴细胞7.59%，T细胞/淋巴细胞48.28%↓，B细胞/淋巴细胞43.19%↑，早期T细胞绝对计数4.02cells/μL，早期T细胞/淋巴细胞0.09%，辅助T细胞/抑制T细胞2.89%↑，NK细胞绝对计数315.70cells/μL，T细胞绝对计数2 072.20cells/μL，B细胞绝对计数1 795.88cells/μL↑，抑制T细胞绝对计数510.16cells/μL，辅助T细胞绝对计数1 475.77cells/μL，抑制T细胞/淋巴细胞11.52%↓，辅助T细胞/淋巴细胞33.32%。

4. 中性粒细胞吞噬功能检测　2021-09-06刺激指数608.03，佛波酯（phorbol 12-myristate 13-acetate，PMA）刺激99.82%，磷酸盐缓冲液（phosphate buffer salt，PBS）刺激9.44%。

5. 心脏彩超　“大动脉转位+室间隔修补+卵圆孔修补+动脉导管结扎”矫治术后，心室与大动脉间连接关系正常。未见房、室水平及大动脉水平分流。主动脉瓣反流（轻度）。

（四）评估建议

术后6个月第1次咨询，因为免疫功能未明确，且可能存在对减毒活疫苗的免疫应答受影响，不建议接种减毒活疫苗，其余疫苗可正常接种。建议3个月后复诊，检查免疫功能后再评估是否适合接种减毒活疫苗。第2次咨询为术后9个月，已接种乙肝病毒疫苗。完善免疫功能检查，检查结果提示免疫功能无明显异常；建议按免疫程序和疫苗说明书接种，包括减毒活疫苗。同时建议接种流感灭活疫苗、13价肺炎球菌多糖结合疫苗。

（五）随访事项

疫苗接种后7天内家长手机自主上报及15天、42天、3个月电话回访结果，除接种部位轻微红肿，无其他不适。嘱托继续心血管科随诊。

（六）专家点评

CHD是胎儿期心脏及大血管发育异常所致的先天畸形，是最常见的畸形，在我国所有围生期监测出生缺陷中一直居首位。产前诊断水平提升、新生儿抢救成功率增高、儿童心血管科治疗技术也日益精湛，CHD患儿的存活率、生存期也大大改善。这部分人群的疫苗接种备受关注，结合上述病例，总结以下几点：①疫苗可有效减少先天性心脏病患儿罹患某些严重的传染性疾病的风险，建议先天性心脏病患儿在病情稳定的情况下积极接种疫苗。②目前尚未见口服心血管药物与免疫系统的相关报道。因此，长期口服心血管类药物非疫苗接种的禁忌证。③接受免疫球蛋白或含有抗体的血液制品（如全血、血浆或血小板产品）可能干扰接种疫苗的效果。因血制品中的抗体可能与疫苗中的抗原物质结合，干扰机体对疫苗的正常免疫应答。因此，使用这类血液制品后需暂缓接种肠道外减毒活疫苗。④部分复杂性先天性心脏病患儿合并免疫功能受损，建议接种减毒活疫苗前评估免疫功能，并注意输注血制品对体液免疫检测结果的影响。

第二节 皮肤黏膜淋巴结综合征（川崎病）

一、概述

皮肤黏膜淋巴结综合征又称川崎病（Kawasaki disease，KD），是一种以全身血管炎为主要病变的急性发热出疹性小儿疾病。病因未明，好发于5岁以下婴幼儿，为自限性疾病，发病率有逐年升高的趋势。1967年日本川崎富作医生首次报道。北京＜5岁儿童发病率由1995年的18/10万升高到2009年的87/10万。日本及中国报道的发病率均有逐年增高的趋势，已成为我国儿科住院的常见病之一。由于本病可发生严重心血管并发症，引起人们重视，未经治疗的患儿发生率达20%～25%，已取代风湿热成为儿科最常见的后天性心脏病[7]。目前川崎病的发病机制尚未确定，大部分学者认为主要有免疫因素、遗传因素参与。一切导致免疫功能紊乱的因素均可成为该疾病遗传易感人群的诱因，包括感染、环境等。

一项纳入164 434名儿童的系统综述和荟萃分析显示，在接种轮状病毒疫苗的儿童中，川崎病的预计发病率很低（24/10万），1价和5价轮状病毒疫苗的不良反应发生率无显著差异，接种轮状病毒疫苗与川崎病的风险无关[8]。美国发表的另一项涉及超过600万剂PCV13疫苗接种和87例2岁以下川崎病儿童的研究，无证据表明接种PCV13疫苗与接种后4周内或者4周后发生川崎病之间存在关联[9]。Phuong LK 等发表的另一项涉及吸附无细胞百白破灭活脊髓灰质炎和b型流感嗜血杆菌疫苗（结合）联合疫苗（DTP-IPV-Hib）和日本脑炎疫苗、麻腮风联合减毒活疫苗（MMR）、B型脑膜炎球菌疫苗、肺炎球菌疫苗、口服五价重配轮状病毒减毒活疫苗等常见疫苗的综述显示，尽管疫苗接种与川崎病之间可能存在先后时间关系，但疫苗接种增加川崎病风险或两者存在因果关系的结论仍缺乏证据[10]。

国际上治疗川崎病的标准治疗方案是大剂量的人免疫球蛋白联合阿司匹林，部分患儿甚至需要用到一些二线药物如糖皮质激素、免疫抑制剂。激素、免疫抑制剂、人免疫球蛋白对免疫系统有影响，建议此类川崎病患儿根据个体情况适当调整免疫接种方案，具体参考免疫性疾病相关章节。

阿司匹林具有抗炎作用和抗血小板作用，是最初治疗川崎病的疗法之一，日本、西欧指南建议30～50mg/（kg·d）。我国大部分机构的川崎病治疗方案同日本。在热退48～72h或病程14天后改为小剂量3～5mg/（kg·d），6～8周且冠状动脉恢复正常后停用。阿司匹林治疗川崎病的风险较低，包括化学性肝炎伴转氨酶升高、一过性听力损失、剂量相关溶血性贫血，偶尔还包括Reye综合征。已报道川崎病患儿在感染水痘或流感情况下，采用大剂量阿司匹林治疗后发生了数例Reye综合征。若已感染或已暴露于水痘或流感时，一旦发热消退持续48h，通常换为有抗血小板作用的低剂量阿司匹林，即3～5mg/（kg·d）。推荐对6月龄以上的所有儿童开展灭活的流感疫苗免疫接种，尤其是需要阿司匹林长期治疗的儿童，因其患流感时出现Reye综合征的风险可能增加。有文献报道在长期使用低剂量阿司匹林期间接种流感或水痘疫苗的儿童中未见Reye综合征报道[11]。尽管如此，水痘减毒活疫苗说明书上明确提出在接种该种疫苗后6周内应避免使用水杨酸盐类药物。

二、临床表现

主要症状常见持续性发热5天以上，抗生素治疗无效。发热同时86%～90%患儿出现双侧球结膜非渗出性充血，90%患儿出现口唇潮红有皲裂或出血、杨梅舌。87%～95%患儿手足呈硬性水肿，手掌和足底早期出现潮红，约10天后可见特征性指趾端膜状脱皮，出现于甲床皮肤交界处。70%～75%患儿伴非化脓性一过性颈淋巴结肿胀，以前颈部最为显著，直径约1.5cm以上，大多在单侧出现，稍有压痛。91%～92%患儿出现弥漫性充血性斑丘疹或多形红斑样或猩红热样皮疹。其他症状主要包括心脏损害，发生心肌炎、心包炎、心内膜炎和心功能减低的症状。患者脉搏加速，听诊时可闻及心动过速、奔马律、心音低钝，可发生瓣膜关闭不全及心力衰竭。超声心动图可查见冠状动脉扩张、冠状动脉瘤、心包积液左心室扩大及二尖瓣关闭不全。偶见关节疼痛或肿胀、咳嗽、流涕、腹泻、腹痛、轻度黄疸、胆囊积液或无菌性脑脊髓膜炎的表现。急性期有40%左右病例出现会阴部肛周皮肤潮红和脱屑，并于1～3年前接种卡介苗的原部位再现红斑或硬肿。恢复期指甲可见横沟纹，称Beau线。极少数患儿急性期发生川崎病休克综合征（Kawasaki disease shock syndrome，KDSS）或巨噬细胞活化综合征（macrophage activation syndrome，MAS），可能危及生命。并发冠状动脉瘤患儿可出现苍白乏力、胸痛、腹痛及无诱因哭闹、晕厥等儿童不典型的心肌梗死症状，须格外注意[7]。

三、诊断要点

日本儿科学会2020年川崎病第6版诊断标准如下，完全型KD：不明原因发热持续至少5天，且至少有以下5项主要临床表现中的4项。①非渗出性双眼球结膜充血。②口腔黏膜弥漫充血、杨梅舌、口唇充血皲裂。③肢端变化：急性期掌趾红斑，手足硬性水肿；恢复期膜状脱皮。④多形性皮疹。⑤急性非化脓性颈部淋巴结肿大，通常直径＞1.5cm。不完全型KD：发热亦≥5天，具备2或3项KD的主要临床特征，除外渗出性结膜炎、渗出性咽炎、溃疡性口腔炎、大疱性或水疱性皮疹、全身淋巴结肿大或脾肿大；婴儿发热≥7天且无其他原因可以解释者，需要考虑不完全KD的可能。如果相关实验室化验检查及超声心动图检查达到标准，则可确诊不完全型KD。

近年报道不完全型病例增多，为10%～20%。仅具有2～3条主要症状但有典型的冠状动脉病变。2002—2010年北京儿童医院1 484例KD住院患儿中不完全型KD262例，发生率为17.7%。＜1岁的患儿发生率偏高，为24.9%，该组患儿发热时间更长，发生冠脉扩张的概率为57.5%，冠脉瘤的发生率为14.1%，巨大冠脉瘤的发生率为1.9%，显著高于典型川崎病的发生率，提示该组患儿往往诊断更晚，须予注意。还有报道不完全型KD患儿仅表现为发热和单纯淋巴结增大，这部分患儿通常年龄较大，常因误诊为淋巴结炎而延误诊治，其发生冠脉并发症尤其是冠脉瘤的危险更大[7]。

四、接种建议

（一）可以接种

未发生并发症的川崎病患儿病情稳定6个月后，可以接种灭活疫苗；接受静脉用免疫球蛋白（intravenous immune globulin，IVIG）2g/kg治疗的川崎病患儿，接种含麻疹成分疫苗或水痘减毒活疫苗应与IVIG应用时间间隔11个月；长期使用低剂量阿司匹林治疗者，推荐接种灭活流感疫苗。建议谨慎接种减毒活疫苗，曾接受其他剂量的人免疫球蛋白、糖皮质激素、免疫调节剂治疗的患儿，参考免疫性疾病及血液肿瘤疾病相关章节接种建议。

（二）推迟接种

（1）发生并发症的川崎病患儿合并冠状动脉病变、心脏扩大、心肌缺血、肝功能异常等病变时，需临床治疗，暂缓疫苗接种。

（2）患儿病情出现反复或加重的情况时，暂缓疫苗接种。

（三）不宜接种

使用阿司匹林治疗期间，为避免诱发Reye综合征，禁忌接种水痘减毒活疫苗[12]。

五、随访方案

定期心血管专科随诊，关注并发症恢复的情况。复发最常见于川崎病首次发作后12个月内。因此接种疫苗后应注意有无持续发热、皮疹、球结膜充血、口唇黏膜充血、手足硬肿、颈部淋巴结肿大等川崎病复发表现，如出现复发，建议及时就医，就诊时提供相关病史。

六、病例解析

（一）病史

患儿，女，1岁2月龄，因“诊断川崎病10月余，咨询接种。”于2021-09-13前来就诊。

【现病史】

患儿3^+月龄时因“发热3天，反应差1天”住院，诊断“皮肤黏膜淋巴结综合征（川崎病）”，予2g/kg IVIG治疗，病情好转出院。出院后口服阿司匹林（25mg/d）至2021-01-22停药。现已停服近8个月。定期复查心脏彩超无异常。起病前2天（2020-11-20）曾接种脊髓灰质炎灭活疫苗（IPV）及百白破疫苗各1剂。2020-12-17广州市××区预防接种异常反应调查诊断书：受种者接种脊髓灰质炎灭活疫苗和无细胞百白破疫苗后所患疾病的临床诊断川崎病，与预防接种因果关联强度等级为不太可能是预防接种异常反应，临床损害程度分级为4级。出院后，心血管科对其进行随访评估，病情平稳，无反复发热、咳嗽，无反复皮疹，无反复腹泻，无中耳炎、肛周脓肿，无反复鹅口疮及皮肤感染。已接种卡介苗（BCG）1剂，乙肝疫苗（HepB）2剂，脊髓灰质炎灭活疫苗（IPV）2剂，吸附无细胞百白破联合疫苗（DTaP）2剂，无不良反应，为咨询补种来我院就诊。

【体格检查】体温36.2℃，体重9.5kg，身长77cm，心率118次/min，呼吸26次/min，神清，精神反应好，无特殊面容，唇色红润。呼吸平顺，双肺呼吸音清，未闻及啰音。心音有力，心律齐，心前区未闻及杂音。腹软，肝肋下未扪及，肢端暖，足背动脉搏动有力。

【个人史】第二胎，第二产（G2P2），足月顺产出生，出生体重

3.75kg，无窒息抢救史，否认食物、药物过敏史，出生后生长发育正常。同胞姐姐体健，否认地中海贫血病史及家族史，否认传染病史及家族史。

（二）初步评估

1. 基础疾病 皮肤黏膜淋巴结综合征。

2. 免疫功能 2020-11-23免疫球蛋白水平未见异常。

3. 脏器功能 2020-11-23肝功能、心功能和血液系统未见明显异常。

4. 特殊用药 2020-11-23 即10个月前（3月龄）输注2g/kg IVIG，目前阿司匹林已停药8月余。

（三）完善检查结果

1. 血常规 2021-09-13中性粒细胞百分比24%，淋巴细胞百分比68%，血小板402×10^9/L，血红蛋白128g/L，红细胞4.87×10^{12}/L，白细胞11.0×10^9/L。红细胞沉降率4mm/h。

2. 脏器功能 2021-09-13超敏CRP 5.6mg/L，谷丙转氨酶12U/L，谷草转氨酶19U/L，总蛋白70.3g/L，白蛋白40.1g/L，总胆红素5.3μmol/L，直接胆红素1.4μmol/L，前白蛋白208.6mg/L，肌酸激酶同工酶 28U/L。

3. 免疫球蛋白水平 2021-09-13免疫球蛋白G 4.34g/L，免疫球蛋白A 0.42g/L，免疫球蛋白M 0.80g/L，免疫球蛋白E 10U/mL，补体C3 0.78g/L↓，补体C4 0.12 g/L。

4. 淋巴细胞亚群检测 2021-09-13 NK细胞/淋巴细胞 5.92%↓，T细胞/淋巴细胞72.01%，B细胞/淋巴细胞 20.68%↑，早期T细胞绝对计数5.47cells/μL，早期T细胞/淋巴细胞0.12%，辅助T细胞/抑制T细胞 2.95↑，NK细胞绝对计数267.52cells/μL，T细胞绝对计数3 304.93cells/μL↑，B细胞绝对计数934.95cells/μL↑，抑制T细胞绝对计数788.29cells/μL，辅助T细胞绝对计数2 321.80cells/μL↑，抑制T细胞/淋巴细胞16.91%，辅助T细胞/淋巴细胞49.82%。

5. 中性粒细胞吞噬功能 刺激指数835.34，PMA刺激99.80%，PBS刺激17.40%↑。

6. 心电图、心脏彩超 未见异常。

（四）评估建议

可按免疫程序接种非活疫苗（病情稳定6个月后），建议使用人免疫球蛋白后间隔11个月按免疫程序补种减毒活疫苗：如含麻疹、水痘成分减毒活疫苗等。

（五）随访事项

疫苗接种后7天内家长手机自主上报及15天、42天、3个月电话回访结果，除接种部位轻微红肿，无其他不适。嘱托继续心血管科随诊，观察炎症指标、脏器功能、心功能是否正常，复查心脏彩超有无异常。

（六）专家点评

川崎病的发病机制尚不明确，目前公认是多因素参与发病。流行病学数据提示该病的发病率有逐渐上升的趋势，越来越多的人群逐渐重视。近年来有关于接种疫苗后确诊川崎病的案例报道，因此增加了疫苗犹豫（vaccine hesitancy）。但目前为止，尚无确切的证据提示川崎病的发病与疫苗有关。尽管如此，仍需密切监测儿童接种疫苗后出现与免疫相关的不良反应。对于已确诊川崎病的患者，川崎病的复发率约为6.9/1 000人。首次发病时有心脏后遗症的3岁以下患儿复发率最高。复发最常见于川崎病首次发作后12个月内[13]。接种疫苗后应注意有无持续发热、皮疹、球结膜充血、口唇黏膜充血、手足硬肿、颈部淋巴结肿大等川崎病复发表现。

第三节
病毒性心肌炎

一、概述

病毒性心肌炎是指病毒侵犯心脏，以心肌炎性病变为主要表现的疾病，有时病变可累及心包或心内膜。儿童心肌炎大多表现为急性或暴发性疾病。少数呈暴发起病，因心源性休克、急性心力衰竭或严重心律失常于数小时或数天死亡。患儿大多预后良好，经数周、数月甚至迁延数年逐渐痊愈。部分呈迁延过程，遗留不同程度左心室功能障碍。其中有的只有超声心动图或心电图的改变，并无临床症状。仅有少数病例则因心力衰竭迁延不愈，导致死亡[7]。

本病的发病机制尚不完全清楚。但随着分子病毒学、分子免疫学的发展，揭示出病毒性心肌炎的发病机制涉及病毒对被感染的心肌细胞的直接损害和病毒触发人体自身免疫反应而引起的心肌损害[14]。除了常规的对症治疗外，部分心肌炎患儿还接受了免疫抑制、人免疫球蛋白等免疫治疗。对于近期接受IVIG治疗的儿童，接种减毒活疫苗的免疫原性可能下降。基于美国儿科学会的推荐，对于因心肌炎而接受了大剂量IVIG治疗的儿童，减毒活疫苗接种应推迟11个月。对于行心脏移植的患者，活疫苗的接种也要在移植前至少4周进行。鉴于可能出现活动性感染，器官移植受者或移植前处于免疫抑制状态的候选者通常不能接种活疫苗[15]。

发达国家广泛开展疫苗接种，继发于麻疹、风疹、腮腺炎、脊髓灰质炎和流行性感冒的心肌炎现已罕见。接种针对其他嗜心性病毒的疫苗也许能预防病毒性心肌炎，该方法已在鼠类模型中获得成功[16]。

二、临床表现

病毒性心肌炎症状表现轻重不一，取决于年龄和感染的急性或慢性过程。部分患者起病隐匿，有乏力、活动受限、心悸、胸痛等症状，少数重症患者可发生心力衰竭并发严重心律失常、心源性休克，死亡率高。部分患者呈慢性进程，演变为扩张型心肌病。新生儿患病时病情进展快，常见高热、反应低下、呼吸困难和发绀，常有神经系统、肝和肺的并发症。临床体征可见心脏有轻度扩大，伴心动过速、心音低钝及奔马律，可导致心力衰竭及昏厥等。反复心力衰竭者，心脏明显扩大，肺部出现湿啰音及肝、脾肿大，呼吸急促和发绀。重症患者可突然发生心源性休克，脉搏细弱，血压下降[14]。

三、诊断要点

（一）主要临床诊断依据[16]

（1）心功能不全、心源性休克或心脑综合征。

（2）心脏扩大。

（3）血清心肌肌钙蛋白T或I（cardiac troponin T or I，cTnI/cTnT）或血清肌酸激酶同工酶（creatine kinase-MB，CK-MB）升高，伴动态变化。

（4）显著心电图改变（心电图或24h动态心电图）。

（5）心脏磁共振（cardiac magnetic resonance，CMR）呈现典型心肌炎症表现。

在上述心肌炎主要临床诊断依据“（4）”中，“显著心电图改变”包括：以R波为主的2个或2个以上主要导联（Ⅰ、Ⅱ、aVF、V5）的ST-T改变持续4天以上伴动态变化，新近发现的窦房、房室传导阻滞，完全性右束支或左束支传导阻滞，窦性停搏，成联律、成对、多形性或多源性期前收缩，非房室结及房室折返引起的异位性心动过速、心房扑动、心房颤动、心室扑动、心室颤动、QRS低电压（新生儿除外）、异常Q波等。

在上述心肌炎主要临床诊断依据“（5）”中，“CMR呈现典型心肌炎症表现”指具备以下3项中至少2项。①提示心肌水肿：T2加权像显示局限性或弥漫性高信号。②提示心肌充血及毛细血管渗漏：T1加权像显示早期钆增强。③提示心肌坏死和纤维化：T1加权像显示至少1处非缺血区域分布的局限性晚期延迟钆增强。

（二）次要临床诊断依据

（1）前驱感染史，如发病前1～3周内有上呼吸道或胃肠道病毒感染史。

（2）胸闷、胸痛、心悸、乏力、头晕、面色苍白、面色发灰、腹痛等症状（至少2项），小婴儿可有拒乳、发绀、四肢凉等。

（3）血清乳酸脱氢酶（lactate dehydrogenase，LDH）、α-羟丁酸脱氢酶（α-hydroxybutyrate dehydrogenase，α-HBDH）或谷草转氨酶（aspartate aminotransferase，AST）升高。

（4）心电图轻度异常。

（5）抗心肌抗体阳性。

在上述心肌炎次要临床诊断依据“（3）”中，若在血清LDH、α-HBDH或AST升高的同时，亦有cTnI、cTnT或CK-MB升高，则只计为主要指标，该项次要指标不重复计算。

在上述心肌炎次要临床诊断依据“（4）”中，“心电图轻度异常”指未达到心肌炎主要临床诊断依据中“显著心电图改变”标准的ST-T改变。

（三）心肌炎临床诊断标准

符合心肌炎主要临床诊断依据≥3条，或主要临床诊断依据2条加次要临床诊断依据≥3条，并除外其他疾病，可以临床诊断心肌炎。

四、接种建议

（一）可以接种

病情稳定6个月后，可以优先考虑接种灭活疫苗，建议接种减毒活疫苗前应复查炎症指标、脏器功能、心脏彩超，曾接受IVIG、糖皮质激素、免疫调节剂治疗的患儿，参考免疫功能异常接种建议相关章节。

（二）推迟接种

临床治疗期间应暂缓接种。疫苗接种过程中，遇到患儿病情出现反复或加重的情况时暂缓接种。

（三）不宜接种

（1）心肌炎急性期或恢复期合并慢性心力衰竭者（心功能Ⅲ/Ⅳ级）。

（2）慢性心肌炎并发血流动力学异常的心律失常，不宜接种。

五、随访方案

定期心血管专科随诊。目前尚无疫苗增加接种者患心肌炎风险的确切报道。既往患心肌炎的小儿仍需警惕心肌炎复发的症状。接种疫苗后应注意若有乏力、活动受限、心悸、胸痛等复发表现，建议及时就医，就诊时提供相关病史。

六、病例解析

（一）病史

患儿，男，2岁11月龄，因“诊断急性心肌炎1年，咨询接种。”于2021-05-22前来就诊。

【现病史】患儿1岁11月时因“发热、精神倦14天，咳嗽5天。”入院，心脏彩超提示：左心室增大，室壁增厚；左心室收缩功能稍减低（EF46%）；二尖瓣、三尖瓣反流（轻度）；心包积液（中量）。诊断“①心肌炎；②支气管肺炎”。住院期间使用多巴胺、米力农、地高辛强心治疗，并予人免疫球蛋白（1g/kg）及口服泼尼松［0.1mg/（kg·d）］免疫治疗，11天后精神好转，复查心脏彩超提示左心室增大，室壁增厚，左心室收缩功能正常（EF75%），心包积液（少量），好转出院。出院后定期去心血管科随诊，病情平稳，口服呋塞米、螺内酯维持治疗，泼尼松逐渐减量，并于半年前（2020-11-17）停用。已接种卡介苗（BCG）1剂，乙肝疫苗（HepB）3剂，脊髓灰质炎灭活疫苗（IPV）3剂，吸附无细胞百白破联合疫苗（DTaP）3剂，麻风疫苗（MR）1剂，乙型脑炎减毒活疫苗（JE-L）1剂，水痘疫苗1剂，无不良反应。咨询补种。平素精神胃纳可，无反复发热、咳嗽及腹泻等病史。

【体格检查】体温36.5℃，体重13kg，身长92cm，心率105次/min，呼吸26次/min，神清，反应好，无特殊面容，唇色红润。呼吸平顺，双肺呼吸音清，未闻及啰音。心律齐，心前区未闻及杂音。腹软，肝肋下未扪及。肢端暖，足背动脉搏动有力。

【个人史】第五胎，第五产（G5P5），足月顺产出生，出生体重3.1kg，无窒息抢救史，否认食物药物过敏史。2月龄时患肺炎1次。同胞4姐姐均体健，否认相关疾病家族史。

（二）初步评估

1. 基础疾病　急性心肌炎。

2. 免疫功能　2020-05-25免疫球蛋白水平大致正常。

3. 脏器功能　2020-10-06肌酸激酶同工酶32U/L，肌红蛋白22.3ng/mL，高敏肌钙蛋白-I 30.8pg/mL。N-端B型利钠肽原210.10pg/mL。心电图未见异常，心脏彩超提示左心室增大，室壁增厚，左心室收缩功能正常（EF59%）。

4. 特殊用药　2020-05-27 IVIG（1g/kg）及口服醋酸泼尼松片［0.1mg/（kg·d）］，于2020-11-17停用。

（三）完善检查结果

1. 血常规　2021-05-22中性粒细胞百分比22%，淋巴细胞百分比70%，血小板411×10^9/L，血红蛋白125g/L，红细胞4.82×10^{12}/L，白细胞11.2×10^9/L。红细胞沉降率25mm/h。

2. 脏器功能　2021-05-22超敏CRP 5.6mg/L，谷丙转氨酶22U/L，谷草转氨酶9U/L，总蛋白70.0g/L，白蛋白40.5g/L，总胆红素5.2μmol/L，直接胆红素1.8μmol/L，前白蛋白205.6mg/L，肌酸激酶同工酶 33 U/L。

3. 免疫球蛋白水平　2021-05-22免疫球蛋白G 4.41g/L，免疫球蛋白A 0.56g/L，免疫球蛋白M 0.94g/L，免疫球蛋白E45g/L。

4. 淋巴细胞亚群检测　2021-05-22 NK细胞/淋巴细胞13.28%，T细胞/淋巴细胞54.92%，B细胞/淋巴细胞31.14%↑，辅助T细胞绝对计数1 851.42cells/μL↑，早期T细胞/淋巴细胞0.07%，NK细胞绝对计数656.28↑cells/μL，B细胞绝对计数1 533.60cells/μL↑，抑制T细胞绝对计数604.03cells/μL，T细胞绝对计数2 669.53cells/μL↑，抑制T细胞/淋巴细胞12.65%↓，辅助T细胞/抑制淋巴细胞3.07%↑。

5. 中性粒细胞吞噬功能检测 2021-05-22刺激指数865.34，PMA刺激99.80%，PBS刺激20.40%。

6. 心电图、心脏彩超 未见异常。

（四）评估建议

建议按免疫程序和疫苗说明书接种。

（五）随访事项

疫苗接种后7天内家长手机自主上报及15天、42天、3个月电话回访结果，除接种部位轻微红肿，无其他不适。建议继续心血管科随诊，需警惕急性期后转变为慢性心肌炎发展为扩张型心肌病、心力衰竭和/或遗留心律失常。

（六）专家点评

部分心肌炎患儿可能转变为慢性心肌炎，需长期心血管科随诊，长期服用心血管药物。普通抗心力衰竭的药物一般不影响疫苗接种效果。但接种前需正确评估心功能。对于合并心力衰竭者，应考虑疫苗的耐受程度。

第四节 心律失常

一、概述

儿童时期如果心脏的心肌细胞兴奋性、传导性和自律性等电生理发生改变，都可导致心律失常。儿科的心律失常可以是先天性的，也可以是获得性的：如风湿热、心肌炎、毒物、药物或心脏手术后。心律失常的主要危险是由此产生的严重心动过缓或心动过速，可导致心排血量降低，并可能引起晕厥或猝死。但大多数心律失常并无生命危险，如单纯房性、室性期前收缩可存在于正常儿童中，准确判断心律失常是否对生命构成威胁非常重要[14]。

常见的心律失常可分为两种。①快速型心律失常：窦性心动过速、室上性心动过速、心房扑动、心房纤颤、室性心动过速、心室纤颤等。②缓慢型心律失常：窦性心动过缓、房性传导阻滞等。严重的心律失常是指可导致明显血流动力学障碍、使心排血量骤减甚至出现循环中断，包括致命性心律失常如心室扑动、心室纤颤和心脏停搏；危险的心律失常包括Ⅱ度Ⅱ型以上房室传导阻滞、部分病态窦房结综合征、室性心动过速及多源性、双向性、RonT型室性期前收缩；潜在危险需要紧急处理的心律失常包括阵发性室上性心动过速、心室率快的心房纤颤及心房扑动、心室率不慢的Ⅱ度Ⅱ型房室传导阻滞等[17]。

二、临床表现

轻症心律失常可无症状或仅有短暂/阵发的心悸、胸闷、不适，查体发现心律异常。致命性心律失常可突然发生意识丧失然后抽搐、面色发绀、瞳孔散大，查体发现心音及脉搏消失，血压降低至无法测出；很危险的心律失常的小儿可有烦躁不安、苍白、呼吸急促，年长儿可主诉心前区疼痛、心悸，严重病例可有晕厥、休克、充血性心力衰竭等，查体发现心律/心音异常、血压不稳定等；有潜在危险需要紧急处理的心律失常可有发作性或持续性心前区不适、胸闷、心悸、乏力、气促，甚至出现眩晕或晕厥等症状，查体发现心音、心律异常。

三、诊断要点

结合临床表现，主要依据心电图诊断，对于复杂性心律失常需要经食管电生理检查确诊。

四、接种建议

对血流动力学产生明显影响的恶性心律失常，需入院治疗者，暂缓接种。血流动力学稳定的阵发性心律失常，如偶发房性期前收缩、偶发室性期前收缩等，可按免疫程序正常接种。

五、随访方案

定期心血管专科随诊，部分心律失常患儿可因某些因素刺激后再次发作。接种疫苗后若出现发热、烦躁、哭闹不适等症状时，应及时行心电图检查，排除心律失常发作。

六、病例解析

（一）病史

患儿，女，9月龄，因“确诊心律失常9月，咨询接种”，于2021-06-30前来就诊。

【现病史】患儿胎儿期发现持续室上性心动过速并胎儿水肿，孕29周予宫内注射去乙酰毛花苷（西地兰），母亲口服地高辛，经宫内治疗后胎儿水肿缓解；32周剖宫产后入新生儿科重症监护室（neonatal intensive care unit，NICU），诊断为“房性心动过速、房间隔缺损（继发孔型）”，予地高辛口服后心律恢复正常。出院1个月后，地高辛减量，出现烦躁、气促，心率明显增快至220次/min，心电图提示心房扑动，入住医院心内科的重症监护室（coronary care unit，CCU），予口服地高辛、普萘洛尔后心律渐恢复。症状缓解、复查心电图正常后出院。1个月前经心血管专科门诊评估，病情平稳，已停用抗心律失常药物，至今无心律失常发作，无发绀、气促，无呼吸困难，已接种乙肝疫苗1剂，无不良反应，现在来我院接种门诊咨询疫苗接种。

【体格检查】体温36.8℃，体重7.2kg，身长66cm，头围42cm，前囟平软，心率131次/min，呼吸32次/min，无特殊面容，唇色红润。呼吸平顺，双肺呼吸音清，未闻及啰音。心律齐，心前区未闻及杂音。腹软，肝肋下未扪及，肢端暖，足背动脉搏动有力。四肢活动可，病理征阴性。

【个人史】第二胎，第一产（G2P1），第一胎难免流产，32周剖宫产，出生体重1 600kg，出生后即转入医院NICU治疗。

（二）初步评估

1. 基础疾病　心律失常（房性心动过速）。

2. 免疫功能　未行免疫功能相关检查。

3. 脏器功能　2020-10-31心脏彩超提示心脏收缩功能正常，心电图正常。

4. 特殊用药　地高辛（已停药2月）、普萘洛尔（已停药1月）。

（三）完善检查结果

1. 血常规　2021-06-15白细胞6.9×10^9/L，中性粒细胞百分比19%，淋巴细胞百分比69%，红细胞4.91×10^{12}/L，血红蛋白114g/L，血小板349×10^9/L。

2. 脏器功能　2021-06-15谷丙转氨酶27U/L，谷草转氨酶62U/L，总蛋白65.8g/L，白蛋白44.1g/L，总胆红素6.5μmol/L，直接胆红素1.7μmol/L，肌酸激酶同工酶 30U/L。N末端脑钠肽 689.23pg/mL。

3. 免疫球蛋白水平　2021-06-15免疫球蛋白G 3.03g/L↓，免疫球蛋白A 0.16g/L，免疫球蛋白M 1.39g/L↑，免疫球蛋白E 10U/mL，补体C3 0.53g/L↓，补体C4 0.11 g/L↓。

4. 淋巴细胞亚群检测　NK细胞/淋巴细胞12.43%，T细胞/淋巴细胞66.6%，B细胞/淋巴细胞20.24%↑，早期T细胞绝对计数39.97cells/μL，早期T细胞/淋巴细胞0.91%，辅助T细胞/抑制T细胞2.00，NK细胞绝对计数556.05cells/μL，T细胞绝对计数2 957.17cells/μL↑，B细胞绝对计数905.19cells/μL↑，抑制T细胞绝对计数946.41cells/μL，辅助T细胞绝对计数1 888.29cells/μL↑，抑制T细胞/淋巴细胞 21.47%，辅助T细胞/淋巴细胞 42.83%。

5. 中性粒细胞吞噬功能检测　刺激指数360.66，PMA刺激99.2.%，PBS刺激8.46%。

6. 心电图检查　2021-06-15窦性心律，大致正常心电图。心脏彩色超声检查：EF 69%，房水平左向右分流（小房缺或卵圆孔未闭），永存左上腔静脉，建议追踪复查。

7. 复查免疫球蛋白水平　2021-10-21免疫球蛋白G 3.65g/L，免疫球蛋白A 0.16g/L，免疫球蛋白M 1.2g/L，免疫球蛋白E 10U/mL，补体C3 0.85g/L，补体C4 0.13g/L。

（四）评估建议

2021-06-30首次评估建议：免疫球蛋白G降低、免疫球蛋白M升高，应注意除外高IgM血症，故不建议接种减毒活疫苗，其余疫苗可按免疫程序接种，

3个月后复查免疫球蛋白水平再行接种评估，定期心血管科随诊。

（五）随访事项

初次评估后接种疫苗7天内家长手机自主上报及15天、42天、3个月电话回访结果，除接种部位轻微红肿，无其他不适。复查免疫球蛋白水平无明显异常，建议按免疫程序或疫苗说明书预防接种。

（六）专家点评

本案例患儿主要的基础疾病是心律失常，曾使用治疗心律失常的药物。目前认为抗心律失常药不影响疫苗的有效性，接种疫苗不会加重心律失常。疫苗接种前要注意准确评估是否严重心律失常，以及血流动力学是否异常，疾病是否稳定。建议在药物控制病情稳定3～6个月可考虑恢复预防接种。接种期间注意监测原发病病情，即有无心律失常发作。遇到患儿病情出现反复或加重的情况，则暂缓接种疫苗。血流动力学稳定的心律失常，不论是否服用药物，可按免疫程序接种疫苗。

参考文献

[1] 中华预防医学会，中华预防医学会疫苗与免疫分会. 肺炎球菌性疾病免疫预防专家共识（2020版）[J]. 中华流行病学杂志，2020，41（12）：1945-1979.

[2] 苏州市疾病预防控制中心，上海市疾病预防控制中心，杭州市疾病预防控制中心，等. 特殊健康状态儿童预防接种专家共识之五——先天性心脏病与预防接种 [J].中国实用儿科杂志，2019，34（1）：2-4.

[3] MINGYAN L I. Reasons of the delayed vaccination, recommendations and safety of vaccination in children with congenital heart disease in Zhejiang, China [J]. Hum Vaccin Immunother, 2021: 17 (7): 2065-2071.

[4] 国家卫生健康委员会. 国家免疫规划疫苗儿童免疫程序及说明（2021版）[J]. 中国病毒病杂志，2021，11（4），241-245.

[5] 高明磊. 先天性心脏病的概述 [J].中国实用乡村医生杂志，2019，26

(1):2-4.

[6] 中华医学会儿科学分会心血管学组，中国医师协会心血管内科医师分会儿童心血管专业委员会，中华儿科杂志编辑委员会. 儿童心力衰竭诊断和治疗建议(2020年修订版)[J]. 中华儿科杂志，2021，59(2):84-94.

[7] 江载芳. 诸福棠实用儿科学[M]. 8版. 北京：人民卫生出版社，2013.

[8] MELLONE N G. Kawasaki Disease and the Use of the Rotavirus Vaccine in Children: A Systematic Review and Meta-Analysis[J]. Front Pharmacol，2019，10(3):1075.

[9] BAKER M A. Kawasaki disease and 13-valent pneumococcal conjugate vaccination among young children: A self-controlled risk interval and cohort study with null results[J]. PLoS Med，2019，16(7):e1002844.

[10] PHUONG L K. Kawasaki disease and immunisation: A systematic review[J]. Vaccine，2017，35(14):1770-1779.

[11] BURLE S. Managing risk of Reye's syndrome in children on long-term aspirin treatment[J]. Eur J Med Case Rep，2017，1(1):106.

[12] 中国疾病预防控制中心. 中国流感疫苗预防接种技术指南(2020—2021)[J].中国病毒病杂志，2020，10(6):403-416.

[13] HIRATA S. Incidence rate of recurrent Kawasaki disease and related risk factors: from the results of nationwide surveys of Kawasaki disease in Japan[J]. Acta Paediatr，2001，90(1):40-44.

[14] 王卫平. 儿科学[M]. 8版. 北京：人民卫生出版社，2013.

[15] YAJIMA T. Viral myocarditis: from the perspective of the virus[J]. Circulation，2009，119(19):2615-2624.

[16] 中华医学会儿科学分会心血管学组，中华医学会儿科学分会心血管学组心肌炎协作组，中华儿科杂志编辑委员会，等. 儿童心肌炎诊断建议(2018年版)[J].中华儿科杂志，2019，57(2):87-89.

[17] 张乾忠. 小儿严重心律失常的诊断与处理[J]. 实用儿科临床杂志，2004，10(1):916-918.

第六章

免疫性疾病

CHAPTER6

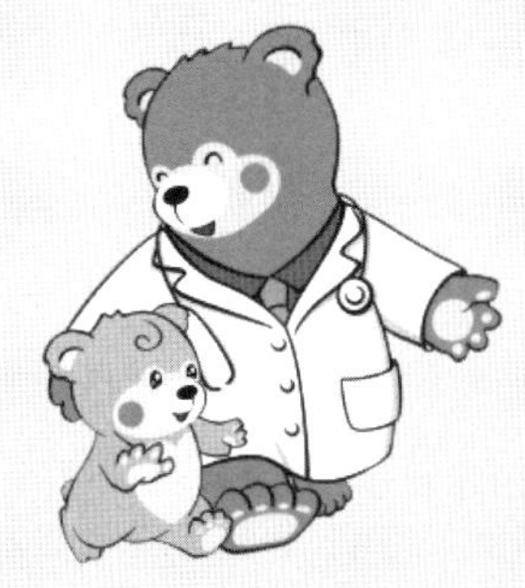

第一节 原发性免疫缺陷病

一、概述

原发性免疫缺陷病（primary immunodeficiency disease，PID）是一类因遗传因素或先天性免疫系统发育不良导致免疫系统功能障碍的异质性疾病，可累及固有免疫或适应性免疫，以单基因缺陷为主。虽然单一种类的PID多为罕见病，但400多种PID的总和是一个较庞大的群体，总发病率为1/1 000～5/1 000。2017年国际免疫学会（International Union of Immunological Societies，IUIS）公布了PID最新分类（9大类）[1]：联合免疫缺陷病、其他已明确表型的免疫缺陷综合征、抗体缺乏为主的免疫缺陷病、免疫失调病、吞噬细胞的数量和/或功能的先天性缺陷、固有免疫缺陷、自身炎症性疾病、补体缺陷、自身抗体相关的拟表型PID。较常见的是抗体缺陷为主的免疫缺陷病和联合免疫缺陷病。

PID患者发生感染后易出现并发症且抗生素的疗效差，导致较高的死亡率。因此，预防感染是PID患者管理的重要环节，而疫苗接种是预防感染的重要措施。PID多在婴幼儿时期发病，同时这个时期又是预防接种的高频次时期，认识PID与预防接种的关系对PID患者的规范管理至关重要。但研发疫苗期间，安全性和有效性测试的对象是免疫功能正常者，因此必须根据免疫缺陷情况来评估免疫缺陷患者能否安全接种。故PID患者接种疫苗前必须考虑安全性和有效性：①活疫苗是否有害？活疫苗中的感染因子会在部分PID患者中增殖，并引起播散性感染和疫苗诱发性疾病，也就是疫苗株感染。PID患儿接种减毒活疫苗发生不良反应的机会远远多于正常健康儿童。②患者能否在接种后充分应答？除重症联合免疫缺陷外，许多其他PID的免疫受损环节大多是部分性的，如某些T细胞功能受损，可能对抗体产生影响较轻，吞噬细胞和补体缺陷对T、B细胞免疫影响不大，一些抗体缺陷为主的PID对T细胞功能影响较小等。因此灭活疫苗的接种对一些PID患者还是可能产生部分的免疫预防效果的。如许多共识中都提到遗传性经典途径补体缺陷（C3、P 因子、D 因子、H因子或C5～C9）患儿，因该类疾病患儿发生侵袭性脑膜炎球菌疾病的风险较正常人高出1万倍，尤其强调要接种肺炎球菌、脑膜炎球菌、流感嗜血杆菌疫苗[2]。

只要能够在接种后应答，推荐PID患者每年接种流感病毒裂解疫苗。强烈推荐慢性肉芽肿病患者接种流感疫苗，因为流感在此类患者中与继发性严重细菌感染密切相关[3]。患者存在联合免疫缺陷、抗体缺乏、补体缺乏或吞噬细胞疾病，且未接受免疫球蛋白治疗，推荐接种肺炎球菌疫苗。IL-1受体相关激酶4缺乏或髓样分化初级反应基因88缺陷的患者尤其易感侵袭性肺炎球菌病，因此应接种疫苗。补体缺乏和联合免疫缺陷的患者应接种脑膜炎球菌疫苗。若患者的荚膜细菌感染风险增加且尚未接种，应在5岁后接种一剂B型流感嗜血杆菌（Hib）结合疫苗[4]。

二、临床表现

抗感染功能低下，反复、严重、持久、难治的感染；特殊病原微生物的感染；发生自身免疫性疾病；发生过敏症和某些恶性肿瘤。

三、诊断要点

（一）感染病史

包括严重危及生命的感染（如脓毒血症、深部脓肿、重症肺炎、中枢神经系统感染、皮肤感染等）、特殊病原微生物感染（如反复鹅口疮、皮肤真菌感染、BCG感染、单纯疱疹病毒性脑炎、严重EB病毒感染等）、反复感染（如反复化脓性中耳炎、肺炎、持续或反复腹泻、口腔溃疡、肛周脓肿，比同年龄儿童发作频繁），常规治疗效果不佳。

（二）家族史

可疑PID家族史家族中有PID患者或类似症状者，或家族成员中有出生后因感染早期夭折者，均应注意存在PID的可能。

（三）实验室检查

1. 血常规　可出现各种免疫细胞数值的异常。

2. 血清免疫球蛋白定量检测　可发现某种（些）免疫球蛋白的减少或异常增多。

3. 流式细胞术　可能存在T细胞、B细胞、自然杀伤淋巴细胞亚群的绝对计数和相对比例异常。

（四）其他信息

如胸腺缺如或者发育不良，血小板不明原因持续或反复减少；慢性腹泻、吸收不良；脐带脱落延迟（>4周），乳牙脱落延迟，体重不增或消瘦，进行性发育迟缓；难治性阻塞性肺部疾病，严重湿疹或皮炎，伤口愈合不良，瘢痕；反复发热；等等。

四、接种建议

PID患者原则上可接种非活疫苗，与免疫功能正常者通常具有同样的安全性；然而，疫苗对PID患者的免疫保护强度和持久性会降低。PID患儿是否可接种活疫苗，需根据不同的PID种类决定。PID患儿家庭成员和/或密切接触者可常规接种所有非活疫苗和除口服减毒活疫苗、流感病毒活疫苗、天花疫苗外的减毒活疫苗[5]。

（一）联合免疫缺陷（combined immunodeficiency，CID）

1. 疾病概况

CID是指T细胞和B细胞功能联合缺陷引起的PID。CID患儿的细胞免疫反应和抗体的产生均有严重缺陷。根据病情轻重分为重症联合免疫缺陷（severe combined immunodeficiency，SCID）和临床症状轻于SCID的CID两大类。

2. 接种建议

（1）可以接种：CID患儿可接种任何非活疫苗，只要理论上可能起效，CID患者就可按常规计划接种非活疫苗。但从疫苗的有效性方面考虑，SCID患者接种非活疫苗不太可能有效，因此基本没有意义。

（2）推迟接种：①静脉用免疫球蛋白（intravenous immune globulin，IVIG）

治疗。CID患者注射IVIG后，可获得一般人群中最常用疫苗的抗体并达到保护性滴度，如麻腮风、水痘、肺炎球菌、流感嗜血杆菌、脑膜炎球菌抗体。同时免疫球蛋白中的抗体可能使减毒活疫苗失活，干扰麻腮风及水痘等活疫苗的应答，因此需暂缓接种这些疫苗。一般在停用免疫球蛋白3～11个月后接种，具体时间取决于使用免疫球蛋白的剂量。然而，流感病毒的抗原性漂移和转换会阻碍群体免疫的形成，同时免疫球蛋白中的循环流感致病株抗体水平较低，故即使使用IVIG也应照常接种灭活流感疫苗[4]。②干细胞移植（hematopoietic cell transplantation，HCT）。SCID患儿干细胞移植后应推迟接种所有疫苗，SCID患儿恢复免疫接种应在干细胞移植治疗成功，并已停止对移植物抗宿主病治疗1年后。HCT后24个月内严禁接种大多数病毒活疫苗。但对于无活动性移植物抗宿主病（graft versus host disease，GVHD）且没有在使用免疫抑制剂的患者，HCT后24个月可以在评估免疫功能后谨慎接种某些减毒活疫苗，如麻腮风联合减毒活疫苗。

（3）不宜接种：CID患儿禁忌接种各类减毒活疫苗（病毒和细菌），如卡介苗（BCG）、口服脊髓灰质炎减毒活疫苗（OPV）、麻疹疫苗、风疹疫苗、腮腺炎疫苗、水痘疫苗、甲肝减毒活疫苗、乙脑减毒活疫苗、口服轮状病毒（减毒）活疫苗、鼻腔喷雾式的减毒活流感疫苗（LAIV）等。

（二）抗体为主的免疫缺陷

1．疾病概况

抗体为主的免疫缺陷是指由于B细胞发育障碍引起的PID，占所有PID的1/3～1/2。重度PID包括：X连锁（或常染色体隐性）无γ球蛋白血症和普通变异型免疫缺陷病。轻度PID表现为较轻的抗体缺乏，如症状性IgA或IgG亚型缺乏或特异性抗体缺乏。婴儿期最常见的抗体缺陷为生理性低丙种球蛋白血症（≤6个月）、婴儿期一过性低丙种球蛋白血症（6月龄后，通常不超过6岁）、选择性抗体缺陷（＞2岁）和选择性IgA缺陷。幼儿中最常见的抗体缺陷是特异性抗体缺陷、选择性IgA缺陷和IgG亚类缺陷。测定血清免疫球蛋白水平的方法有很多，不同实验室使用的检测仪器也不同。因此，在进行比较时必须使用经过年龄校正的正常参考范围。低丙种球蛋白血症定义为IgG比正常值低2个标准差，IgG<100mg/dL则通常认为是无丙种球蛋白血症。

2. 接种建议

（1）可以接种：非活疫苗，但免疫效果会受到一定影响，尤其是重度抗体缺陷患者接种后很难产生有效的免疫应答。IgA缺乏或特异性多糖抗体缺陷患儿，应该按时接种除肠道口服活疫苗［OPV、轮状病毒疫苗（RV）］、卡介苗或黄热病疫苗外的常规免疫规划疫苗。

（2）推迟接种：规则使用免疫球蛋白替代治疗时除了灭活流感疫苗，应推迟接种其他非活疫苗。

（3）不宜接种：重度抗体缺陷禁忌接种所有减毒活疫苗（包括细菌性和病毒性）。轻度抗体缺陷如症状性IgA或IgG亚型缺乏或特异性抗体缺乏，则不应接种肠道口服活疫苗（OPV、RV）、卡介苗或黄热病疫苗。

（三）其他已明确的免疫缺陷综合征

1. 疾病概况

一类已明确定义的免疫缺陷综合征，主要包括湿疹血小板减少伴免疫缺陷综合征（Wiskott-Aldrich syndrome，WAS）、DiGeorge综合征（DiGeorge syndrome，DGS）、共济失调性毛细血管扩张（ataxia-telangiectasia，AT）等，以影响T细胞和/或B细胞功能为主。

2. 接种建议

（1）可以接种：非活疫苗。胸腺发育不全者应评估其淋巴细胞亚群及增殖试验，决定是否接种减毒活疫苗：$CD3^+$ T≥500个/mm^3、$CD8^+$ T≥200个/mm^3和增殖试验正常者应接种麻腮风联合减毒活疫苗。

（2）推迟接种：规则使用免疫球蛋白替代治疗时除了灭活流感疫苗，应推迟接种其他非活疫苗。

（3）不宜接种：胸腺发育不全者$CD3^+$ T细胞＜500个/mm^3，以及细胞免疫缺陷病例均禁忌接种减毒活疫苗。

（四）免疫失调性疾病

1. 疾病概况　该类免疫缺陷病包括家族性噬血淋巴组织细胞增生症、淋巴增殖性疾病、调节性T细胞功能异常相关性疾病、不伴淋巴细胞增生的自身免疫性疾病、自身免疫性淋巴细胞增生综合征、合并结肠炎的免疫失调性疾病、易感EB病毒和淋巴增殖病七大类，主要为免疫失调所致。

2. 接种建议

（1）可以接种：非活疫苗。

（2）推迟接种：规则使用免疫球蛋白替代治疗时除了灭活流感疫苗，应推迟接种其他非活疫苗。

（3）不宜接种：减毒活疫苗，尤其是X连锁淋巴增殖综合征（XLP）和家族性嗜血细胞综合征患儿。

（五）先天性吞噬细胞数量和/或功能缺陷

1. 疾病概况

指吞噬细胞数量和/或功能缺陷的一类疾病，尤其是中性粒细胞数量和/或功能缺陷。包括先天性中性粒细胞减少症、慢性肉芽肿病、白细胞黏附缺陷，以及髓过氧化物酶缺乏。吞噬细胞功能障碍导致患者容易感染，可以是轻度的反复皮肤感染，也可以是凶险的致命性全身感染。多数患者更易发生细菌和真菌感染，但对病毒感染的抵抗力正常，但白细胞黏附分子缺陷（LAD）和Chediak-Higashi综合征（CHS）存在一定程度的病毒应答缺陷。吞噬细胞功能缺陷的特征表现是复发性重度真菌感染［如假丝酵母菌（candida）和曲霉菌（aspergillus）］和细菌［如金黄色葡萄球菌（staphylococcus aureus）、铜绿假单胞菌（pseudomonas aeruginosa）、星形诺卡菌（nocardia asteroides）和伤寒沙门菌（salmonella typhi）］。患者对非结核分枝杆菌（nontuberculous mycobacteria，NTM）的反应也可能异常，尤其是慢性肉芽肿病（chronic granulomatous disease，CGD）患者。最常见的感染部位是呼吸道、淋巴结和皮肤，也可见组织和器官脓肿。其他常见表现包括伤口愈合异常、皮炎/湿疹和口炎，许多患者有生长障碍。其他表现为每种疾病所特有，包括CGD的肉芽肿形成或炎症性肠病，某些Barth综合征、雌酮相互作用蛋白1（folliculin-interacting protein 1，FNIP1）缺乏症和葡萄糖-6-磷酸酶催化亚基3（glucose-6-phosphatase catalytic subunit，G6PC3）缺陷患者的心脏疾病/缺陷，以及Cohen综合征的精神运动性迟滞和小头畸形。大多数原发性吞噬细胞病是在婴儿期因感染严重或微生物引起的不寻常表现而得到诊断，但有些到成年期才得到诊断。

2. 接种建议

（1）可以接种：非活疫苗。吞噬细胞缺陷患者多数可安全接种活病毒疫苗，只有白细胞黏附缺陷和细胞毒颗粒缺陷患者例外，因为其可能存在一定的病毒应答缺陷。慢性肉芽肿病（chronic granulomatous disease，CGD）和粒细胞缺乏可接种病毒类减毒活疫苗，如麻腮风联合减毒活疫苗（MMR）、口服脊髓灰质炎减毒活疫苗（OPV）、轮状病毒减毒活疫苗（ORV）、水痘减毒活疫苗等减毒活疫苗。强烈推荐慢性肉芽肿病患者接种流感疫苗，因为流感在此类患者中与继发性严重细菌感染密切相关[3]。

（2）推迟接种：患者在合并感染、接受免疫球蛋白治疗或接受干细胞移植后应推迟接种。

（3）不宜接种：细菌类减毒活疫苗，如接种BCG可导致卡介菌病发生。白细胞黏附分子缺陷（leukocyte adhesion deficiency，LAD）和Chediak-Higashi综合征（Chediak-Higashi syndrome，CHS）存在病毒应答缺陷应同时避免接种病毒类减毒活疫苗。重度中性粒细胞减少（中性粒细胞绝对计数 $<0.5\times10^9/L$）期间不应接种疫苗，以避免诱发急性发热性中性粒细胞减少。

（六）固有免疫缺陷

1. 疾病概况

指固有免疫系统的细胞或分子缺陷导致的一类疾病，包括孟德尔遗传的分枝杆菌易感性疾病（Mendelian susceptibility to mycobacterial disease，MSMD）、疣状表皮发育不良、严重病毒易感性疾病、侵袭性真菌易感性疾病、皮肤黏膜白色念珠菌病等。固有免疫缺陷的患儿对分枝杆菌易感，干扰素产生缺陷可导致机体抗病毒能力缺陷。

2. 接种建议

（1）可以接种：非活疫苗。

（2）推迟接种：合并疫苗接种一般禁忌证应推迟接种所有疫苗，规则使用免疫球蛋白替代治疗时除了灭活流感疫苗，应推迟接种其他非活疫苗。

（3）不宜接种：存在和侵袭性细菌感染有关的固有免疫缺陷时，患者不应接种活细菌疫苗，如沙门菌疫苗。这类疾病包括：IL-12/IFN-γ轴缺陷、核因子κB基本调制器（nuclear factor-kappa B essential modulator，NEMO）缺乏，以及GATA2缺乏。存在和严重病毒感染有关的固有免疫缺陷时，患者不应接种活病毒疫苗，如1型IFN信号传导缺陷，包括信号转导和转录激活蛋白1缺陷等。易感分枝杆菌的患者（上述所有疾病）不应接种卡介苗。表现为联合免疫缺陷的NF-κB通路障碍是所有活病毒和细菌疫苗的禁忌证。

（七）补体缺陷

1. 疾病概况

指一类补体成分（经典途径和旁路途径）缺陷导致的PID。补体系统是固有免疫的重要组成部分，顾名思义也是对抗体触发反应的一种补充。该系统包括近60种血浆蛋白和膜蛋白，形成了3种既彼此独立，又相互交叉的激活途径，以及一个共同的终末级联裂解反应，同时构成了一个由调节因子与受体组成的复杂网络。补体缺陷可导致患者容易发生感染或自身免疫，二者存在部分重叠。患者可表现为白细胞计数、免疫球蛋白水平及特异性抗体反应均正常的患者出现反复和无法解释的化脓性感染；发生于任何年龄的复发性奈瑟菌感染；多个家庭成员出现过奈瑟菌感染。补体缺陷的初步筛查试验是血清总补体活性测定（total complement hemolysis test），即50%溶血试验（50% complement hemolysis，CH50），能评估经典通路的功能，并且广泛普及。

2. 接种建议

（1）可以接种：补体缺陷患儿对所有常规疫苗的接种没有禁忌。遗传性经典途径补体（C3、备解素、D因子、H因子或C5~C9）缺陷者发生侵袭性脑膜炎球菌疾病的风险较正常人高出1万倍，应强调接种肺炎球菌、脑膜炎球菌、流感嗜血杆菌疫苗。

（2）推迟接种：合并感染或使用免疫球蛋白应推迟接种。

（3）不宜接种：国外学者认为补体缺陷患者接种流感减毒活疫苗没有益处，很可能有害，故不建议接种[6]。

（八）自身炎性反应性疾病

1. 疾病概况

自身炎症性疾病包括一系列疾病，其特征是在没有抗原刺激自身免疫的情况下出现炎症途径的异常激活。因此，通常认为这些疾病可能是固有免疫的原发性疾病，但与获得性免疫相关的细胞（如淋巴细胞）也可能导致自身炎症。因此，这些疾病通常与缺乏自身抗体或MHC相关，男女发病率相近。通常情况下，周期性发热是常见的首发表现。当患者出现无法用其他原因解释（如感染或恶性肿瘤）的反复发作性或持续性炎症时，应怀疑是自身炎症性疾病。然而，自身炎症性疾病的范围在不断扩大，目前包括了可能不存在反复发热的疾病，临床表现可能包括发热、皮疹、浆膜炎（胸膜炎或腹膜炎）、关节炎、脑膜炎和葡萄膜炎；也可能发生淋巴结肿大和脾肿大，病程较长的病例可能伴有继发性［淀粉样蛋白A（amyloid A，AA）］淀粉样变性。随着识别的自身炎症性疾病范围不断扩大，也认识到了其他疾病特征，包括小肠结肠炎、血管炎性皮疹、基底节钙化、脑卒中（包括脑血管出血）及间质性肺疾病。大多数患者在儿童期首次发病，但也可在成年期首次出现较轻微或非典型疾病。

2. 接种建议

该类疾病尚缺少预防接种的证据，遵循PID的接种原则。

（九）拟表型 PID

1. 疾病概况

“拟表型”是指获得性体细胞突变或自身免疫问题导致的表型，其会模拟遗传性种系突变。“免疫出生错误拟表型”的一类疾病包括：体细胞基因突变引起的疾病，以及不同细胞因子、细胞表面糖蛋白或补体因子的自身抗体所致疾病。抗细胞因子自身抗体导致的免疫缺陷状态可类似于该通路的遗传性缺陷。

2. 接种建议

与固有免疫缺陷一样，和这些疾病有关的感染多变，相关疫苗接种的注意事项相似。例如，存在抗IFN-γ自身抗体的患者与孟德尔遗传易感性分枝杆菌病患者相似，不应接种活细菌疫苗（卡介苗或沙门菌疫苗）。有抗1型IFN自身抗体的患者不应接种活病毒疫苗。原发性免疫缺陷病预防接种建议见表6-1。美国CDC原发性免疫缺陷病的免疫接种建议见表6-2。

表6-1　原发性免疫缺陷病预防接种建议

<table>
<tr><th>原发性免疫缺陷病种类</th><th>禁忌</th><th>疾病风险高，建议接种</th></tr>
<tr><td>T/B淋巴细胞联合免疫缺陷</td><td>所有活疫苗</td><td>麻腮疫苗（$CD4^+$ T淋巴细胞＞400个/mm^3）、肺炎链球菌疫苗、b型流感嗜血杆菌疫苗、流感灭活疫苗</td></tr>
<tr><td>抗体为主的缺陷</td><td></td><td></td></tr>
<tr><td>主要抗体缺乏（所有Ig或IgG严重降低）</td><td>所有活疫苗</td><td rowspan="2">肺炎链球菌疫苗、b型流感嗜血杆菌疫苗、流感灭活疫苗</td></tr>
<tr><td>次要抗体缺乏（非IgG抗体缺陷，包括IgG亚类缺陷、特异性抗体缺陷和婴儿暂时性低丙种球蛋白血症）</td><td>IgA缺乏患儿不建议接种口服类减毒活疫苗如：口服脊髓灰质炎减毒活疫苗（OPV）、轮状病毒减毒活疫苗（ORV）</td></tr>
<tr><td>先天性吞噬细胞数量和/或功能缺陷</td><td>细菌类活疫苗</td><td>肺炎链球菌疫苗、b型流感嗜血杆菌疫苗、流感灭活疫苗</td></tr>
<tr><td>固有免疫缺陷</td><td>所有活疫苗</td><td></td></tr>
<tr><td>补体缺陷</td><td>无</td><td>肺炎链球菌疫苗；原发性补体缺陷建议接种b型流感嗜血杆菌疫苗；遗传性经典补体缺陷（C3、备解素、D因子、H因子或C5～C9）建议对6、9月龄婴儿分别接种2个剂量的流脑A疫苗，并于3岁加强1剂流脑A+C疫苗，以后每5年加强1次</td></tr>
</table>

注：正规接受静脉免疫球蛋白治疗的患儿不需要接种疫苗，卡介苗除外；注射免疫球蛋白后，患者应可获得一般人群中最常用疫苗（如麻疹-腮腺炎-风疹-水痘）的抗体并达到保护性滴度，这至少能在一定程度上抵抗相关疾病。免疫球蛋白包含达到保护性滴度的肺炎球菌和Hib抗体，以及滴度不一的脑膜炎球菌抗体

（但通常具有保护性）。但其中的循环流感致病株抗体水平较低，因为流感病毒的抗原性漂移和转换足以阻止群体免疫形成，所以必须每年接种。若接受维持性免疫球蛋白治疗的免疫缺陷患者暴露于推荐使用“超免疫”免疫球蛋白的疾病（如狂犬病、乙型肝炎、破伤风），那就应接受推荐剂量的病原体特异性免疫球蛋白，因为标准免疫球蛋白制剂没有针对这些病原体的抗体，或者抗体水平不一。体液免疫缺陷（如X连锁无丙种球蛋白血症、普通变异性免疫缺陷病、严重联合免疫缺陷病等）接种后保护效果欠佳。

表6-2　美国CDC原发性免疫缺陷病的免疫接种建议

疫苗	联合免疫缺陷		抗体缺陷		IgG治疗		免疫失调性疾病	吞噬细胞异常		固有免疫缺陷			自身炎症性疾病	补体缺陷	拟表型	免疫抵制
	重度	非重度*	重度	非重度	替代治疗	免疫调节		CGD和中性粒细胞减少	LAD和细胞毒性颗粒缺陷	侵袭性细菌感染	侵袭性病毒感染	分枝杆菌感染				
灭活/亚单位																
吸附无细胞百白破联合疫苗（DTaP）	B	A	B	A	B	B	A	A	A	A	A	A	A	A	A	B
甲型肝炎灭活疫苗（HAV）	B	A	B	A	B	A	A	A	A	A	A	A	A	A	A	B
乙肝疫苗（HBV）	B	A	B	A	B	B	A	A	A	A	A	A	A	A	A	B
流感嗜血杆菌（HIB）	B	A	B	A	B	A	A	A	A	E	A	A	A	E	AΔ	B
人乳头瘤病毒疫苗（HPV）	B	A	A	A	A	A	A	A	A	A	A	A	A	A	A	B

（续表）

疫苗	联合免疫缺陷		抗体缺陷		IgG治疗		免疫失调性疾病	吞噬细胞异常		固有免疫缺陷			自身炎症性疾病	补体缺陷	拟表型	免疫抑制
	重度	非重度*	重度	非重度	替代治疗	免疫调节		CGD和中性粒细胞减少	LAD和细胞毒性颗粒缺陷	侵袭性细菌感染	侵袭性病毒感染	分枝杆菌感染				
流感疫苗（IM/SC）	B	A	A	A	A	A	A	E	A	A	A	A	A	A	A	A
ACYW135群脑膜炎球菌多糖结合疫苗	B	A	B	A	A	A	A	A	A	E	A	A	A	E	AΔ	B
B群脑膜炎球菌多糖疫苗	B	A	B	A	A	A	A	A	A	E	A	A	A	E	AΔ	B
13价肺炎球菌多糖结合疫苗	B	A	B	A	B	A	A	A	A	E	A	A	A	E	AΔ	B
23价肺炎球菌多糖疫苗	B	A	B	A	B	A	A	A	A	E	A	A	A	E	AΔ	B
脊髓灰质炎灭活疫苗（IM）	B	A	B	A	B	B	A	A	A	A	A	A	A	A	A	B
炭疽	B	A	A	A	A	A	A	A	A	A	A	A	A	A	A	A
乙脑灭活疫苗（JE）	B	A	B	A	B	A	A	A	A	A	A	A	A	A	A	B
伤寒疫苗（IM）	B	A	B	A	B	A	A	A	A	A	A	A	A	A	A	B
狂犬病灭活疫苗◊	B	A	A	A	A	A	A	A	A	A	A	A	A	A	A	A

（续表）

疫苗	联合免疫缺陷		抗体缺陷		IgG治疗		免疫失调性疾病	吞噬细胞异常		固有免疫缺陷			自身炎症性疾病	补体缺陷	拟表型	免疫抑制
	重度	非重度*	重度	非重度	替代治疗	免疫调节		CGD和中性粒细胞减少	LAD和细胞毒性颗粒缺陷	侵袭性细菌感染	侵袭性病毒感染	分枝杆菌感染				
重组带状疱疹疫苗§	B	A	B	A	B	B	A	A	A	A	A	A	A	A	A	B
减毒活疫苗																
流感病毒减毒活疫苗	C	C	C	C	C	A	C	C	C	C	C	C	C	C	C¥	C
麻腮风联合减毒活疫苗（MMR）	C	D	C	D	C	B	A	A	C	A	C	A	A	A	D¥	C
口服脊髓灰质炎减毒活疫苗	C	C	C	C	C	A	A	A	C	A	C	A	A	A	D¥	C
轮状病毒减毒活疫苗	C	C	C	D	C	A	A	A	C	A	C	A	A	A	D¥	C
水痘减毒活疫苗	C	D	C	D	C	B	A	A	C	A	C	A	A	A	D¥	C
带状疱疹疫苗	C	D	C	D	C	B	A	A	C	A	C	A	A	A	D¥	C
腺病毒疫苗	C	C	C	C	C	D	C	C	C	C	C	C	C	C	C¥	C
天花疫苗‡	C	C	C	D	C	A	A	A	C	A	C	A	A	A	D¥	C
伤寒疫苗	C	C	C	C	C	C	C	C	C	C	C	C	C	C	C¥	C
黄热病疫苗	C	C	C	C	C	D	D	A	C	A	C	A	A	A	D¥	C
卡介苗（BCG）	C	C	D	D	D	D	D	C	C	D	D	C	A	A	D¥	C

A：没有伤害的可能性；可获益；根据免疫规划正常接种。
B：没有伤害的可能性；不能获益；不推荐。
C：损害的可能性（重大）；不能获益；不推荐。
D：伤害可能性（小）；可能受益；推荐接种。
E：根据治疗益处推荐给药。
IgG：免疫球蛋白G；CGD：慢性肉芽肿性疾病；LAD：白细胞黏附缺陷；DTaP：白喉、破伤风类毒素和无细胞百日咳疫苗；HAV：甲型肝炎病毒；HBV：乙型肝炎病毒；HIB：B型流感嗜血杆菌；HPV：人乳头状瘤病毒；IM：肌注；SC：皮下；JE：日本脑炎；MMR：麻腮风联合减毒活疫苗；BCG：卡介苗；MMRV：麻腮风水痘联合减毒活疫苗（备注：目前国内没有这款疫苗）。
*部分缺陷患者（如大多数的DiGeorge综合征、高免疫球蛋白M综合征、Wiskott-Aldrich综合征等）。$CD3^+$ T淋巴细胞≥500/mm^3，$CD8^+$ T淋巴细胞≥200/mm^3，有丝分裂原应答正常的患者应接种MMR和水痘疫苗（但不接种MMRV）。
Δ接受eculizumab的非典型溶血性尿毒症综合征患者应接受与原发性补体缺乏症和无脾症患者相同的肺炎球菌、HIB和脑膜炎球菌疫苗接种计划。
◊所有患者均应接种狂犬病疫苗，免疫抑制严重的患者应接受抗体反应评估。
§活体带状疱疹疫苗在美国不再可用。
¥对干扰素自身抗体导致分枝杆菌病孟德尔易感性的患者不应接种细菌活疫苗。对1型干扰素有自身抗体的患者不应接受活病毒疫苗。
‡如有需要，这些建议适用于暴露前；在环境暴露后没有绝对的天花疫苗禁忌证。

五、随访方案

（1）PID患者保护性抗体水平可能会随时间推移而显著降低，削弱保护效力，因此需要定期（每6～12个月）评估抗体滴度，并且可能需要再次免疫[7]。

（2）免疫功能的评估时间：小婴儿只能产生少量IgG，婴儿期早期的IgG大多来自母体，因此对于新生儿/小婴儿，定量测定免疫球蛋白水平（IgG、IgA、IgM和IgE）的参考价值较小。因此，IgG水平低可能是由其他因素导致，而不是婴儿自身生成量少的问题。同样，因为母体抗体的存在造成结果难以解读，7月龄以下婴儿通常不检测疫苗抗体滴度。母体IgG在出生时存在并在数月内逐渐消失（IgG的半衰期约为30日），同时婴儿的B细胞逐渐成熟成为能够合成Ig的浆细胞。这将导致婴儿期生理性低丙种球蛋白血症，在

3～6月龄时IgG水平＜400mg/dL。尽管母乳喂养的婴儿从母乳中能够获得局部分泌型IgA，但按成人标准，婴儿的IgM和IgA水平也低。新生儿期低丙种球蛋白血症婴儿，特别是早产儿，6月龄后可能仍会出现暂时性低丙种球蛋白血症。故通常建议至少6月龄后再行Ig水平的测定以评估免疫功能。

（3）免疫缺陷婴儿的识别：新生儿即使存在PID，也很难表现出来，经典免疫缺陷病中重症联合免疫缺陷病多在生后6个月内出现症状，一些吞噬细胞缺陷、孟德尔遗传结核分枝杆菌易感免疫缺陷的PID等患儿多数在1岁内出现症状，这些患儿新生儿期大部分并无临床表现。如婴儿有以下病史或临床表现应警惕免疫缺陷的可能：免疫缺陷或早期死亡的家族史，近亲结婚，母体感染（慢性、急性、围产期）、高血压、自身免疫性疾病、免疫缺陷、免疫抑制剂，胎儿未成熟、感染、解剖异常；婴儿任何部位的感染、生长迟滞、慢性腹泻、心肺疾病（低氧饱和度）、黏膜异常（如反复鹅口疮、口疮和溃疡）、皮疹、色素异常或脱发、淤点、黑便、出血、淋巴结肿大和/或肝脾肿大、综合征样外观（异常的面容或体型）、腹部膨隆、新生儿手术、脐带脱落延迟、活疫苗引发的感染（如RV、BCG、OPV）。

六、家庭接触者的随访

免疫功能受损患者的健康家庭接触者（healthy household contact，HHC）都应根据常规安排接种所有非活疫苗。除口服类减毒活疫苗（OPV、ORV等）、流感病毒活疫苗和天花疫苗，HHC可安全接种其他病毒和细菌活疫苗（注射类），目前没有证据表明这会增加感染传播给免疫缺陷接触者的风险。HHC接种MMR和水痘疫苗后，接种者不会明显排出病毒。但若HHC在接种水痘疫苗后出现皮疹，那就应将免疫功能受损患者与该HHC隔离，并为免疫功能低下患者注射带状疱疹免疫球蛋白。为接种疫苗的婴儿更换尿布后应勤洗手，以尽量减少轮状病毒传播。推荐HHC接种流感病毒裂解疫苗（优于流感病毒活疫苗）。HHC不应接种OPV、RV，因为有可能会粪口传播，天花疫苗也不能接种。

七、病例解析

（一）病史

【现病史】患儿，女，3岁1个月。因“染色体病（velocardiofacial syndrome/DiGeorge综合征），咨询接种”于2021-04-06来医院就诊。患儿出生后因早产儿、极低出生体重儿、新生儿坏死性小肠结肠炎、真菌性败血症、贫血、室间隔缺损、先天性喉喘鸣、染色体异常（22q11.2微缺失综合征）在当地医院住院治疗69天确诊染色体病（velocardiofacial syndrome/DiGeorge综合征）。出院后因喂养困难、发育迟缓、呼吸道感染多次在医院消化科、内分泌科、神经康复科、呼吸科门诊就诊治疗。现患儿会独走，会跑跳，会听指令，能说短句。胃纳差，睡眠及大小便未见异常。出生后仅接种乙肝疫苗2剂，吸附无细胞百白破联合疫苗1剂，百白破疫苗1剂，无不良反应。

【体格检查】体温36.5℃，心率90次/min，呼吸20次/min，体重8.85kg，身长80.3cm。发育落后，营养不良貌，自动体位，精神反应好。皮肤黏膜稍苍白，全身无皮疹。呼吸平稳，无气促、发绀，双肺呼吸音清，无啰音。心音有力，律齐，无杂音。腹软，无压痛，未扪及包块，肠鸣音正常。四肢肌力Ⅴ级，肌张力正常。脑膜刺激征阴性，病理反射未引出。肢端暖，CRT 1s。

【个人史】第一胎，第一产（G1P1），35^{+1}周顺产出生。2017-12-07出生，出生时体重1.49kg，身长39cm，出生时Apgar评分不详，否认出生窒息缺氧病史。出生后因早产儿、极低出生体重儿、新生儿坏死性小肠结肠炎、真菌性败血症、贫血、室间隔缺损、先天性喉喘鸣、染色体异常（22q11.2微缺失综合征）在当地医院住院治疗69天确诊染色体病（velocardiofacial syndrome/DiGeorge综合征）。出生后喂养困难，以配方粉为主喂养，奶量少，6个月后添加辅食，但胃纳差，食量少，体格及精神运动发育均明显落后。间断补充维生素D。父亲及母亲否认药物、食物过敏史，否认过敏性疾病病史，否认地中海贫血病史及家族史，否认传染病史及家族史。

（二）初步评估

1. 基础疾病　染色体病（velocardiofacial syndrome/DiGeorge综合

征）；室间隔缺损。

2. 免疫功能　2018-01-12（1月龄）免疫球蛋白水平：IgG 4.93g/L、IgM 0.42g/L、IgA 0.10g/L、IgE＜5IU/ML。

3. 脏器功能　2018-09-19心脏彩超提示：卵圆孔未闭，室间隔缺损已闭合；2020-02-10（3岁）生化检查：ALT、AST、CK、CK-MB、Cr、BUN均正常。

4. 特殊用药　无。

（三）完善检查结果

2021-04-22 我院血常规大致正常。

与患儿家长充分沟通后，家长表示待完成非活疫苗的接种后，再行多学科会诊及免疫功能的评估，故其他检查暂未开展。

（四）评估建议

不建议接种减毒活疫苗，其余疫苗按免疫程序或疫苗说明书正常接种；建议完善免疫功能检查并多学科会诊（内分泌、免疫等）后，再评估是否接种减毒活疫苗。

（五）随访事项

（1）按基础疾病专科要求专科随诊基础疾病，如有病情变化暂停免疫接种，重新评估。

（2）由于该患儿发生侵袭性感染的风险更高，推荐接种肺炎球菌多糖结合疫苗、脑膜炎球菌疫苗、流感灭活疫苗。

（3）建议患儿的健康家庭接触者（healthy household contact，HHC）根据常规安排接种所有非活疫苗。

（4）因为DGS患者保护性抗体的长期有效性可能会降低，所以需要定期（每6～12个月）评估抗体滴度，并且可能需要再次免疫。

（5）由于对年龄超过1岁且满足下列所有条件的患者可以安全地接种活疫苗：①存在对非活疫苗抗原的抗体。②存在对有丝分裂原和回忆抗原（即破伤风类毒素）正常或接近正常的增殖反应。③$CD8^+$ T细胞计数>200个/mm^3。④$CD4^+$ T细胞计数>500个/mm^3。故建议患儿完成免疫功能的评估并根据实验结果考虑接种减毒活疫苗。

（六）专家点评

DiGeorge综合征（DiGeorge syndrome，DGS）是一组与咽囊系统发育缺陷有关的体征和症状，大多数病例由22q11.2杂合性染色体缺失所致。DGS典型三联征表现为心脏锥干畸形、胸腺发育不全和低钙血症（由甲状旁腺发育不全造成），是原发性免疫缺陷病中已明确的免疫缺陷综合征之一。DGS患者的胸腺发育不全会导致一系列T细胞缺乏，完全型DGS患者胸腺完全缺失，是严重的联合免疫缺陷，若未及时接受胸腺或骨髓移植治疗会夭折。本例患儿属于部分型DGS，T细胞有一定的数量及功能，B细胞功能可能正常或轻度异常，故临床上未表现为严重致死性的感染。根据PID分类接种建议，患儿病情稳定未合并一般接种禁忌证的情况下可按国家免疫规划或疫苗说明书接种非活疫苗。由于患儿免疫功能缺陷，接种减毒活疫苗后发生感染的风险较正常儿童增加，需谨慎决定。应与家长充分沟通，知情同意的情况下由涉及该疾病的多学科（内分泌、免疫、儿童保健科）会诊并完善相关检查（特别是免疫功能的评估）后，共同制定减毒活疫苗的接种方案。

第二节
人类免疫缺陷病毒感染

一、概述

在2018年，160 000例15岁以下儿童新发人类免疫缺陷病毒（human immunodeficiency virus，HIV）感染，使全球携带HIV或有获得性免疫缺陷综合征（acquired immunodeficiency syndrome，AIDS）（又称艾滋病）的儿童总数达到170万例。消除儿童HIV感染已取得显著进展，但儿童HIV感染及AIDS的全球负担仍是医护人员共同面临的难题，特别是在发展中国家。感染HIV会损害免疫功能状态，是多种感染造成并发症和死亡的危险因素，而这些感染通常可通过免疫接种预防。许多因素促成了HIV感染者的“净免疫抑制状态”，包括细胞介导免疫缺陷、B细胞功能障碍和体液免疫应答不佳[8]。若不进行有效治疗，免疫功能受损会持续进展。而抗逆转录病毒治疗（antiretroviral therapy，ART）有效者的$CD4^+$细胞数量会大幅增加，并且免疫功能改善。尽管疫苗效力在疾病晚期常会受损，但在HIV感染后早期或在ART实现病毒抑制和免疫重建后接种疫苗可获得充分应答[9]。疫苗安全性也引发了关注，包括激活免疫系统的风险及增加HIV复制和促进HIV感染的可能性。但小于2岁的HIV感染患儿接种疫苗后可产生较好的体液和细胞免疫，2岁后免疫反应下降，所以HIV感染母亲所生新生儿应尽早接种疫苗，接种疫苗利大于弊。对于HIV感染母亲所生儿童的HIV感染状况分3种。①HIV感染儿童：任何时间点的病毒学核酸检测（nucleic acid test，NAT）结果为阳性且通过至少1次重复HIV DNA或核糖核酸（ribonucleic acid，RNA）的病毒学NAT确认，则可确诊婴幼儿HIV感染。②HIV未感染儿童：在非母乳喂养婴儿中确定性排除HIV感染的依据包括2次或以上NAT结果为阴性（1次在≥1月龄时检测，1次在≥4月时检测），或者≥6月龄时获取的不同样本的抗体检测出现2次阴性结果。一些专家推荐在12～18月龄时进行随访抗体检测，以证实母源性抗体清除和确认儿童的HIV阴性状态。③HIV感染状况不详儿童：若HIV暴露婴儿既不符合存在HIV感染的标准，又不符合排除HIV感染的标准，则将其归类为HIV状态不明确。这包括连推定未感染的最低标准都不符合的婴儿，最低标准例如4周龄时有1次阴性检测结果。此外，一些婴儿的NAT结果在不确定的范围，又称为弱阳性。在等待重复检测期间，这些婴儿可归为HIV状态不明确。应该尽快进行随访检测。由医疗机构出具儿童是否为HIV感染、是否出现症状、是否有免疫抑制的诊断。

二、临床表现

婴儿和儿童HIV感染的临床表现多种多样，通常不具有特异性。淋巴结肿大可能是感染的早期征象，并常伴肝脾肿大。1岁以前，口腔假丝酵母菌病、生长迟滞和发育迟缓也是HIV感染的常见表征。

三、诊断要点

（一）流行病学史

HIV母亲所生婴儿；输入未经HIV抗体检测的血液或血液制品史。

（二）临床表现

无症状感染者可以没有任何症状和体征。有症状者可表现为不明原因的持续性全身淋巴结肿大（直径＞1cm）、肝脾大、腮腺炎；不明原因地持续发热超过1个月；慢性反复发作性腹泻；生长发育迟缓；体重下降明显（3个月下降大于基线的10%）；迁延难愈的间质性肺炎和口腔真菌感染；常发生各种机会感染。

（三）实验室检查

HIV抗体阳性并经确认试验证实，血浆HIV RNA阳性；外周血$CD4^+$ T淋巴细胞总数及占淋巴细胞数百分比减少。

（四）确诊标准

1. 无症状感染者　①＜18个月，有相关流行病学史，2次不同时间的血浆样本HIV RNA阳性。②≥18个月，有流行病学史，实验室检查中任何一项阳性。

2. AIDS　有一项或多项临床表现，<18个月患儿有2次不同时间的血浆样本HIV RNA阳性，≥18个月患儿HIV抗体阳性（经确认试验证实）或HIV RNA阳性。有条件者应做$CD4^+$T细胞计数和百分比以评估免疫状况，见表6-3。

表6-3　AIDS患儿$CD4^+$细胞计数和$CD4^+$ T细胞百分率与免疫状况分类

免疫学分类	小于1岁	1~5岁	6~12岁
无抑制	≥1 500/mm^3（≥25%）	≥1 000/mm^3（≥25%）	≥500/mm^3（≥25%）
中度抑制	750~1 499/mm^3（15%~24%）	500~999/mm^3（15%~24%）	200~499/mm^3（15%~24%）
重试抑制	＜750/mm^3（＜15%）	＜500/mm^3（＜15%）	＜200/mm^3（＜15%）

四、接种建议

对于HIV感染母亲所生儿童的HIV感染状况分为3种：①HIV感染儿童。②HIV未感染儿童。③HIV感染状况不详儿童。由相关医疗机构出具儿童是否为HIV感染、是否出现症状、是否有免疫抑制的诊断。不同状态的儿童接种建议有所不同（表6-4）。

表6-4　HIV感染母亲所生儿童接种国家免疫规划疫苗建议

疫苗种类	HIV感染儿童		HIV感染状况不详儿童		HIV未感染儿童
	有症状或有免疫抑制	无症状和无免疫抑制	有症状或有免疫抑制	无症状	
乙肝疫苗	√	√	√	√	√
卡介苗	×	×	暂缓接种	暂缓接种	√
脊髓灰质炎灭活疫苗	√	√	√	√	√
口服脊髓灰质炎减毒活疫苗	×	×	×	×	√
吸附无细胞百白破联合疫苗	√	√	√	√	√
白破疫苗	√	√	√	√	√
麻腮风联合减毒活疫苗	×	√	×	√	√
乙脑灭活疫苗	√	√	√	√	√
乙脑减毒活疫苗	×	×	×	×	√
A群流脑多糖疫苗	√	√	√	√	√
A群C群流脑多糖疫苗	√	√	√	√	√
甲肝减毒活疫苗	×	×	×	×	√
甲肝灭活疫苗	√	√	√	√	√

注：暂缓接种是指当确认儿童HIV抗体阴性后再补种，确认HIV抗体阳性儿童不予接种；“√”表示“无特殊禁忌”，“×”表示“禁止接种”。

（一）可以接种

HIV感染母亲所生小于18月龄婴幼儿在接种前不必进行HIV抗体筛查，按

HIV感染状况不详儿童进行接种。HIV感染母亲所生儿童可按照免疫程序接种乙肝疫苗、百白破疫苗、A群流脑多糖疫苗、A群C群流脑多糖疫苗和白破疫苗等。与免疫功能正常的儿童相比，HIV感染儿童感染水痘—带状疱疹后出现并发症的风险升高[10]。因此对HIV感染患儿也应重视非免疫规划疫苗的接种，HIV感染（无症状和无免疫抑制）患儿预防接种程序见表6-5。

表6-5 人类免疫缺陷病毒感染患儿预防接种程序

接种时间	接种疫苗
出生时	乙肝疫苗
1月龄	乙肝疫苗
2～3月龄	百白破疫苗、b型流感嗜血杆菌结合疫苗、脊髓灰质炎灭活疫苗+肺炎链球菌疫苗+乙肝（+轮状病毒）疫苗
3～5月龄	百白破疫苗、b型流感嗜血杆菌结合疫苗、脊髓灰质炎灭活疫苗+脑膜炎球菌疫苗+（乙型肝炎+轮状病毒）疫苗
4～7月龄	百白破疫苗、b型流感嗜血杆菌结合疫苗、脊髓灰质炎灭活疫苗+脑膜炎球菌疫苗+乙肝（+轮状病毒）疫苗
每年秋天（6月龄以后）	流感疫苗，1月后加强接种
12月龄	乙肝（+甲型肝炎）疫苗
13月龄	b型流感嗜血杆菌结合疫苗、脑膜炎球菌疫苗+肺炎链球菌疫苗+麻腮风联合减毒活疫苗
15月龄	水痘疫苗
18月龄	水痘疫苗+（甲型肝炎）疫苗
3岁4月龄	百白破疫苗、脊髓灰质炎灭活疫苗+麻腮风联合减毒活疫苗
12～18月龄	百白破疫苗+脑膜炎球菌疫苗

（二）推迟接种

HIV感染母亲所生儿童在出生后暂缓接种卡介苗，当确认儿童未感染HIV

后再予补种。

（三）不宜接种

出现严重症状的HIV感染者不建议接种疫苗。通常HIV感染者$CD4^+$细胞比例＜15%（年龄＜5岁）或$CD4^+$细胞计数＜200个/mm^3（年龄>5岁）的HIV感染者不应接种活疫苗。HIV感染母亲所生儿童除非已明确未感染HIV，否则不予接种乙脑减毒活疫苗、甲肝减毒活疫苗、脊灰减毒活疫苗。HIV感染母亲所生儿童如确诊出现AIDS临床症状或免疫抑制症状不予接种含麻疹成分疫苗。

五、随访方案

（1）未明确诊断的应按时按专科要求在6月龄内行HIV NAT检测，对6月龄以上加行HIV抗体检查来明确或排除诊断。

（2）已确诊为HIV感染的患者，应尽早启动抗逆转录病毒治疗（antiretroviral therapy，ART），在启动治疗后3个月检测$CD4^+$细胞计数，之后每3～6个月检测1次。获得病毒抑制后，HIV RNA可每3～6个月监测1次。

（3）接种前后应注意评估有无合并严重感染，在抗病毒治疗期间监测脏器功能如血常规、肝功能等的情况，及时监测并处理原发病治疗的副反应。

六、病例解析

（一）病史

【现病史】患儿，男，1^+月，因“母亲孕前确诊HIV，咨询接种”于2021-05-29来我科就诊。患儿由HIV母亲所生，其母亲于2009年确诊HIV，正规治疗，病情稳定。现患儿配方奶粉喂养，大小便未见异常，精神反应好。出生后至今否认感染、发热、咳嗽、腹泻，无中耳炎、肛周脓肿，无鹅口疮及皮肤感染。已接种乙肝疫苗（HepB）1剂，无不良反应，为咨询后续接种方案来我院就诊。

【体格检查】体温36.8℃，心率110次/min，呼吸25次/min，体重4.4kg，身长55.2cm，头围36cm，前囟平软2cm。神清，反应好。面色红润，无皮疹。呼吸平稳，无气促、发绀，双肺呼吸音清，无啰音。心音有力，律齐，无杂音。腹软，无压痛，未扪及包块，肠鸣音正常。四肢肌张力正常。肢端暖，CRT 1s。

【个人史】第三胎，第三产（G3P3），39周剖宫产出生。2021年5月29日出生，出生时体重3.8kg，身长51cm，出生时Apgar评分不详，否认出生窒息抢救病史。生后配方奶粉喂养，生长发育正常。父亲及母亲否认药物、食物过敏史，否认过敏性疾病病史，否认地中海贫血病史及家族史。母亲2009年确诊HIV，诊断后一直于传染病专科医院随诊，规范治疗。

（二）初步评估

1. 基础疾病　HIV母亲所生婴儿。

2. 免疫功能　未检查。

3. 脏器功能　未检查。

4. 特殊用药　无。

（三）完善检查结果

患儿一般情况好，生长发育如同龄儿童，出生史无特殊，母亲规范治疗，已做母婴阻断。因此，未进一步行血生化等检查。

（四）评估建议

不建议接种包括卡介苗在内的所有减毒活疫苗，其余非活疫苗可按国家免疫程序或疫苗说明书正常接种；由于排除HIV感染至少需在6月龄后采集2次样本抗体检测阴性，故嘱患儿6月龄后复诊。

（五）随访事项

感染专科随诊，排除或确诊HIV感染后复诊。在非母乳喂养婴儿中确定性排除HIV感染的依据包括2次或以上NAT结果为阴性（1次在≥1月龄时检测，1次在≥4月龄时检测），或者≥6月龄时获取的不同样本的抗体检测出现2次阴性结果。如随访过程中出现NAT结果阳性且通过至少1次重复HIV DNA或RNA的病毒学NAT确认，确诊婴幼儿HIV感染，重新评估。

（六）专家点评

母亲感染HIV后，在不进行预防性干预的情况下，HIV围生期传播的风险为15%～45%[11]。如果抗逆转录病毒治疗（antiretroviral therapy，ART）使女性在受孕时达到病毒抑制，并且整个妊娠期、分娩时和哺乳期都依从ART并维持病毒抑制，则围生期HIV传播可降至<1%。该病例患儿母亲规律治疗，病情稳定，生后配方奶粉喂养，患儿垂直感染概率较小，属低风险人群。由于婴幼儿体内存在经胎盘获得的母源性HIV抗体可持续至出生后18月龄，增加了婴幼儿HIV感染诊断的难度。需在婴儿2～3周龄、4～8周龄和4～6个月龄时进行连续性HIV核酸检测。在明确诊断前，本病例患儿应按HIV感染状况不详，且无症状的情况安排免疫接种，暂缓接种卡介苗在内的所有减毒活疫苗，按免疫规划程序或疫苗说明书按时接种非活疫苗。专科医院排除或确诊HIV感染后复诊，必要时动态监测免疫功能。

第三节 自身免疫性疾病

一、概述

自身免疫性疾病（autoimmune disease，AD）是因免疫自身稳定被打破而引起的疾病状态。免疫自身稳定是指机体的免疫系统对自身的细胞或分子形成免疫耐受状态而不发生病理性免疫应答。免疫自身稳定被打破后，机体的免疫系统不能区分自身抗原和外源性抗原，使机体对自身抗原发生免疫反应而导致自身组织损害引起疾病。目前没有明确的流行病学研究显示自身免疫性疾病患者接种疫苗后会加重病情或使疾病复发。其他研究表明，与无佐剂疫苗相比，接种佐剂疫苗后，重度全身不良反应的发生率并无差异，包括自身免疫性疾病。事实上，很多自身免疫性疾病患者对疫苗抗原的免疫应答相对较差，可能还需要加强接种。流行病学数据明确表明，疫苗对自身免疫性疾病患者有保护价值，而疫苗诱发或加重自身免疫性疾病的可能性仍属推测[12-13]。

二、临床表现

儿童常见的AD包括系统性红斑狼疮、幼年特发性关节炎、干燥综合征、多发性硬化症、类风湿关节炎、重症肌无力等。

三、诊断要点

自身免疫性疾病的诊断往往不能依靠单一的特异性症状、体征或实验室检查结果来诊断，而是需要根据各自的临床症状、体征及辅助检查由有经验的免疫专科医生综合分析并排除其他疾病才能得出结论。诊断标准详见各专科疾病诊疗指南[14-18]。

四、接种建议

（一）可以接种

AD缓解期可接种非活疫苗并无须中断免疫抑制治疗。

（二）推迟接种

AD在使用激素、免疫抑制剂或靶向生物制剂治疗期间应暂缓接种减毒活疫苗。并根据所用免疫抑制剂的药代动力学决定暂缓接种的时间。国内专家建议：接受中等或大剂量全身性糖皮质激素治疗者停用激素治疗＞3个月，可接种减毒活疫苗。接受生物制剂，如接受利妥昔单抗治疗的患儿建议停药6个月后再接种疫苗。

（三）不宜接种

AD急性期（活动期）不宜接种各类疫苗。

五、随访方案

（1）对患者进行初始评估时，应详细核查每例患者的疫苗接种、暴露和旅行史。最好在免疫抑制治疗开始之前核查，这时机体对任何所需疫苗产生保护性免疫应答的概率最大，且可安全接种活疫苗。尽量在给予免疫抑制药物前≥2周完成非活疫苗的接种，为避免接种活疫苗导致播散性疾病的风险，尽量在给予免疫抑制药物前≥4周完成减毒活疫苗的接种。

（2）计划开始免疫抑制或目前正接受免疫抑制治疗的患者需要接种以下灭活（非活性）疫苗：先接种13价肺炎球菌多糖结合疫苗1剂，≥8周后再接种23价肺炎球菌多糖疫苗，每年接种季节性流感疫苗。

（3）对于大多数接受常规药物治疗［抗风湿药（disease-modifying antirheumatic drug，DMARD）、大部分生物制剂和糖皮质激素］的患者，接种疫苗可提供足够的保护[19]，不过机体对某些疫苗的免疫应答可能减弱。利妥昔单抗能最大限度削弱机体对疫苗接种的免疫应答，其次是甲氨蝶呤和阿巴西普。患者可能需要定期（每6～12个月）评估保护性抗体滴度，并且可能需要加强免疫。但相关研究较少，具体方案还有待深入研究。

六、病例解析

（一）病史

【现病史】患儿，女，6岁，因“重症肌无力，咨询接种”于2021-08-17到医院就诊。患儿1岁时出现左眼睑下垂，至中山大学附属第一医院及我院就诊，诊断为重症肌无力，予溴比斯德明及泼尼松治疗，定期外院神经内科门诊随诊，眼睑下垂渐好转，2020-07停服溴吡斯的明及泼尼松，现已停服1年，2021-07-20中山一院神经专科评估病情稳定，嘱托可正常接种。现患儿胃纳好，大小便未见异常，精神反应好。平素身体健康，无反复感染、发热、咳嗽，无反复皮疹，无反复腹泻，无中耳炎、肛周脓肿，无反复鹅口疮及皮肤感染病史。起病前已接种卡介苗（BCG）1剂、乙肝疫苗（HepB）3剂、脊髓灰质炎灭活疫苗（IPV）3剂、百白破疫苗（DTaP）3剂、麻风疫苗（MR）1剂、乙脑减毒活疫苗（JE-L）1剂、A群流脑多糖疫苗（MPSV-A）2剂、Hib 1剂、水痘疫苗 1剂，无不良反应，为咨询补种来我院就诊。

【体格检查】体温36.3℃，心率81次/min，呼吸18次/min，体重20kg，身长124cm。体形偏瘦，自动体位，精神反应好。皮肤、黏膜无苍白，全身无皮疹，眼外观未见异常，无眼睑下垂。呼吸平稳，无气促、发绀，双肺呼吸音清，无啰音。心音有力，律齐，无杂音。腹软，无压痛，未扪及包块，肠鸣音正常。四肢肌力Ⅴ级，肌张力正常。脑膜刺激征阴性，病理反射未引出。

肢端暖，CRT 1s。

【个人史】第一胎，第一产（G1P1），39周剖宫产出生。2012-12-30出生，出生时体重3.8kg，身长51cm，出生时Apgar评分不详，否认出生窒息抢救病史。出生后混合喂养，生长发育正常。父亲及母亲否认药物、食物过敏史，否认过敏性疾病病史，否认地中海贫血病史及家族史，否认传染病史及家族史。

（二）初步评估

1. 基础疾病　重症肌无力（眼肌型）。

2. 免疫功能　2020-12-15淋巴细胞亚群检测：T、B、NK细胞绝对计数及比例均正常。免疫球蛋白水平：IgG、IgA、IgM、IgE正常。

3. 脏器功能　2020-12-15血生化ALT、AST、CK、CK-MB、Cr、BUN均正常。

4. 特殊用药　溴吡斯的明及泼尼松，已停用1年。

（三）完善检查结果

1. 血常规　2021-08-10未见异常。

2. 脏器功能　2021-08-10速诊生化ALT、AST、CK、CK-MB、Cr、BUN均正常。

3. 免疫功能　2021-08-10淋巴细胞亚群检测：T、B、NK细胞绝对计数及比例均正常。免疫球蛋白水平IgG、IgA、IgM、IgE正常。补体C4 0.12g/L及补体C3 0.74g/L↓。

（四）评估建议

可以按免疫程序或疫苗说明书接种疫苗，风险略高于正常同龄儿童。若有病情变化，暂停疫苗接种，专科复诊，重新评估。

（五）随访事项

专科随诊，如有患儿再次出现眼肌无力的症状（如上睑下垂、复视或两者同时存在，少数患者有闭眼困难）时需暂停免疫接种，重新评估。

（六）专家点评

本病例患儿诊断重症肌无力明确，属于自身免疫性疾病中的一种，重症肌无力（myasthenia gravis，MG）是由自身抗体介导的获得性神经-肌肉接头

（neuromuscular junction，NMJ）传递障碍的自身免疫性疾病。乙酰胆碱受体（acetylcholine receptor，AChR）抗体是最常见的致病性抗体，此外，针对突触后膜其他组分，包括肌肉特异性受体酪氨酸激酶（muscle-specific receptor tyrosine kinase，MuSK）、低密度脂蛋白受体相关蛋白4（low-density lipoprotein-receptor-related protein 4，LRP4）及兰尼碱受体（RyR）等抗体陆续被发现参与MG发病，这些抗体可干扰AChR聚集、影响AChR功能及NMJ信号传递。目前，MG的治疗仍以胆碱酯酶抑制剂、糖皮质激素、免疫抑制剂、静脉注射免疫球蛋白（intravenous immunoglobulins，IVIG）、血浆置换（plasma exchange，PE）及胸腺切除为主。中国儿童及青少年MG（juvenile myasthenia gravis，JMG）患病高达50%，构成第3个发病高峰；JMG以眼肌型为主，很少向全身型转化[20-21]。在进展为全身型的患者中，大多数是在第1年内发生进展，几乎所有患者都是在3年内进展。本例患儿1岁时以眼睑下垂起病，诊断重症肌无力眼肌型，明确诊断后使用溴比斯德明及泼尼松规范治疗，现已停止治疗1年，专科医生评估临床治愈状态。同时距离首次发病已5年时间，复发并进展为全身型的可能性很小。再次评估脏器功能及免疫功能正常，可按免疫规划或疫苗说明书正常接种各类疫苗。如再次出现重症肌无力的症状时需暂停疫苗接种，免疫专科就诊，重新行接种评估。

第四节
过敏性疾病

一、概述

过敏性疾病（allergic disease）是一组由于机体免疫系统对环境中典型无害物质产生的超敏反应性疾病，包括过敏性鼻炎、特应性皮炎、过敏性哮喘、食物过敏和严重过敏反应。超敏反应指机体受到生理剂量的过敏原刺激后，出现异于常人的生理功能紊乱或组织细胞损伤的反应，可由免疫和非免疫机制介导，免疫机制介导的超敏反应称为过敏。

二、临床表现

过敏性疾病涉及范围广泛，包括过敏性鼻炎、特应性皮炎、过敏性哮喘、食物过敏和严重过敏反应等。而且不同系统过敏症状可同时出现，一个患儿可以多系统过敏并存，多个系统的症状可同时或先后出现。

三、诊断要点

（一）过敏症状

当主要家族成员患有过敏性疾病时，该儿童应作为过敏性疾病高危儿进行管理。过敏性疾病的临床症状缺乏特异性（表6-6），尤其是食物过敏，可同时具有多器官系统过敏的症状。

表6-6　儿童过敏性疾病警示征象

疾病	常见症状	特殊症状
消化道过敏	反复出现或持续存在：痉挛性腹痛、腹泻、便血、呕吐、反流、肛周发红、便秘、拒食等	伴或不伴生长发育障碍
特应性皮炎	确诊特应性皮炎后，若经过规范治疗，皮疹仍无明显好转，且于进食后2h内出现水肿性红斑、风团或口周、眼周、阴茎等部位肿胀等速发型皮肤表现；或于进食6～48h后原好发部位出现红斑、渗出、结痂、苔藓样变等，伴瘙痒等表现时，需警惕食物过敏可能	无
过敏性鼻结膜炎	经常或每年固定时间出现的阵发喷嚏、鼻痒（揉鼻、挖鼻）、鼻塞（张口呼吸、打鼾）、鼻涕；眼痒、流泪、眼红和灼热感等	变应性敬礼（用手指或手掌向上方揉擦鼻子）、变应性皱褶（由于变应性敬礼所致鼻梁处水平皱纹）、变应性暗影（因下眼睑肿胀导致静脉回流障碍而出现的下睑暗影）

（续表）

疾病	常见症状	特殊症状
过敏性哮喘	反复发作性喘息、咳嗽、胸闷、气促，持续至3岁以后；支气管舒张剂治疗有效或自然缓解；抗哮喘药物治疗有效，停药后复发	非病毒感染导致的间歇性夜间咳嗽，如咳嗽变异性哮喘

（二）辅助检查

用于过敏性疾病诊断的方法较多，每种方法适应对象及疾病存在差异（表6-7）。

表6-7　儿童过敏性疾病检查项目选择建议

检验项目	食物过敏	特应性皮炎	过敏性鼻炎	哮喘
嗜酸性粒细胞	–	+	±	–
皮肤点刺试验或特异性IgE	+	+	+	+
特异性IgG	–	–	–	–
激发试验	+	±	±	+
肺功能	–	–	–	+
呼出气一氧化氮测定	–	–	–	+
内镜	±	–	–	–

注：+表示建议检查，-表示不建议检查，±表示建议参考相关专业指南视情况而定。

（三）各种过敏性疾病的诊断标准

诊断标准详见各专科疾病诊疗指南[22-28]，当高度怀疑为过敏性疾病时，需转诊至相应专科进行确诊及长期管理。

四、接种建议

（一）过敏性疾病预防接种总原则

参见图6-1。

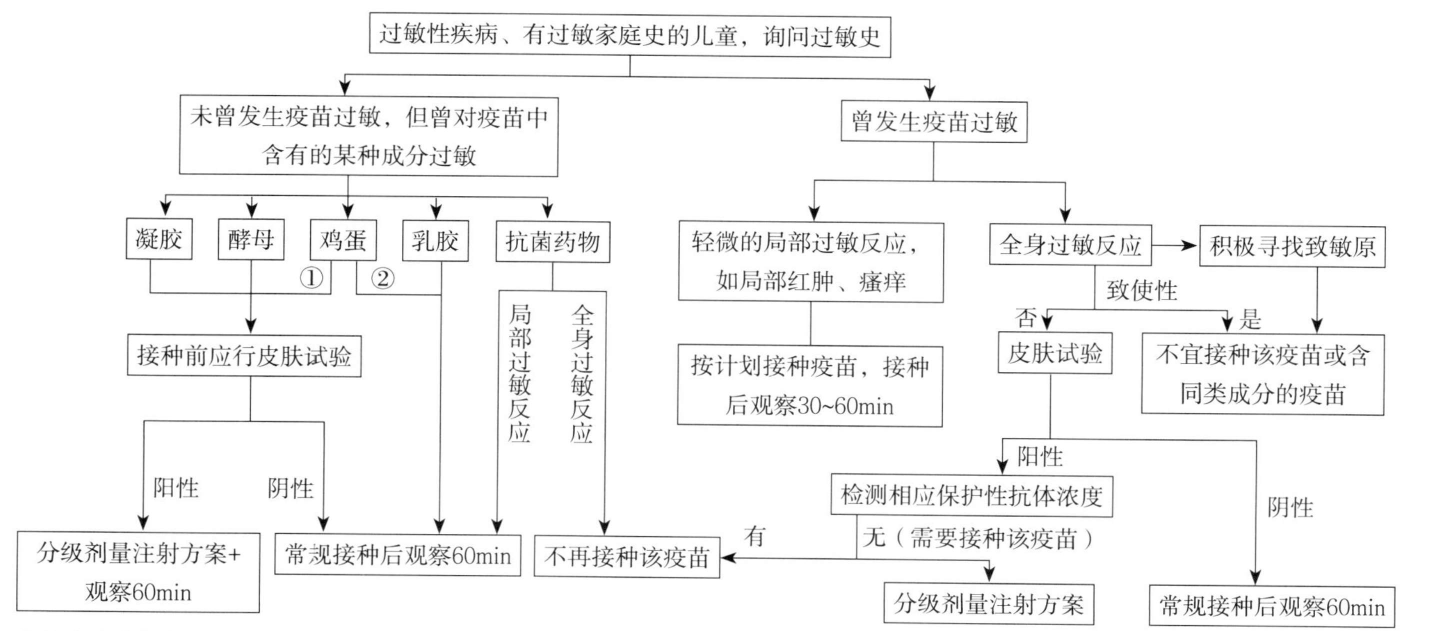

图6–1　过敏性疾病儿童疫苗接种流程

1. 可以接种　既往无疫苗或其成分过敏，所患过敏性疾病与疫苗成分无关，均应按计划常规行疫苗接种。应选择在过敏缓解期或恢复期，即使需药物维持治疗（如口服抗组胺药或长期维持吸入哮喘药物包括低剂量吸入型糖皮质激素等），都可在有抢救设施的单位正常进行疫苗接种。变应原特异性免疫治疗（allergen-specific immunotherapy，AIT）是指通过给患者摄入标准化变应原提取物制剂（皮下注射或舌下含服）并逐渐增加剂量，通过长时间（一般3～5年）持续刺激儿童免疫系统，诱导机体建立免疫耐受的治疗方法。对正在接受ATI治疗的患儿应根据具体情况调整接种方案。根据2021年儿童变应性鼻炎患者新冠疫苗接种的专家共识建议：接受皮下注射AIT治疗的患儿，如符合接种条件，应与皮下注射间隔7天以上（具体间隔时间应参照产品说明书）进行接种，接种疫苗至少7天以后（具体间隔时间应参照产品说明书），如无异常反应，可继续进行皮下注射免疫治疗。接受舌下含服免疫治疗的患儿，疫苗接种时间最早应选在最后1次舌下含服后次日（具体间隔时间应参照产品说明书）。疫苗接种最少3天内（具体间隔时间应参照产品说明书）如无异常反应，可继续进行舌下含服免疫治疗，且不需要调整变应原疫苗的含服剂量。例如：粉尘螨滴剂免疫治疗过程中同时进行病毒或细菌疫苗接种，说明书里写明需要在最近一次服用粉尘螨滴剂后间隔半周再进行疫苗接种，疫苗接种两周后可以再继续粉尘螨滴剂的治疗。

2. 推迟接种

过敏性疾病的急性发作期；过敏性疾病合并各种疾病的急性期，或其他慢性疾病的活动期；部分免疫抑制药物（包括免疫相关生物制剂）使用期，例如大剂量糖皮质激素或利妥昔单抗治疗。

3. 不宜接种

对于疫苗成分发生严重过敏反应的不再接种该种疫苗。

（二）支气管哮喘的接种建议

1. 可以接种

哮喘的缓解期（长期维持吸入哮喘药物，包括低剂量吸入型糖皮质激素）且健康情况较好时应按免疫程序进行预防接种。

2. 推迟接种

哮喘急性发作（出现喘息、咳嗽、气促、胸闷等症状），尤其是全身应用糖皮质激素时（包括口服和静脉给药）应暂缓接种疫苗。根据美国免疫实施咨询委员会（ACIP）的建议，停止全身应用糖皮质激素1个月，可正常接种疫苗。国内专家建议：接受中等或大剂量全身性糖皮质激素治疗者停用激素治疗＞3个月，可接种减毒活疫苗。

3. 不宜接种

由于鼻腔喷雾式的减毒活流感疫苗（LAIV）可能在鼻腔中复制而诱发哮喘，所以LAIV不能用于2岁以下婴幼儿、哮喘或反应性气道疾病患儿、既往12个月内有喘息或哮喘发作的2～4岁儿童。

（三）湿疹的接种建议

湿疹患儿应接种疫苗以预防疾病发生，且接种疫苗后不会加重湿疹疾病症状。湿疹不伴有疫苗成分过敏及免疫缺陷者可以接种各类疫苗（避开湿疹部位）。

（四）食物过敏的接种建议

1. 可以接种

食物过敏的儿童可以按免疫程序正常接种疫苗；有蛋类严重全身过敏反应史的儿童，应在医疗机构监护下接种流感疫苗。

2. 推迟接种

食物过敏的急性反应期（如并发哮喘、荨麻疹等）或接种部位皮肤异常（湿疹、特应性皮炎等），应暂缓接种。

3. 不宜接种

对蛋类过敏者禁忌接种黄热病疫苗。

五、随访方案

过敏性疾病过敏急性期，如哮喘急性发作（出现喘息、咳嗽、气促、胸闷等症状）、全身应用糖皮质激素时（包括口服和静脉给药）、食物过敏的急性反应期（如并发哮喘、荨麻疹等）或接种部位皮肤异常（湿疹、特应性皮炎等），应暂缓接种。待病情稳定或症状消失后再行接种评估，如有使用激素，按使用激素免疫接种原则调整接种方案。

六、病例解析

（一）病史

【现病史】患儿，男，5^{+}月，因“湿疹，牛奶蛋白过敏，咨询接种”于2021-02-08至医院就诊。患儿出生后1月龄开始出现反复湿疹，皮肤科就诊使用外用药后缓解，但病情反复，出生后至今已出现3次急性喘息性支气管炎在我院内科及呼吸科门诊治疗恢复。4月龄考虑牛奶蛋白过敏可能，换深度水解配方奶粉喂养后湿疹减轻。现患儿吃奶好，大小便未见异常，精神反应好。无反复腹泻，无中耳炎、肛周脓肿，无反复鹅口疮及皮肤感染病史。已接种卡介苗（BCG）1剂、乙肝疫苗（HepB）2剂、吸附无细胞百白破灭活脊髓灰质炎和b型流感嗜血杆菌（结合）联合疫苗3剂、口服五价重配轮状病毒减毒活疫苗2剂，接种疫苗后半月有咳喘，雾化治疗可缓解。为咨询补种至我院就诊。

【体格检查】体温36.5℃，心率112次/min，呼吸26次/min，体重8.3kg，身长68cm，头围43.5cm，前囟平软1.5cm。神清，精神反应好。面色红润，面部散在湿疹。呼吸平稳，无气促、发绀，双肺呼吸音清，无啰音。心音有力，律齐，无杂音。腹软，无压痛，未扪及包块，肠鸣音正常。四肢肌张力正常。肢端暖，CRT 1s。

【个人史】第一胎，第一产（G1P1），39周剖宫产出生。出生时体重3.36kg，身长52cm，出生时Apgar评分不详，否认出生窒息抢救病史。出生后配方奶粉喂养，生长发育正常。父亲及母亲否认药物、食物过敏史，否认过敏性疾病病史，否认地中海贫血病史及家族史，否认传染病史及家族史。

（二）初步评估

1. 基础疾病　湿疹。

2. 免疫功能　未检查。

3. 脏器功能　未检查。

4. 特殊用药　无。

（三）完善检查结果

1. 血常规　2021-03-01大致正常。

2. 脏器功能　2021-03-01速诊生化：ALT、AST、CK、CK-MB、Cr、BUN均正常。

3. 过敏原检测　2021-03-01过敏原检测提示：虾0.72U/mL↑，其余阴性。

（四）评估建议

可以按免疫程序或疫苗说明书接种疫苗，风险略高于正常同龄儿童。建议咳喘、湿疹缓解时再接种，接种时应避开湿疹部位。

（五）随访事项

食物过敏的急性反应期（如并发哮喘、荨麻疹等）、全身应用糖皮质激素时（包括口服和静脉给药）或接种部位皮肤异常（湿疹、特应性皮炎等），应暂缓接种。待病情稳定或症状消失后再行接种评估，如有使用全身激素，按使用激素免疫接种原则调整接种方案，局部激素使用（包括外用和雾化）不影响疫苗接种。

（六）专家点评

本病例患儿出生后1月龄开始反复湿疹及咳喘，考虑与食物过敏相关，4月龄换深度水解配方奶粉喂养后，湿疹及咳喘症状明显好转。现生长发育正常，无反复严重感染病史，无特殊面容，未发现其他先天性畸形，且患儿既往已接种各类非活及减毒活疫苗均无严重不良反应发生，血常规也未提示血小板减少的情况，牛奶蛋白过敏诊断明确，临床上没有合并免疫功能损害的证据。且患儿目前年龄小，实验室评估免疫功能的可靠性有限，可暂不行实验室体液免疫和细胞免疫的检查。根据过敏性疾病的接种建议，患儿可以按免疫程序或疫苗说明书正常接种疫苗，但在过敏的急性反应期（如并发哮喘、荨麻疹等）或接种部位皮肤异常（湿疹、特应性皮炎等），应暂缓接种疫苗。

名词解释：

中性粒细胞减少：循环的中性粒细胞数量减少，在某些患者中为单核细胞减少。根据中性粒细胞绝对计数，可分为不同程度的中性粒细胞减少。

（1）重度中性粒细胞减少是指中性粒细胞绝对计数＜500/ mm^3。

（2）中度中性粒细胞减少是指500/mm^3≤中性粒细胞绝对计数＜1 000/ mm^3。

（3）轻度中性粒细胞减少是指1000/mm^3≤中性粒细胞绝对计数＜1 500/ mm^3。

参考文献

[1] PICARD C. International Union of Immunological Societies：2017 Primary Immunodeficiency Diseases Committee report on inborn errors of immunity [J]. J Clin Immunol，2018，38（1）：96-128.

[2] 上海市疾病预防控制中心，杭州市疾病预防控制中心，苏州市疾病预防控制中心. 特殊健康状态儿童预防接种专家共识之三——原发性免疫缺陷病的预防接种 [J]. 中国实用儿科杂志，2018，33（10）：740-742.

[3] FINELLI L. Influenza-associated pediatric mortality in the United States：increase of Staphylococcus aureus coinfection [J]. Pediatrics，2008，122（4）：805-811.

[4] BONILLA F A，KHAN D A，BALLAS Z K. Practice parameter for the diagnosis and management of primary immunodeficiency [J]. J Allergy Clin Immunol，2015，136（5）：1186-205. e1-78.

[5] 何庭艳，杨军. 原发性免疫缺陷病感染防治措施概述 [J]. 中华儿科杂志，2022，60（4）：374-375.

[6] SOBH A. Vaccination in Primary Immunodeficiency Disorders [J]. J Allergy Clin Immunol Pract，2016，4（6）：1066-1075.

[7] AL-SUKAITI N. Safety and efficacy of measles，mumps，and rubella vaccine in patients with DiGeorge syndrome [J]. J Allergy Clin Immunol，2010，126（4）：868-869.

[8] TITANJI K. Loss of memory B cells impairs maintenance of long-term serologic memory during HIV-1 infection [J]. Blood, 2006, 108 (5): 1580-1587.
[9] GLESBY M J. Immunizations during HIV infection [J]. Curr Opin Infect Dis, 1998, 11 (1): 17-21.
[10] 上海市医学会儿科专业委员会免疫学组，上海市免疫学会儿科临床免疫专业委员会，上海市预防医学会免疫规划专业委员会. 免疫异常儿童疫苗接种（上海）专家共识 [J]. 临床儿科杂志，2014，32（12）：1181-1190.
[11] JOHN G C. Mother-to-child transmission of human immunodeficiency virus type 1 [J]. Epidemiol Rev, 1996, 18 (2): 149-157.
[12] OPPERMANN M. A (H1N1) v2009: a controlled observational prospective cohort study on vaccine safety in pregnancy [J]. Vaccine, 2012, 30 (30): 4445-4452.
[13] MURDACA G. Influenza and pneumococcal vaccinations of patients with systemic lupus erythematosus: Current views upon safety and immunogenicity [J]. Autoimmun Rev, 2014, 13 (2): 75-84.
[14] 中国医师协会儿科医师分会风湿免疫学组，中国儿童免疫与健康联盟，《中国实用儿科杂志》编辑委员会. 儿童风湿性疾病相关巨噬细胞活化综合征诊断与治疗专家共识之三——儿童系统性红斑狼疮篇 [J]. 中国实用儿科杂志，2020，35（11）：834-838.
[15] 周纬，赖建铭，唐雪梅. 全身型幼年特发性关节炎诊断与治疗中国专家共识（2019年版）[J]. 中国实用儿科杂志，2019，34（12）：969-976.
[16] 俞海国. 儿童风湿病国际相关诊治指南系列解读之五——儿童干燥综合征分类及诊断标准解读 [J]. 中国实用儿科杂志，2020，35（4）：262-264.
[17] THOMPSON A J. Diagnosis of multiple sclerosis: 2017 revisions of the McDonald criteria [J]. Lancet Neurol, 2018, 17 (2): 162-173.
[18] 常婷. 中国重症肌无力诊断和治疗指南（2020版）[J]. 中国神经免疫学和神经病学杂志，2021，28（1）：1-12.

[19] FRIEDMAN M A. Vaccines and Disease-Modifying Antirheumatic Drugs: Practical Implications for the Rheumatologist [J]. Rheum Dis Clin North Am, 2017, 43(1): 1-13.

[20] HUANG X. Clinical characteristics of juvenile myasthenia gravis in southern China [J]. Front Neurol, 2018, 9: 77.

[21] HONG Y. Juvenile-onset myasthenia gravis: autoantibody status, clinical characteristics and genetic polymorphisms [J]. J Neurol, 2017, 264(5): 955-962.

[22] 中华医学会儿科学分会儿童保健学组,《中华儿科杂志》编辑委员会. 婴幼儿食物过敏诊治建议[J]. 中华儿科杂志, 2011, 49(5): 344-348.

[23] 中华医学会儿科学分会免疫学组, 中华医学会儿科学分会儿童保健学组, 中华医学会儿科学分会消化学组, 等. 中国婴幼儿牛奶蛋白过敏诊治循证建议[J]. 中华儿科杂志, 2013, 51(3): 183-186.

[24] 中华医学会儿科学分会消化学组. 食物过敏相关消化道疾病诊断与管理专家共识[J]. 中华儿科杂志, 2017, 55(7): 487-492.

[25] 中华医学会皮肤性病学分会免疫学组, 特应性皮炎协作研究中心. 中国特应性皮炎诊疗指南(2014版)[J]. 中华皮肤科杂志, 2014, 47(7): 511-514.

[26] 中华耳鼻咽喉头颈外科杂志编辑委员会鼻科组, 中华医学会耳鼻咽喉头颈外科学分会鼻科学组. 变应性鼻炎诊断和治疗指南(2015年, 天津)[J]. 中华耳鼻咽喉头颈外科杂志, 2016, 51(1): 6-24.

[27]《中华耳鼻咽喉头颈外科杂志》编辑委员会鼻科组, 中华医学会耳鼻咽喉头颈外科学分会鼻科学组、小儿学组,《中华儿科杂志》编辑委员会. 儿童变应性鼻炎诊断和治疗的专家共识(2010年, 重庆)[J]. 中华儿科杂志, 2011, 49(2): 116-117.

[28] 中华医学会儿科学分会呼吸学组,《中华儿科杂志》编辑委员会. 儿童支气管哮喘诊断与防治指南(2016年版)[J]. 中华儿科杂志, 2016, 54(3): 167-181.

第七章

血液肿瘤疾病

CHAPTER7

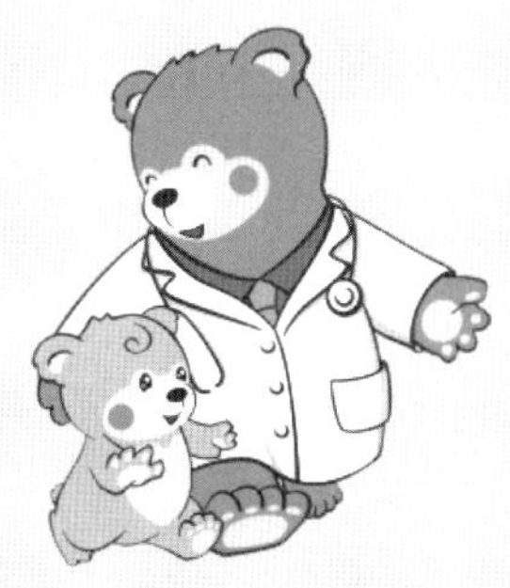

第一节
出血性疾病

临床中出血性疾病非常常见，约占血液系统疾病的1/3。根据患者的病史和临床表现，可获得出血原因，如是否有相关家族史、父母是否近亲婚配、有无合并皮肤黏膜出血或淤点及月经过多等。但这些临床特点诊断意义有限，大多数出血性疾病都需要经过实验室检查才能确诊。

一、免疫性血小板减少症

（一）概述

免疫性血小板减少症（immune thrombocytopenia，ITP）[1]是儿童期最常见的骨髓相对正常的、皮肤黏膜出血为主要表现的血小板减少性（血小板计数 $<100\times10^9$/L）出血性疾病，既往曾被称为特发性血小板减少性紫癜或免疫性血小板减少性紫癜。由于许多患者仅有血小板减少而无出血体征，紫癜也被取消，故目前称为免疫性血小板减少症。ITP是儿童有症状血小板减少常见的原因之一，儿童ITP的年发病率估计为（1～6.4）/100 000[2-3]。任何年龄均可发病，高峰期在2～5岁，青春期也有小高峰。ITP的发病率随季节波动，发病高峰在春季和初夏，这与病毒诱发相符[4-5]。也有报道显示该病与变应性疾病有关，如变应性鼻炎和特应性皮炎[6]。接种麻腮风联合减毒活疫苗（measles，mumps，rubella，MMR）后6周内，ITP的发病风险也会有小幅的增加。MMR相关ITP很少见，发生率约为2.6例/100 000剂疫苗[7]。儿童早期除MMR之外的疫苗接种似乎都不会增加ITP风险，有病例报告显示，年龄较大的儿童接种水痘减毒活疫苗、甲型肝炎疫苗及吸附无细胞百白破联合疫苗后发生ITP[8]。然而，由于暴露病例较少，且可能有混杂因素，ITP与这些疫苗的相关性有待进一步研究。

（二）临床表现

儿童ITP的临床表现常比较轻微。多以皮肤或黏膜出血点、淤斑或淤点为主要表现，较少发生严重出血，可见内脏出血（消化道、鼻腔等），以颅内出血为表现的严重出血少见。若失血过多，则有贫血表现。对血小板输注无效，而对糖皮质激素及免疫球蛋白等免疫治疗反应良好。体格检查一般无肝脾肿大[1]。ITP分为原发性ITP（pITP）和继发性ITP（sITP），pITP是一种由自身免疫机制介导的出血性疾病，以血小板生成减少和破坏过多（血小板计数 $<100\times10^9/L$）为主要特征。sITP由多种复杂因素或疾病共同作用所致，包括药物诱导，如肝素或其他疾病，又如自身免疫性疾病、淋巴细胞增生性疾病（慢性淋巴细胞白血病或非霍奇金淋巴瘤）或慢性感染（伴有幽门螺杆菌、人类免疫缺陷病毒或丙型肝炎病毒等慢性感染）。依据病程长短，原发性ITP可分为3个阶段：①新诊断的ITP，诊断后3个月内。②持续性ITP，初次诊断后持续3～12个月。③慢性ITP，持续12个月以上。以上3个阶段的临床特征相似[9]。

（三）诊断要点

ITP的诊断主要依据临床表现，包括：一般情况可、有或无皮肤黏膜出血（有些患者仅有血小板减少而无出血表现），无其他临床表现，血常规检查仅有血小板减少，无其他二系改变。因ITP是排除性诊断，诊断前必须排除血小板减少的其他原因。大多数ITP根据临床表现和实验室检查可以确诊，少数不典型病例需要进一步评估：包括有无系统性疾病（如SLE）或反复感染，有无其他症状或体征，短期有无服用某些药物、是否合并贫血，有无出血过多，既往是否长期血小板减少等，必要时完善骨髓检查、免疫功能检查等。

如果患儿的ITP表现典型，即一般状况良好而突发瘀点或瘀斑，满足以下要点即可诊断为ITP[9-10]。

（1）血小板计数 $<100\times10^9/L$。

（2）全血细胞计数的其他指标正常，包括白细胞分类计数、血红蛋白、网织红细胞计数。

（3）外周血涂片无异常，尤其是无溶血和幼稚细胞；可见异型淋巴细胞，必要时可通过流式细胞检测来区分其与白血病原始细胞。

（4）直接抗人球蛋白试验（direct antiglobulin test，DAT）阴性。

（5）病史和体格检查没有发现血小板减少其他病因的提示。

提示其他诊断的有：淋巴结、肝脏、脾脏肿大；拇指或前臂异常和/或色素沉着过度/减退性皮损（提示范可尼贫血）；全身症状，例如发热、厌食、骨或关节疼痛、头痛或体重减轻；有临床意义的系统性疾病史；长期血小板减少或非典型出血史；或血小板减少或不明原因出血的家族史。对于＜1岁或＞10岁的儿童，应该更加密切地检查非典型特征。除上述标准外，ITP特异性治疗（如IVIG和抗D免疫球蛋白）明确有效（即使短暂）也可诊断为ITP，然而大多数患者无须接受这类治疗。IVIG治疗有效并不能鉴别pITP与sITP。

（四）接种建议

1. 可以接种　一般情况好，血小板计数恢复正常并且病情持续稳定3个月，可按正常程序同时接种疫苗。

2. 推迟接种

（1）由于持续性ITP及慢性ITP多见于自身免疫性疾病，成人多见，建议推迟接种疫苗，专科随诊及评估。

（2）新诊断的ITP，血小板计数不稳定时，建议推迟接种疫苗。

3. 不宜接种　甲肝灭活疫苗、水痘疫苗、麻腮风联合减毒活疫苗可能出现罕见/极罕见不良反应（血小板减少性紫癜），建议谨慎接种；脊髓灰质炎灭活疫苗，肠道病毒71型灭活疫苗，吸附无细胞百白破灭活脊髓灰质炎和b型流感嗜血杆菌(结合）联合疫苗（五联疫苗）、无细胞百白破b型流感嗜血杆菌联合疫苗（四联疫苗）因肌内注射后可能存在局部出血风险，建议血小板减少症并活动性出血时慎用。

（五）随访方案

不论是药物治疗还是随诊观察，ITP患者需要定期血液科门诊复诊，并监测血小板计数。监测次数取决于血小板减少的程度和治疗。

在临床中，建议诊断初期每周监测一次血小板计数，随着病情稳定，监测间期可逐渐延长，直至血小板计数恢复正常（$>150\times10^9$/L）且不治疗仍能保持稳定时。约一半的ITP患儿在发病后1～3个月内可恢复，到发病后6个月时，有60%～75%的患儿血小板恢复正常[10]。

如果血小板计数恢复正常并且病情持续稳定2～6个月，建议停止定期监测。在这种稳定性缓解后，很少出现ITP复发，发生率不到5%[10]。有些因感染导致疾病复发的，若有病情变化暂停免疫接种，需重新评估接种风险。

（六）病例解析

1. 病史　患儿，男，1岁8月，因“ITP病史”于2021-08-11前来咨询接种。

【现病史】患儿6月龄时出现免疫性血小板减少症，血小板最低为6×10^9/L，使用人免疫球蛋白1g/kg治疗1天后，血小板恢复正常。1岁7月接种麻腮风减毒活疫苗第1剂后1周，出现发热，外院查血小板52×10^9/L，2021-07-18入院复查血小板240×10^9/L，2021-07-22我院查血小板233×10^9/L。近期无发热，无伴鼻塞、流清涕，无伴咳嗽，无伴气促、喘息，无伴发绀及呼吸困难，无呕吐腹泻等不适；精神反应尚可，胃纳可，大小便正常。否认蚕豆病及药物过敏史。出生后6月大前按时接种疫苗，已接种卡介苗1剂、乙肝疫苗3剂、百白破疫苗3针、脊髓灰质炎灭活疫苗3剂，无不良反应。6月龄至1岁7月未接种疫苗。

【体格检查】体温36.5℃，心率110次/min，呼吸28次/min，体重12.15kg，身长85cm，神清，反应好，一般情况可，无特殊面容，全身淋巴结未扪及明显肿大，全身未见皮疹或出血点。呼吸平稳，无气促、发绀，双肺呼吸音清，无啰音。心音有力，律齐，无杂音。腹软，无压痛，未扪及包块，肠鸣音正常。四肢肌力Ⅴ级，肌张力正常。脑膜刺激征阴性，病理反射未引出。肢端暖，CRT 1s。

【个人史】第一胎，第一产（G1P1），36^{+5}周早产，顺产，出生体重3.22kg，无窒息史，母亲孕期无特殊。否认特殊疾病家族史。否认食物、药物过敏史。

2. 初步评估

（1）基础疾病　免疫性血小板减少症。

（2）免疫功能　未检测，建议接种前完善免疫功能检查，排除免疫缺陷性疾病。

（3）脏器功能　未检测，建议接种前完善生化、凝血功能等检测。

（4）特殊用药　人免疫球蛋白1g/（kg·d）（2020-06）。

3. 完善检查结果　2021-08-11白细胞9.7×10^9/L，血小板316×10^9/L。

4. 评估建议　接种前，可以通过血清学检测结果来确定是否有必要接种第2剂MMR，其余疫苗可正常接种。如出现血小板减少时，暂缓接种所有疫苗。

5. 随访事项　患儿诊断免疫性血小板减少症，评估后在我中心特需人群接种门诊接种A群流脑疫苗，疫苗接种后按照7天内家长手机自主上报及15天、42天、3个月电话回访的方式进行随访。随访内容包括：接种后体温，接种部位局部红肿情况，皮肤出血点等，6周内监测血小板计数。接种后随访无不良反应发生，1个月内复查血小板在正常范围内。

6. 专家点评　患儿6月大出现血小板减少，其他二系未见异常，予人免疫球蛋白治疗后有效，ITP诊断明确，但发病原因不明。此患儿接种麻腮风减毒活疫苗1周后出现发热、血小板减少，从时间相关性和因果相关性来判断不能除外预防接种异常反应，给予“建议通过血清学检测结果来确定是否有必要接种第2剂MMR，其余疫苗可正常接种”的疫苗接种建议。如出现血小板减少时，暂缓接种所有疫苗。同时，需注意甲肝灭活疫苗、水痘疫苗、麻腮风联合减毒活疫苗可出现罕见/极罕见不良反应血小板减少性紫癜，建议谨慎接种；IPV、肠道EV71灭活疫苗及四联、五联疫苗因肌内注射后可能存在局部出血风险，建议血小板减少症并活动性出血时慎用。在接种MMR或MMRV后，有血小板减少症或血小板减少性紫癜病史的儿童发生有临床意义的血小板减少症的风险升高[11]。对于有血小板减少症病史的儿童，是否给予第1剂MMR要在个体化的基础上，根据风险和效益的评估结果来酌情决定。在许多病例中，效益大于风险。决策时需要考虑的因素：①复发风险已有报道称，在有血小板减少症病史的患者中，接种MMR后血小板减少症复发（与疫苗相关和无关的都有），然而风险大小不明。在纳入免疫性血小板减少性紫癜病史儿童的小规模病例系列研究中，接种MMR后6周内未观察到复发。②儿童暴露于麻疹、腮腺炎和风疹的可能性（如计划国际旅行、儿童所在学校或社区的MMR接种覆盖率等）：可以通过血清学检测结果来确定是否有必要接种第2剂MMR。抗麻疹、腮腺炎和风疹的抗体处于保护水平的儿童无须接种第2剂疫苗。对于有血小板减少症病史，但抗麻疹、腮腺炎或风疹的抗体并未达到保护水平的儿童，要根据风险和效益的评估结果个体化地做出是否给予第2剂MMR的决定。

二、血友病

（一）概述

血友病（haemophilia）通常是指因凝血因子Ⅷ（血友病A）、因子Ⅸ（血友病B）或因子Ⅺ（血友病C）缺乏所导致的遗传性出血性疾病。

（1）血友病A－遗传性凝血因子Ⅷ［因子8（factor 8，F8）］缺乏所导致的一种X连锁隐性遗传病。

（2）血友病B－遗传性凝血因子Ⅸ［因子9（factor 9，F9）］缺乏导致的一种X连锁隐性遗传病，也称Christmas病。

（3）血友病C－遗传性凝血因子Ⅺ［因子11（factor 11，F11）］缺乏导致的一种常染色体隐性遗传病，也称Rosenthal综合征。

根据凝血因子活性水平，血友病被分为轻度、中度或重度。凝血因子水平通常与出血症状的严重程度相关。全世界有120多万血友病患者，大多数为男性[12]。血友病A比血友病B更常见，也更有可能为重度。血友病通常为遗传性。但散发病例也很常见，即没有阳性家族史，可能是由新突变引起的。研究表明，重度血友病A和重度血友病B中的散发性病例分别多达55%和43%。而轻中度血友病A和血友病B病例中约有30%为散发性[13]。

目前关于血友病相关的疫苗接种建议较少，建议血友病患者应接受针对相应年龄段推荐的免疫接种。降低出血风险的改进措施包括使用最小规格的针头，以及在注射后压迫和/或冰敷注射部位3～5min。

（二）临床表现

血友病的临床表现与凝血功能障碍所致出血、出血后遗症或凝血因子输注的并发症有关。重度血友病患者，更容易出现自发性出血和严重出血，且更早发生首次出血，甚至出生时就发病。

（三）诊断

若男性患者发生异常出血（指无特殊诱因情况下的出血，如外伤、感染等），均需怀疑此病，阳性家族史可辅助诊断，但阴性家族史并不能完全排除血友病，因为也有很多散发性病例。疑似血友病患者的诊断性评估应首先全面回顾个人异常出血史和家族史，然后进行筛查试验，并采用特定凝血因子活性检测和/或基因检测以确诊。大多数血友病患者的实验室检查都相似。初始检查包括凝血筛查试验，具体有血浆凝血酶原时间（PT）、活化部分凝血活酶时间（APTT）和血小板计数。

（四）接种建议

1. 可以接种

血友病儿童应接种和普通人群相同的常规疫苗。最好是皮下接种，而不是肌肉或皮内接种。如果一定要肌内注射，注射前应给予一定剂量的凝血因子保护，并应使用可用的最小规格针头（25～27G）。另外，注射疫苗前应在注射部位敷冰袋5min，并在注射部位加压至少10min，以减少出血和肿胀。目前没有足够证据证明疫苗接种与抑制物产生有关联，所以疫苗接种当日和随后的数日都可以常规进行凝血因子替代治疗。

2. 推迟接种

血友病急性出血时建议推迟接种疫苗，治疗后再行评估。

（五）病例解析

1. 病史

患儿，男，9岁余，因“血友病史”来咨询接种新冠病毒灭活疫苗。

【现病史】患儿6岁余在医院诊断血友病B型（中度），行血友病标准预防治疗至今（每周2～3次的预防性输注凝血因子），一直无明显出血症状，现来特需人群接种门诊咨询接种新冠病毒灭活疫苗事宜。起病前按免疫程序接种疫苗，无不良反应。

【体格检查】体温36.8℃，心率96次/min，呼吸25次/min，体重25kg，身高123cm，神清，反应好，一般情况可，无特殊面容，全身淋巴结未扪及明显肿大，全身未见皮疹或出血点。呼吸平稳，无气促、发绀，双肺呼吸音清，无啰音。心音有力，律齐，无杂音。腹软，无压痛，未扪及包块，肠鸣音正常。四肢肌力Ⅴ级，肌张力正常。脑膜刺激征阴性，病理反射未引出。肢端暖，CRT 1s。

【个人史】第二胎，第一产（G2P1），38^{+2}周足月出生，顺产，出生体重3.3kg，无窒息史，母亲孕期无特殊。否认特殊家族病史。否认食物、药物过敏史。

2. 初步评估

（1）基础疾病　血友病B型。

（2）免疫功能　免疫球蛋白水平、淋巴细胞亚群检测未见明显异常。

（3）脏器功能　肝肾功能、凝血功能未见明显异常。

（4）特殊用药　每周2～3次的预防性输注凝血因子Ⅸ。

3. 完善检查结果

建议完善凝血因子等检查。

4. 评估建议

患儿诊断血为友病B型，有规律预防性输注凝血因子Ⅸ，未见活动性出血表现。建议可接种新冠病毒灭活疫苗，接种后密切关注接种部位有无出血不止、血肿等，建议接种前一天，输注常规剂量凝血因子Ⅸ。

5. 随访事项

患儿诊断血友病B型，评估后在我中心特需人群接种门诊接种新冠病毒灭活疫苗，选择在输注凝血因子后一天实施新冠病毒疫苗接种，接种前在注射部位敷冰袋5min，接种采用4.5G针头。接种后在注射部位加压至少10min。疫苗接种后按照7天内家长手机自主上报及15天、42天、3个月电话回访的方式进行随访。随访内容包括：接种后体温，接种部位局部红肿情况，皮肤出血点等。接种后仍按照专科指引，每周2～3次的预防性输注凝血因子Ⅸ，随访无不良反应发生。

6. 专家点评

血友病B型是遗传性凝血因子Ⅸ［因子9（factor 9，F9）］缺乏导致的一种X连锁隐性遗传病，也称Christmas病。发病率为每1.5万～3万例活产男婴中1例。其中1/3～1/2为重度，即凝血因子Ⅸ的活性不到正常值的1%。重度血友病几乎仅发生于男性患者，多达1/4的女性杂合子携带者存在轻度血友病。病情越重，患者越容易出现自发性出血和严重出血，且更早发生首次出血，甚至出生时就发病。本例患儿6岁余诊断血友病中度，既往接种均无不良反应，参考国内新冠病毒灭活疫苗说明书，无对疫苗成分过敏，无慢性病急性发作等接种禁忌，结合广东省3～17岁未成年人新冠病毒疫苗接种暂缓指引，建议可接种新冠病毒灭活疫苗，为预防接种后出现局部出血等不良反应，建议接种前一天，输注常规剂量凝血因子Ⅸ。并应使用可用的最小规格针头（25～27G）。另外，注射疫苗前应在注射部位敷冰袋5min，并在注射部位加压至少10min，以减少出血和肿胀。

第二节 肿瘤疾病

一、概述

儿童肿瘤（childhood cancer）是指发生在儿童期的良性和恶性肿瘤。多数小儿肿瘤呈进行性增大，良性者生长缓慢，恶性肿瘤多具有恶性程度高、发病隐匿和早期转移的特点。另外，在儿童尤其是婴儿期的肿瘤，不论是良性或恶性，有自行消退的可能性，如毛细血管瘤大部分可自行消退，婴儿期的神经母细胞瘤部分也有自行消退或转化为良性神经节细胞瘤的病例。儿童肿瘤的主要致病因素与遗传有关，常伴发多种先天性畸形和呈双侧或多发性发病，染色体异常较为常见。全国肿瘤防治研究办公室、全国肿瘤登记中心2014年首次发布了我国儿童肿瘤发病、死亡等相关数据。结果显示，我国儿童肿瘤5年生存率达72%；其中，白血病位居我国儿童肿瘤发病和死亡首位，其次为中枢神经系统肿瘤和淋巴瘤[5, 14]。

儿童良性肿瘤以手术治疗为主，预后较好，但恶性肿瘤治疗难度大，需要以化疗为主，手术及放疗为辅的综合治疗。儿童肿瘤对化疗的敏感性高于成人，而且儿童对化疗的近期耐受优于成人，所采用的剂量相对于成人明显增大。但儿童处于生长发育期，可能出现化疗药物及放疗对机体器官的损伤，因此，儿童肿瘤在整个治疗过程中应长期随访[15]。

二、接种疫苗的必要性

肿瘤患儿因疾病本身和/或需要接受化疗、放疗，可导致免疫功能受损，体内缺乏对某些感染性疾病的保护性抗体，对多种病原微生物感染的风险显著增高，部分患儿甚至死于严重感染。接种疫苗对预防疾病具有重要作用。以白血病为例，大多数白血病患者免疫功能可在其化疗结束后6～12个月逐渐恢复正常，在化疗结束后12个月评估发病风险和机体免疫功能后考虑接种减毒活疫苗。也有研究报道，白血病患者在化疗结束后的18个月，$CD4^+$和$CD8^+$的细胞数量仍低于特定年龄的正常范围。所以应在综合评估患儿身体状况和疫苗可预防疾病患病风险下，考虑给予接种疫苗预防相应感染。在化疗前已经按免疫程序接种疫苗，体内并有较高滴度保护性抗体的部分白血病患儿，在化疗结束后抗体滴度会显著降低甚至消失[16]。

关于接受癌症治疗的儿童进行疫苗接种的经验有限，有关接受免疫抑制化疗的患者对具体疫苗反应的已发表数据极少。但来自HIV感染婴儿的数据表明，在免疫接种后发生不良事件的风险较低。

三、接种建议

（一）可以接种

（1）化疗结束6个月后可接种非活疫苗；化疗结束12个月后经过免疫功

能评估，考虑接种减毒活疫苗。

（2）对于接受化疗的肿瘤患儿，推荐每年接种流感灭活疫苗。还推荐家庭接触者接受流感灭活疫苗，目的是防止患儿在中性粒细胞减少期间（此时患儿的免疫功能重度受损）感染。

（二）推迟接种

（1）肿瘤患儿化疗期间暂缓接种所有减毒活疫苗。

（2）家庭成员不应接受经鼻腔接种的流感减毒活疫苗，这是由于担心这种活病毒可能传播给肿瘤患儿，并导致免疫功能受损的宿主发生严重感染。

（三）不宜接种

（1）化疗期间，肿瘤患儿只能接种灭活的疫苗。禁用活病毒疫苗，如MMR、OPV等。

（2）重度中性粒细胞减少（中性粒细胞绝对计数 $<0.5\times10^9$/L）期间不应接种疫苗，以避免诱发急性发热性中性粒细胞减少。

四、随访方案

肿瘤患儿需定期监测血常规、尿便常规、脏器功能、电解质、肿瘤生物标志物、血清钙磷和尿酸水平等。必要时定期完善X线、彩超或CT等影像学检查以筛查复发，以及定期复查脑脊液、骨髓或其他体液以排除转移可能。

五、病例解析

（一）病史

患儿，女，1岁1个月，因“右眼视网膜母细胞瘤（化疗后）”于2021-05来我院咨询免疫接种。

【现病史】患儿出生第1天在当地医院检查发现眼底异常，诊断为“右眼视网膜母细胞瘤，弥漫性”，2020-04-11在医院予VEC方案化疗（长春新碱，卡铂，依托泊苷），2020-05-06及2020-05-28各行第2、第3疗程化疗，化疗后均出现骨髓抑制。2020-06-22在外院经导管行右眼动脉造影+灌注化疗术，术后血常规曾提示血小板28×10^9/L，中性粒细胞0.28×10^9/L。2020-07-14在我院眼科行激光手术。现我院眼科定期随诊中，复查无异常，出生时已接种乙肝疫苗、卡介苗各1剂，无不良反应。

【体格检查】体温36.8℃，心率108次/min，呼吸26次/min，体重7.9kg，身长73cm，神清，反应好，一般情况可，无特殊面容，全身淋巴结未扪及明显肿大，全身未见皮疹或出血点。呼吸平稳，无气促、发绀，双肺呼吸音清，无啰音。心音有力，律齐，无杂音。腹软，无压痛，未扪及包块，肠鸣音正常。四肢肌力Ⅴ级，肌张力正常。脑膜刺激征阴性，病理反射未引出。肢端暖，CRT 1s。

【个人史】第二胎，第一产（G2P1），38^{+2}周足月顺产出生，出生体重3.3kg，无窒息史，母亲孕期无特殊。否认食物、药物过敏史。父母亲无过敏体质，否认父母地中海贫血病史，否认家族中有乙肝疾患。

（二）初步评估

1. 基础疾病　右眼视网膜母细胞瘤（弥漫性）。

2. 免疫功能　未检测，建议完善淋巴细胞亚群检测及免疫球蛋白水平检测。

3. 脏器功能　2020-07-14 肝功能：ALT 81U/L↑，AST 73U/L↑。血常规：白细胞7.4×10^9/L，血红蛋白 93g/L，血小板 661×10^9/L。

4. 特殊用药　长春新碱，卡铂，依托泊苷（2020-04至2020-05）。

（三）完善检查结果

2021-05-11我院免疫球蛋白水平：未见异常。淋巴细胞亚群检测：未见异常。

（四）评估建议

可以按免疫程序或疫苗说明书接种疫苗，风险略高于正常同龄儿童。专科随诊，如有病情反复，暂缓接种。

（五）随访事项

疫苗接种后按照7天内家长手机自主上报及15天、42天、3个月电话回访的方式进行随访。随访内容包括：接种后体温，有无皮疹、头痛、乏力/睡眠多、恶心/呕吐、腹泻、咳嗽、纳差、肌肉痛及接种部位局部红肿等情况。患儿评估后接种乙肝疫苗第2剂，随访期间无不良反应发生，复查血常规、肝功能相关指标稳定。右眼视网膜母细胞瘤化疗、激光手术后，专科复诊未见复发。

（六）专家点评

视网膜母细胞瘤（Retinoblastoma，RB）是原发于视网膜的眼内恶性肿瘤，发病率为1/28 000～1/20 000，大部分发生在3岁以下，发生于5岁以上者少于5%，对患儿的视力和生命均可造成严重影响和威胁。目前病因尚不明确，有关学者表示与基因突变存在关联，并具有遗传性。治疗主要是在早期，通过冷冻和激光的方式直接杀死肿瘤细胞，中晚期则以摘除眼球为主要治疗方式，通过眼球摘除之后，进行视神经根部的病理检查，一旦发现视网膜母细胞瘤细胞已经随着视神经发生眼外转移，则需要进行全身的抗肿瘤治疗。眼内期视网膜母细胞瘤及时治疗生存率可达80%～90%，但当疾病发展至眼外期时，5年生存率仅为10%～40%。本病患儿生后即确诊，予积极治疗后在眼科门诊随诊，肿瘤无复发及转移，现已结疗近1年，病情稳定，完善免疫功能检查，提示免疫功能正常，无接种禁忌，可以按免疫程序或疫苗说明书接种疫苗，但是需告知家属疫苗接种风险略高于正常同龄儿童。接种后需注意有无发热、皮疹等不良反应，同时定期眼科门诊复诊专科情况。

第三节 造血干细胞移植

一、概述

造血干细胞移植（hematopoietic cell transplantation，HCT）是指患者经化疗和/或放疗后，在造血或免疫功能极度低下的情况下，移植自体的或同种异体的造血干细胞，从而达到重建造血与免疫功能的一种新的治疗技术[15]。

HCT后的免疫抑制程度因移植的类型而异。

（1）异基因HCT后，受者的免疫系统会被供者的免疫系统取代。因此，受者“净免疫抑制状态”的促进因素包括HCT的预处理方案、移植物抗宿主病（graft-versus-host disease，GVHD）的存在及移植后免疫抑制剂的应用。

（2）自体HCT后移植物和宿主之间不存在免疫学差异，因此受者“净免疫抑制状态”的促进因素是移植前的大剂量放疗、化疗和基础疾病。自体HCT受者发生感染的风险可能还与移植前免疫抑制的累积效应相关，包括HCT前治疗基础恶性肿瘤药物的使用，如利妥昔单抗和氟达拉滨。目前我国还没有HCT后疫苗接种的推荐[17]。

为了使HCT受者的预防策略标准化，2009年欧洲和北美多个组织合作发布了HCT后感染性并发症预防指南，包括欧洲血液和骨髓移植组、美国血液和骨髓移植协会、加拿大血液和骨髓移植组、美国感染病学会（Infectious Diseases Society of America，IDSA）和美国疾病控制与预防中心[18]。

目前一致认为疫苗接种的免疫应答因HCT的类型（如异基因移植、自体移植、脐带血移植、减低强度预处理）而不同，但是由于数据太少而没有分别针对每种移植类型的推荐。

二、接种建议

（一）可以接种

参见表7-1。

1. 流感病毒　在移植术后6个月，不管哪种移植类型，都推荐接种流感灭活疫苗，按照疫苗说明书与各地非免疫规划疫苗接种方案执行。

2. 肺炎链球菌疫苗　目前的指南推荐移植后3～6个月开始PCV疫苗接种，3次剂量，间隔1至2个月，在最后1剂PCV13接种6～12个月后，可给予1剂PPV23（覆盖更多的肺炎球菌血清型）。

3. 甲型肝炎灭活疫苗和乙肝疫苗

（1）甲型肝炎灭活疫苗（HepA-I）：对于移植后血清学阴性的患者，目前指南建议至少在移植6～12个月后给予2剂疫苗注射。

（2）乙肝疫苗（HepB）：移植后HBV血清学阴性患者或仅抗HBc抗体阳性的患者需重新接种疫苗。目前指南建议移植后患者至少在移植6～12个月以后，停用所有免疫抑制剂6个月以后才能接种HepB，并且需评估患者的免疫重建情况（$CD4^+$细胞＞2×10^8/L，IgG＞5g/L，足够的体外T细胞反应）。

4. B型流感嗜血杆菌结合疫苗　指南推荐在移植6～12个月后接种B型流感嗜血杆菌结合疫苗，每个月1剂，共3剂。

5. 流行性脑脊髓膜炎疫苗　建议所有年龄大于9个月的患者在移植后6个月接种2剂T依赖性4价结合疫苗（MCV4）而不是多糖疫苗（MPSV4），因为结合疫苗免疫原性更强，可刺激长寿命记忆B细胞。

6. 吸附无细胞百白破联合疫苗　相关指南推荐移植后6～12个月可以接种DtaP，不管年龄多大，可以使用3剂DtaP。

7. 麻疹、腮腺炎、风疹疫苗　一般认为移植后大于2年、停用所有免疫抑制剂超过1年、停用IVIG超过8个月的患者，可考虑给予麻腮风联合减毒活疫苗（MMR）疫苗。儿童一般接种2剂MMR（间隔1个月），未接种疫苗的成人接种1剂。

8. 水痘疫苗　水痘疫苗接种仅推荐适用于既往未患过水痘或未接种过水痘疫苗的水痘-带状疱疹病毒（varicella-zoster virus，VZV）血清抗体阴性的患者。目前推荐移植后大于2年、停用所有免疫抑制剂超过1年、停用IVIG超过8个月的患者，可考虑给予减毒水痘疫苗接种，第2剂一般与第1剂间隔至少1个月。

9. 脊髓灰质炎灭活疫苗　推荐所有HCT受者接种脊髓灰质炎灭活疫苗。接种方案是3剂疫苗系列接种，应从移植后6～12个月开始。接种间隔时间为1～3个月。

表7-1　欧洲骨髓移植协作组（EBMT）关于造血干细胞移植后疫苗接种的推荐

疫苗	推荐使用级别	移植后开始接种时间/月	注射次数/次
肺炎球菌结合疫苗（PVC）	BⅠ	3～6	3～4
灭活流感疫苗	AⅡ	4～6	1～2

（续表）

疫苗	推荐使用级别	移植后开始接种时间/月	注射次数/次
百白破联合疫苗	白喉破伤风BⅡ 百日咳CⅢ	6～12	3
b型流感嗜血杆菌疫苗	BⅡ	6～12	3
脑膜炎球菌结合疫苗	BⅡ	6～12	1
脊髓灰质炎灭活疫苗	BⅡ	6～12	3
重组乙型肝炎疫苗	BⅡ	6～12	3
麻腮风联合减毒活疫苗	麻疹：所有儿童和血清学阴性的成人BⅡ 腮腺炎：CⅡ 风疹BⅡ EⅢ（不推荐：移植后24个月内、活动性GVHD、有免疫抑制治疗）	24	1～2

（二）推迟接种

如果移植后需要接种病毒活疫苗（如麻腮风联合减毒活疫苗（麻腮风疫苗）、风疹疫苗、水痘减毒活疫苗），患者必须达到特定的接种时机和/或免疫功能标准，若无达到，建议推迟接种。

（三）不宜接种

（1）移植后患者在应用氮杂胞苷、来那度胺、利妥昔单抗等药物时，应避免疫苗接种（流感疫苗除外）。

（2）因移植后B细胞计数在造血干细胞移植（hematopietic stem cell transplantation，HSCT）后第1～2个月是降低的，T细胞计数在移植后最初的1～3个月是降低的，建议移植后前3个月内尽量避免疫苗接种。

（3）HCT后24个月内严禁接种大多数病毒活疫苗。活动性GVHD和/或当前存在免疫抑制的HCT受者同样应避免接种病毒活疫苗。但对于无活动性GVHD且没有在使用免疫抑制剂的患者，HCT后24个月可以接种某些疫苗，如麻腮风联合减毒活疫苗（measles，mumps，and rubella，MMR）。

（4）出于安全方面的考虑，HCT受者禁用某些疫苗，尤其是病毒活疫苗和/或缺乏有效性数据的疫苗，包括：卡介苗（BCG）、口服脊髓灰质炎减毒活疫苗、鼻内接种流感疫苗、霍乱疫苗、口服伤寒疫苗和轮状病毒减毒活疫苗[19-20]。

三、病例解析

（一）病史

患儿，男，3岁4月大，因“移植后1年8个月”于2021-02-08来医院咨询免疫接种。

【现病史】患儿7月龄大（2018-06）因反复感染，三系异常查幼年型粒-单核细胞白血病基因突变分析：检测到*NF1*和*PTPN11*基因突变，确诊白血病，GMML，1岁6月（2019-04）外院行骨髓移植，术后恢复良好，2020-04停用药物治疗。6月龄前按时预防接种，起病后于2020-10开始接种IPV、流感疫苗、EV71、甲肝灭活疫苗，无异常反应。平素无易生病，有变应性鼻炎病史。

【体格检查】体温36.3℃，心率100次/min，呼吸26次/min，体重15kg，身高93cm，神清，反应好，一般情况可，无特殊面容，全身淋巴结未扪及明显肿大，全身未见皮疹或出血点。呼吸平稳，无气促、发绀，双肺呼吸音清，无啰音。心音有力，律齐，无杂音。腹软，无压痛，未扪及包块，肠鸣音正常。四肢肌力Ⅴ级，肌张力正常。脑膜刺激征阴性，病理反射未引出。肢端暖，CRT 1s。

【个人史】第一胎，第一产（G1P1），40周足月，顺产出生，出生体重3.02kg，无窒息史，母亲孕期无特殊。

过敏史：有变应性鼻炎病史。家族史：父母亲无过敏体质，否认家族中有乙肝疾患。

（二）初步评估

1. 基础疾病　幼年型粒-单核细胞白血病。

2. 免疫功能　2018-05-06免疫球蛋白水平未见明显异常，血常规未见异常。

3. 脏器功能 2018-05-06肝肾功能未见异常。

4. 特殊用药 2019-04骨髓移植术。

（三）完善检查结果

建议完善淋巴细胞亚群检测。

（四）评估建议

不建议接种减毒活疫苗，其余疫苗可正常接种，3个月后复诊。

（五）随访事项

白血病造血干细胞移植术后，需要注意两方面：①预防复发。需要定期血液科门诊复诊，建议第一年每3个月复查一次，定期监测血液指标及影像学。②预防感染。因移植后，免疫功能受到损伤，比较容易受到感染，建议注意个人卫生，避免去密闭空间、人群密集的地方。

（六）专家点评

患儿原发病为白血病，1岁6月大行异基因骨髓移植，现移植后1年8个月，移植一年后陆续安排疫苗补种，无不良反应。在中心特需人群接种门诊接种13价肺炎球菌多糖结合疫苗，追踪随访3个月时间无异常反应，原发病无复发。对于这类患儿非活疫苗接种是相对安全的。对于麻腮风联合减毒活疫苗、水痘减毒活疫苗而言，建议移植后大于2年、停用所有免疫抑制剂超过1年、停用IVIG超过8个月，再考虑接种。中心尚未启动复种方案，对于已接种的脊髓灰质炎灭活疫苗、吸附无细胞百白破联合疫苗、流脑疫苗，暂先补齐国家免疫规划程序中同年龄段尚未接种的剂次；推荐每年接种流感灭活疫苗，推荐接种13价肺炎球菌多糖结合疫苗及23价肺炎球菌多糖疫苗。患儿7月龄发病，未接种麻腮风联合减毒活疫苗，HCT移植前亦未接种麻腮风减毒活疫苗，建议移植2年后，完善免疫球蛋白水平、淋巴细胞亚群检测，评估无免疫功能异常，可以安排接种；患儿未患水痘，HCT移植前亦未接种水痘减毒活疫苗，建议移植2年后，完善免疫球蛋白水平、淋巴细胞亚群检测，评估无免疫功能异常，可以安排接种，与麻腮风联合减毒活疫苗接种间隔大于等于28天。对于非免疫规划疫苗，如23价肺炎球菌多糖疫苗、流感灭活疫苗，可参照疫苗说明书进行免疫接种。

第四节
输注血液制品、激素及免疫抑制剂治疗

一、输注血液制品

（一）概述

血液制品（blood products）主要包括全血、红细胞制品、血浆及血浆衍生制品、血小板制品等。不同的血液制品，制备方法不同。但是绝大多数血液制品中均会存留一定量的抗体——免疫球蛋白。应用血液制品后，这些抗体进入人体内，有可能和疫苗中的抗原特异性地结合，干扰机体对这种疫苗的免疫应答。血液制品所含的抗体滴度越高，使用剂量越大，抗体在体内衰减的耗时越长，对后续疫苗接种的影响则越持久。

（二）血制品对疫苗的影响

（1）不是所有疫苗的接种都会受血液制品的影响，血液制品的应用对于下列疫苗的影响甚微，可以正常接种：灭活疫苗、类毒素疫苗、口服活疫苗（脊髓灰质炎疫苗、轮状病毒疫苗、伤寒疫苗）、鼻内活疫苗（减毒活流感疫苗）、卡介苗、黄热减毒活疫苗。这些疫苗可在应用血液制剂同时或前后的任何时间接种。

（2）会受血液制品影响的疫苗：主要是注射用的减毒活疫苗。接种间隔时间见表7-2。

表7-2　应用血制品与麻疹疫苗主动免疫的推荐间隔时间

血液制品种类	用药途径	剂量/免疫球蛋白G含量	间隔月数
洗涤红细胞	IV	10mL/kg（忽略不计）	0
悬浮红细胞	IV	10mL/kg（10mg IgG/kg）	3
浓缩红细胞	IV	10mL/kg（20～60mg IgG/kg）	6
全血细胞	IV	10mL/kg（80～100mg IgG/kg）	6

（续表）

血液制品种类	用药途径	剂量/免疫球蛋白G含量	间隔月数
血浆或血小板制品*	IV	10mL/kg（160mg IgG/kg）	7
静脉注射免疫球蛋白	IV	300～400mg/kg	8
	IV	400mg/kg	8
	IV	800～1000mg/kg	10
	IV	1600～2000mg/kg	11
乙肝免疫球蛋白	IM	0.06mL/kg（10mg IgG/kg）	3
狂犬病免疫球蛋白	IM	20U/kg（22mg IgG/kg）	4
破伤风免疫球蛋白	IM	250U（10mg IgG/kg）	3

*仅列出目前内地有的血液制品，血浆制品包括冷沉淀，凝血酶原复合物等。
IV：静脉注射；IM：肌内注射。

（三）接种建议

美国儿科学会建议，在未得到确切的数据前，其他的减毒活疫苗，包括腮腺炎疫苗、风疹疫苗、水痘疫苗及它们的联合疫苗（麻腮风联合减毒活疫苗、麻腮风水痘联合疫苗）均参照麻疹疫苗的接种间隔时间接种。国内采用的麻疹疫苗、乙脑减毒活疫苗、甲肝减毒活疫苗在国外很少应用，目前尚未有相应的推荐意见，故国内有专家建议同样参照含麻疹成分疫苗的接种间隔时间。

（四）病例解析

1. 病史

患儿，女，3月龄，因“早产儿”于2021-02-01来医院门诊咨询免疫接种。

【现病史】患儿31^{+4}周早产儿，出生后住院治疗85天，出院诊断“极低出生低体重儿（出生体重1 150g）、新生儿呼吸窘迫综合征、支气管肺发育不良、肺炎、血小板减少、黄疸、贫血、动脉导管未闭、卵圆孔未闭、肺动脉高压、双侧听力损伤”，期间（2020-11-08、2020-11-21）各输注洗涤红细胞悬液0.5U，出院前已接种乙肝疫苗、卡介苗各1剂次，乙肝免疫球蛋白1剂，无不良反应，现患儿体温正常，吃奶好，纯母乳+全量强化剂喂养，奶量每次85mL，二便正常。

【体格检查】体温36.6℃，心率118次/min，呼吸30次/min，体重3.35kg，身长58cm，神清，反应好，一般情况可，无特殊面容，全身淋巴结未扪及明显肿大，全身未见皮疹或出血点。呼吸平稳，无气促、发绀，双肺呼吸音清，无啰音。心音有力，律齐，无杂音。腹软，无压痛，未扪及包块，肠鸣音正常。四肢肌力Ⅴ级，肌张力正常。脑膜刺激征阴性，病理反射未引出。肢端暖，CRT 1s。

【个人史】第一胎，第二产（G1P2），31^{+4}周早产出生，双胎之小，出生体重1.15kg；母亲孕期因胎儿生长受限（左侧胎儿）于我院住院行地塞米松（共4次）促胎肺成熟。家族史：父母否认过敏体质。母亲乙肝病毒携带者。

2. 初步评估

（1）基础疾病　早产儿、贫血。

（2）免疫功能　未检查。

（3）脏器功能　未检查，建议接种前完善肝肾功能检查等。

（4）特殊用药　输注洗涤红细胞悬液0.5U（2020-11-08、2020-11-21）。

3. 完善检查结果

2021-01-15心脏彩超示卵圆孔未闭。2021-02-01头颅彩超示右侧脑室增宽，脑外间隙增宽。血常规：血红蛋白83g/L↓，余在正常范围内。

4. 评估建议

可以按免疫程序或疫苗说明书接种疫苗，风险与正常同龄儿童相仿。

5. 随访事项

患儿为早产儿，评估后在我中心特需人群接种门诊接种乙肝疫苗第2剂。疫苗接种后按照7天内家长手机自主上报及15天、42天、3个月电话回访的方式进行随访。随访内容包括：接种后体温、有无皮疹、胃纳及有无腹泻等全身症状及是否存在接种部位局部红肿硬结等情况。随访患儿无上述不良反应出现。本患儿有贫血史，需定期监测血常规，及时指导添加辅食，必要时完善贫血相关检查。

6. 专家点评

患儿早产，住院期间发现贫血，予输注洗涤红细胞对症支持治疗，因洗涤红细胞悬液对疫苗无影响，建议按照正常程序补种疫苗，需要注意的是，《国家免疫规划疫苗儿童免疫程序及说明（2021年版）》已明确指出，卡介苗与免疫球蛋白接种间隔不做特别限制。因此，对于出生后输注血制品的新生儿，在医学评估稳定后，尽早在出院前接种卡介苗及乙肝疫苗。

二、激素治疗（hormonotherapy）

（一）概述

糖皮质激素（皮质类固醇）有免疫抑制作用，可抑制多种免疫细胞，能有效地控制炎症性疾病和自身免疫性疾病的急性期症状。糖皮质激素的一些免疫学效应呈剂量依赖性，主要是由于靶基因组位点对糖皮质激素-糖皮质激素受体复合物的亲和力不同。剂量分类：①低至中等剂量。泼尼松使用剂量为≤1mg/（kg·d），因为这是大多数个体长期使用激素开始出现严重毒性的剂量标准。②较高剂量。泼尼松使用剂量，儿童＞1mg/（kg·d）视为较高剂量。

（二）激素对疫苗接种的影响

糖皮质激素的剂量和使用持续时间，以及患者的基础健康或疾病状况，都会影响患者对疫苗接种的应答能力。

美国免疫接种咨询委员会（Advisory Committee on Immunization Practices，ACIP）认为，泼尼松等效剂量达到≥2mg/kg或≥20mg/d（体重>10kg时）、连续给药≥14日是最高界限，一旦超过上述剂量可能会抑制免疫应答。因此，建议最好等到患者糖皮质激素过渡到较低剂量或完全停用时，再接种灭活疫苗或减毒活疫苗。

美国感染病学关于应用激素患者的疫苗接种指导建议：在排除其他禁忌证，例如重度免疫缺陷等，可以考虑接种活疫苗的情况：①短期（＜14

日）。②低至中等剂量（在幼儿中等效泼尼松＜20mg/d，或每日＜2mg/kg）。③长期、隔日给予短效制剂。④维持性生理剂量（替代治疗）。⑤外用（皮肤或眼），吸入，或者关节内、囊腔内或肌腱注射。

对于接受大剂量糖皮质激素≥14日的患者，停药后应等待至少1个月再接种减毒活疫苗。

国内专家建议完全停用激素1～3个月后再接种减毒活疫苗。

（三）接种建议

1. 可以接种

（1）接受低至中剂量激素，短日程全身性糖皮质激素治疗的患者，灭活疫苗接种不受影响；排除其他禁忌证（如重度免疫缺陷），可以考虑接种减毒活疫苗。

（2）应用替代治疗即维持生理剂量的激素、外用（皮肤或眼）、雾化吸入糖皮质激素患者可以按免疫程序接种疫苗。

2. 推迟接种

（1）大剂量糖皮质激素［泼尼松≥20mg/d或≥2mg/（kg·d）］且接受较长时间（≥14天），可能会损害机体对疫苗的抗体应答，建议推迟。

（2）大剂量糖皮质激素［泼尼松≥20mg/d或≥2mg/（kg·d）］治疗结束3个月可以接种减毒活疫苗。

（四）随访方案

糖皮质激素（皮质类固醇）对一系列免疫应答具有抑制作用，增加感染风险。在一些情况下，推荐采取预防措施预防机会性感染，同时需监测不良反应，包括骨质疏松、感染、糖尿病或葡萄糖耐受不良、白内障或青光眼。长期应用中到大剂量糖皮质激素治疗的患者，应常规补钙，定期专科及眼科门诊复诊，监测身高、体重等。

（五）病例解析

1. 病史

患儿，女，5岁2个月，因“肾病综合征”于2021-02来医院咨询接种。

【现病史】患儿2岁8个月时（2017-08）因“颜面、四肢浮肿”在医院诊断为肾病综合征，予规范激素治疗10个月，2018-06停用激素，感染后复发，加用激素治疗至2019-02再次停药至今。起病前按免疫程序接种疫苗，无不良反应。现一般情况可，无发热等不适。

【体格检查】体温36.2℃，心率92次/min，呼吸24次/min，体重20kg，身高110cm，神清，反应好，一般情况可，无特殊面容，全身淋巴结未扪及明显肿大，全身未见皮疹或出血点。呼吸平稳，无气促、发绀，双肺呼吸音清，无啰音。心音有力，律齐，无杂音。腹软，无压痛，未扪及包块，肠鸣音正常。四肢肌力Ⅴ级，肌张力正常。脑膜刺激征阴性，病理反射未引出。肢端暖，CRT 1s。

【个人史】第二胎，第一产（G2P1），足月，顺产出生，出生体重3.3kg，无窒息史，母亲妊娠无特殊。否认食物、药物过敏。否认特殊家族病史。

2. 初步评估

（1）基础疾病　肾病综合征。

（2）免疫功能　免疫球蛋白水平、淋巴细胞检测（绝对计数）未见明显异常。

（3）脏器功能　尿液分析：尿蛋白阴性。肝肾功未见异常。血常规正常。

（4）特殊用药　激素（2017-08起，每天1次服醋酸泼尼松片25mg，后逐渐减量。2018-06停药，感染后复发。2019-02再次停药），距咨询日2021-02已经停药2年。

3. 完善检查结果

无。

4. 评估建议

该患儿有肾病综合征病史，已痊愈。评估可以按免疫程序接种疫苗。评估后在我中心特需人群接种门诊接种23价肺炎球菌多糖疫苗，疫苗接种后按照7天内家长手机自主上报及15天、42天、3个月电话回访的方式进行随访。随访内容包括：接种后体温、精神、进食状态，接种部位局部红肿、硬结及原发病等情况。随访期间患儿无上述不良反应出现，原发病无复发。

5. 随访事项

定期监测尿蛋白，评估原发病是否复发。若尿蛋白阳性，需立即专科复诊。

6. 专家点评

肾病综合征是一种以严重蛋白尿和低蛋白血症为特征的临床综合征，分为原发性和继发性，并根据病因的不同，拥有不同的流行病学和临床特征，预后结局不同。治疗主要是依赖激素，必要时需联合免疫抑制剂治疗。治疗后结局有3种：完全缓解、部分缓解、复发。本例患儿主要是规律激素治疗，为激素敏感型肾病综合征。患儿现已停药2年，无复发，考虑完全缓解，建议可按正常程序接种疫苗。肾病综合征的感染性并发症包括反复呼吸道感染、泌尿道感染、腹膜炎和脓毒症，尤其是肺炎链球菌等荚膜细菌引起的感染。推荐肾病综合征患者接种肺炎球菌疫苗。在流行季节，推荐接种流感疫苗。但需告知家长，接种疫苗后可能会引起疾病复发，但这种复发风险实际很小，感染疾病亦可引起原发病复发，仍需积极通过预防接种来预防感染性疾病，降低复发的风险[21]。

三、免疫抑制剂治疗（immunosuppressant therapy）

（一）概述

免疫抑制剂是指对机体的免疫反应具有抑制作用的药物，抑制免疫反应相关细胞（T细胞、B细胞、巨噬细胞等）的增殖和功能，临床上主要用于自身免疫性/炎症性疾病、移植后排异反应和严重过敏反应。

常用的免疫抑制剂主要有5类：①糖皮质激素类，如氢化可的松和泼尼松。②细胞毒类药物，如硫唑嘌呤、甲氨蝶呤、环磷酰胺、霉酚酸酯等。③真菌产物，如环孢素、他克莫司、西罗莫司等。④免疫细胞单克隆抗体，如CD3单克隆抗体（OKT3）、利妥昔单抗、奥马珠单抗、培塞利珠单抗等。⑤细胞因子及其受体拮抗剂，如英夫利昔单抗、伊那西普、托珠单抗等。

（二）接种疫苗的必要性

接受免疫抑制剂的儿童更容易发生感染性疾病，因此有必要接种疫苗。然而，接受免疫抑制剂的儿童是否可以接种疫苗，取决于两方面因素：①接种疫苗后是否可产生有效的免疫应答，发挥保护作用。②是否发生不良反应。有研究评估了间质性肺病患者接受皮质类固醇等免疫抑制剂治疗时接种肺炎球菌疫苗（PPV23或PCV13）的效果和安全性，结果发现接种后患者血清中肺炎球菌血清型19F IgG抗体浓度增加（仅检测了这一血清型），无不良反应发生。对接受免疫抑制剂的肾病综合征患者进行麻疹、风疹、水痘和腮腺炎减毒活疫苗的接种，接种后2个月麻疹抗体的血清阳性率为95.7%、风疹为100%、水痘为61.9%、腮腺炎为40.0%，而且无严重不良反应发生。还有研究发现，对接受阿巴西普治疗的幼年特发性关节炎患者，接种肺炎和流感疫苗，可产生有效的免疫应答[22]。

（三）接种建议

1. 建议接种

（1）正在接受免疫抑制剂治疗的患者可以接种灭活疫苗并无须中断免疫抑制剂治疗。疫苗与单抗的研究较少，目前有关于奥马珠单抗与疫苗接种的安全性方面的研究提示，接受疫苗注射并非奥马珠单抗使用的禁忌证，然而尚无使用奥马珠单抗的患者在接种疫苗后抗体水平变化或疫苗效力的信息。在奥马珠单抗的随机对照临床试验中，有少数患者使用了疫苗（包括霍乱疫苗、白喉疫苗、甲型肝炎疫苗、乙肝疫苗、破伤风类毒素、流感疫苗、伤寒和肺炎球菌疫苗），但数据有限，不足以说明奥马珠单抗与疫苗间的相互作用。建议对于可能需要合并使用疫苗的应用单抗治疗的患者，同时应参考疫苗制剂说明书，关注有无药物配伍禁忌。建议应尽量避免在接种疫苗的同一天接受单抗注射。

（2）对于孕晚期免疫抑制剂暴露的婴儿，按预防接种程序接种灭活疫苗、MMR和水痘疫苗。母亲妊娠期间接受最后一次培塞利珠单抗后，至少等待5个月，才可为婴儿接种活疫苗或/减毒活疫苗（例如卡介苗）。

（3）对于母亲接受免疫抑制剂治疗的母乳喂养婴儿，可接种各类疫苗，无须延迟。

2. 延迟接种　减毒活疫苗需暂缓接种。对于中断免疫抑制剂治疗安全的患者，需根据所用免疫抑制剂的药代动力学决定暂缓接种的时间。

（1）非生物制剂类的其他免疫抑制剂治疗结束后至少3个月可以接种减毒活疫苗。

（2）接受利妥昔单抗治疗的患者，应该在末次剂量6个月后进行疫苗接种。

（四）病例解析

1. 病史

患儿，男，3岁7月余，因“Blau综合征2年”于2021-04-12来特需人群接种门诊咨询。

【现病史】患儿于2019年1月（1岁4月）出现右下肢跛行，2020-07行遗传病全外显子组家系检测，结果提示：NOD2基因突变，诊断关节炎（Blau综合征），予甲氨蝶呤［每周一次（周日），5mg/次］、叶酸［每周一次（周一），2.5mg/次］、布洛芬［每日2次，3mL/次］、类克（60mg/次，末次使用时间为2021-03-23）等治疗至今。起病前已按正常程序接种疫苗，无不良反应。

【体格检查】体温36℃，心率98次/min，呼吸28次/min，体重15.5kg，身高100.5cm，神清，反应好，一般情况可，无特殊面容，全身淋巴结未扪及明显肿大，全身未见皮疹或出血点。呼吸平稳，无气促、发绀，双肺呼吸音清，无啰音。心音有力，律齐，无杂音。腹软，无压痛，未扪及包块，肠鸣音正常。四肢肌力Ⅴ级，肌张力正常。脑膜刺激征阴性，病理反射未引出。肢端暖，CRT 1s。四肢关节稍变形。

【个人史】第一胎，第一产（G1P1），足月顺产出生，出生体重3.3kg，无窒息抢救史，孕期无特殊。

喂养史：出生后人工喂养按时添加钙剂、鱼肝油，按时添加辅食。

生长发育史：与正常同龄儿相似。

2. 初步评估

（1）基础疾病　关节炎（Blau综合征）。

（2）免疫功能　免疫球蛋白水平、淋巴细胞检测（绝对计数）未见明显异常。

（3）脏器功能　肝肾功能、尿液分析、血常规未见明显异常。

（4）特殊用药　甲氨蝶呤［每周一次（周日），5mg/次］、叶酸［每周一次（周一），2.5mg/次］、布洛芬［每周2次（周日），3mL/次］、类克（60mg/次，末次使用时间为2021-03-23）。

3. 完善检查结果

建议完善炎症指标如血沉、C反应蛋白、血清铁蛋白等检查。

4. 评估建议

暂缓接种疫苗，6个月后复诊。建议停用生物制剂6个月后专科评估病情再考虑接种疫苗。

5. 随访事项

免疫科及眼科定期随诊观察及药物调整，定期复查炎症指标。

6. 专家点评

关节炎（Blau综合征）是一种罕见的自身炎症性疾病，15年前由MCDermott提出，发病年龄3～4岁前，亦有10岁后出现症状者。表现为肉芽肿性多关节关节炎、皮疹和葡萄膜炎三联症，前两者多早发，眼炎可于7～12岁发病。发病机制为常染色体显性遗传病，CARD基因突变所致，CARD基因编码NOD2，NOD家族是胞浆中的模式识别受体，主要表达在单核细胞胞浆中，识别大多数G+和G-细菌肽聚糖，触发天然免疫反应。实验室检查：NOD/CARD15基因位点的突变，炎性指标升高。病理：滑膜及真皮有多核巨细胞形成的非干酪样肉芽肿。皮肤活检，电镜下可见“逗号”类上皮细胞。治疗药物主要为：非甾体类消炎药（non-steroidal anti-inflammatory drugs，NSAIDs），肾上腺皮质激素，慢作用改善病情药物（沙利度胺），生物制剂（依那西普、英夫利昔、阿那白滞素、IL-1受体拮抗剂）。正在接受免疫抑制剂治疗的患者可以接种灭活疫苗并无须中断免疫抑制剂治疗；但接受利妥昔单抗治疗的患者，应该在末次剂量6个月后进行疫苗接种。该患儿末次应用类克时间为2021-03-23，故本次评估建议暂缓疫苗接种，停用生物制剂6个月后再评估。

参考文献

［1］江载芳. 诸福棠实用儿科学［M］. 8版. 北京：人民卫生出版社，2013.

[2] D'ORAZIO J A. ITP in children: pathophysiology and current treatment approaches [J]. J Pediatr Hematol Oncol, 2013, 35 (1): 1-13.

[3] TERRELL D R. The incidence of immune thrombocytopenic purpura in children and adults: A critical review of published reports [J]. Am J Hematol, 2010, 85 (3): 174-180.

[4] ZELLER B. Childhood idiopathic thrombocytopenic purpura in the Nordic countries: epidemiology and predictors of chronic disease [J]. Acta Paediatr, 2005, 94 (2): 178-184.

[5] KUHNE T. Newly diagnosed idiopathic thrombocytopenic purpura in childhood: an observational study [J]. Lancet, 2001, 358 (9299): 2122-2125.

[6] CHIANG M R. Association of primary immune thrombocytopenia and common allergic diseases among children [J]. Pediatr Res, 2015, 77 (4): 597-601.

[7] KUTER B J. Safety and Immunogenicity of M-M-RII (Combination Measles-Mumps-Rubella Vaccine) in Clinical Trials of Healthy Children Conducted Between 1988 and 2009 [J]. Pediatr Infect Dis J, 2016, 35 (9): 1011-1020.

[8] O'LEARY S T. The risk of immune thrombocytopenic purpura after vaccination in children and adolescents [J]. Pediatrics, 2012, 129 (2): 248-255.

[9] RODEGHIERO F. Standardization of terminology, definitions and outcome criteria in immune thrombocytopenic purpura of adults and children: report from an international working group [J]. Blood, 2009, 113 (11): 2386-2393.

[10] NEUNERT C E, BUCHANAN G R, IMBACH P, et, al. Bleeding manifestations and management of children with persistent and chronic immune thrombocytopenia: data from the Intercontinental Cooperative

ITP Study Group （ICIS）［J］. Blood，2013，121（22）：4457-4462.
［11］MCLEAN H Q，FIEBELK A P，TEMTE J L， et al. Prevention of measles，rubella，congenital rubella syndrome，and mumps，2013：summary recommendations of the Advisory Committee on Immunization Practices （ACIP）［J］. MMWR Recomm Rep，2013，62（04）：1-34.
［12］IORIO A. Establishing the Prevalence and Prevalence at Birth of Hemophilia in Males：A Meta-analytic Approach Using National Registries［J］. Ann Intern Med，2019，171（8）：540-546.
［13］IORIO A，STONEBRAKER J S，CHAMBOST H，et al. Establishing the Prevalence and Prevalence at Birth of Hemophilia in Males：A Meta-analytic Approach Using National Registries［J］. Ann Intern Med，2019，71（8）：540-546.
［14］闫龑，王丹. 我国儿童肿瘤5年生存率达72% 白血病居儿童肿瘤发病和死亡首位［J］. 中国肿瘤临床与康复，2014，21（11）：1364.
［15］江载芳. 诸福棠实用儿科学［M］. 8版. 北京：人民卫生出版社，2013.
［16］苏州市疾病预防控制中心，上海市疾病预防控制中心，杭州市疾病预防控制中心. 特殊健康状态儿童预防接种专家共识之十七——白血病化疗与预防接种［J］. 中国实用儿科杂志，2019，34（2）：85-86.
［17］锁盼，程翼飞，黄晓军. 造血干细胞移植患者的免疫接种［J］. 中华血液学杂志. 2019，40（4）：344-347.
［18］TOMBLYN M. Guidelines for preventing infectious complications among hematopoietic cell transplantation recipients：a global perspective ［J］. Biol Blood Marrow Transplant，2009，15（10）：1143-1238.
［19］TOMBLYN M，CHILLER T，EINSELE H，et al. Guidelines for preventing infectious complications among hematopoietic cell transplantation recipients：a global perspective［J］. Biol Blood Marrow Transplant，2009，15（10）：1143-1238.
［20］RUBIN L G，LEVIN M J，LJUNGMAN P，et al. 2013 IDSA clinical practice

guideline for vaccination of the immunocompromised host [J]. Clin Infect Dis, 2014, 58 (3) : e44-100.

[21] KAMEI K. Prospective Study of Live Attenuated Vaccines for Patients with Nephrotic Syndrome Receiving Immunosuppressive Agents [J]. J Pediatr, 2018, 196 (5) : 217-222.

[22] 王晓川，沈茜，孙金峤. 特殊健康状态儿童预防接种专家共识之十九——免疫抑制剂与预防接种 [J]. 中国实用儿科杂志，2019，34 (5) : 335-336.

第八章

内分泌及遗传性疾病

CHAPTER8

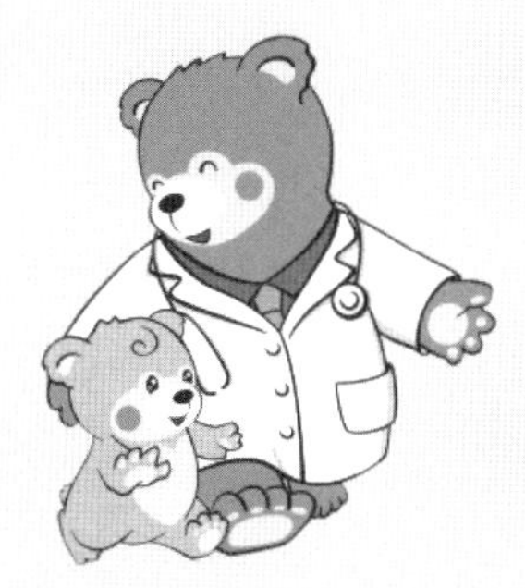

第一节
遗传代谢病

一、概述

（一）定义

遗传代谢病或称先天性代谢缺陷病（inborn error of metabolism，IEM）是指由于基因突变引起的酶缺陷、细胞膜功能异常或受体缺陷，从而导致机体生化代谢紊乱，造成中间产物或旁路代谢产物蓄积，或终末代谢产物缺乏，引起一系列临床症状的一组疾病。IEM多为单基因遗传病，绝大多数属于常染色体隐性遗传，少数为常染色体显性遗传或X连锁伴性遗传及线粒体遗传等，1908年Garrod首次提出IEM概念。遗传代谢病种类繁多，常见有500～600种，总数达到数千余种，并随诊断技术的提高而逐年增加。IEM虽单一病种发病率较低，属于罕见病，发病率大都在几万分之一至几千万分之一，但累积总体发病率则较高，有报道新生儿IEM的患病率在0.5%以上[1-2]。一项回顾性研究纳入1969—1996年不列颠哥伦比亚省（以白人为主）确诊的IEM病例，各类代谢性疾病的估计发病率如下：①氨基酸代谢障碍（苯丙酮尿症除外），7.6/100 000。②溶酶体贮积症，7.6/100 000。③苯丙酮尿症，7.5/100 000。④有机酸血症，3.7/100 000。⑤过氧化物酶体疾病，3.5/100 000。⑥线粒体病，3.2/100 000。⑦糖原累积病，2.3/100 000。⑧尿素循环障碍，1.9/100 000。

（二）分类

（1）按照其所涉及的代谢底物异常，IEM可分为氨基酸病（如苯丙酮尿症）、有机酸血症（如异戊酸血症）、脂肪酸氧化缺陷（如中链酰基辅酶A脱氢酶缺乏症）、过氧化酶体病（如Zellweger综合征）、糖代谢病（如半乳糖血症）、核酸代谢异常症（如腺嘌呤脱氨酶缺乏症）、溶酶体病（如黏多糖贮积病）和金属代谢障碍（如Wilson病）等。

（2）根据异常代谢物的分子大小，IEM可分为小分子病（如氨基酸病，有机酸代谢异常）和细胞器病（如溶酶体等贮积病、线粒体病、过氧化物酶体病）。

IEM患者感染后，会诱发机体产生一系列病理生理学改变，同时出现不同程度代谢紊乱[3]。正常机体通过神经、免疫、内分泌系统等各种生物反馈回路进行调节，最终使代谢紊乱得以改善。但是IEM患儿体内代谢自稳平衡能力十分低下，即便是很轻微的感染都可能使原本脆弱的机体出现代谢紊乱，从而加重病情[4]。为此，预防感染有助于降低发病率和病死率，从这个角度来说，接种疫苗对这类患儿十分必要。但接种疫苗是一种主动免疫的过程，对于存在遗传代谢病的患儿可能诱发病情或加重病情，国内外亦有遗传代谢病患儿接种疫苗后出现急性代谢危象的病例报道[5-6]。尽管已有报道描述接种疫苗或接种首剂疫苗的时间与1型糖尿病的发生有时间关联[7]，但没有发现因果关联，要证明某种疫苗与糖尿病的发生有关，需要比较接种与未接种该疫苗儿童患1型糖尿病的相对危险度。2016年的一项Meta分析纳入了23项此类研究，发现儿童期常规疫苗接种与1型糖尿病的发生无关[8]。一项研究显示，北加利福尼亚一家医疗中心对79例遗传代谢病患儿从出生随访到3岁，并给予健康儿童同一预防接种方案后发现，因接种疫苗发生不良反应的住院率两组之间无明显差异，故认为对于遗传代谢病患儿常规接种疫苗是安全的。但因研究病例数少，故很多专家认为研究缺乏足够说服力。另有研究表明，遗传代谢病患儿感染水痘的住院率大于5%，明显高于正常儿童的0.01%[9]，且住院主要原因是代谢失调而并非常见的继发性细菌感染。故该研究建议，无明显代谢失调和免疫缺陷的遗传代谢病患儿应接种水痘疫苗。若接种后出现发热，可预防性给予饮食治疗，如提供额外的热量或减少有机酸尿症患儿的蛋白质摄入。

二、临床表现

IEM的临床表现几乎涉及所有系统，神经系统和消化道表现最常见，起病可分为急性或慢性。急性征象包括：发作性呕吐伴脱水或休克、嗜睡和昏迷、横纹肌溶解，以及与轻微疾病、应激或长期禁食相关的低血糖。代谢性疾病的慢性征象包括：发育迟缓/倒退、肝肿大、心肌病、痉挛性瘫痪。代谢性急症的临床表现包括反复呕吐和脱水、嗜睡和昏迷、癫痫发作，以及婴儿猝死综合征（sudden infant death syndrome，SIDS）或明显危及生命事件（apparent life-threatening event，ALTE）。各系统临床表现如下。

（1）神经系统表现：嗜睡、昏迷、癫痫发作、发育迟缓或倒退、周围神经病、肌张力异常、运动问题、共济失调和神经精神表现。

（2）消化道表现：反复发作的呕吐或脱水、喂养困难、生长迟缓/发育不良、胃肠蠕动减少、肝肿大或肝脾肿大，以及黄疸。

（3）心肌病：肥厚性或扩张型心肌病可见于数种IEM，常与能量代谢受损或贮存物质有关。

（4）畸形特征：在很多IEM中，出生时即存在或逐渐发生畸形特征。

（5）眼部表现：白内障、角膜混浊、樱桃红点、视网膜色素变性和晶状体脱位。

（6）皮肤：可表现皮疹、光过敏、皮肤溃疡、皮肤结节、血管角皮瘤、珍珠状丘疹、色素沉着减少、黑素细胞痣。

（7）气味异常：如果患者的呼吸、尿液、汗液、唾液或耵聍气味异常，应考虑有机酸血症、氨基酸代谢障碍、尿素循环缺陷和脂肪酸氧化障碍。特定疾病的气味特征如下。①枫糖浆气味：枫糖尿病。②奶酪样气味：异戊酸血症。③果味、氨味：甲基丙二酸血症或丙酸血症。④鼠尿味：苯丙酮尿症。⑤臭鸡蛋味：酪氨酸血症。⑥麦芽味或酒花味：蛋氨酸吸收不良。⑦猫尿味：3-甲基巴豆酸血症、3-羟基-3-甲基戊二酸尿症。⑧鱼腥味：三甲基胺尿症和肉碱过量。

（8）尿液变化：尿液颜色或气味异常可能提示IEM。尿液静置一段时间后（氧化）可能才有明显的颜色变化，尤其是尿黑酸尿症，在抽水马桶和一次性婴儿尿片普及后，该病常诊断偏晚。

IEM的初始症状可见于任何年龄，最早可在胎儿期和新生儿期，最晚可在60～69岁。其发病和严重程度可能受饮食摄入变化、禁食、脱水、间发疾病、药物、剧烈活动、分娩、创伤或手术的影响。有些疾病的起病症状和体征因年龄而异。例如，新生儿尿素循环障碍或有机酸血症的典型表现是起病急、病情重，特征为嗜睡、喂养困难、呕吐和休克。不过，较年长儿童或成人可能病情较轻，表现为呕吐和嗜睡发作、生长迟缓/营养不良、蛋白质不耐受、癫痫发作或精神运动异常。

IEM的实验室诊断应根据病史和症状特点由简而繁、由初筛至精确、按一定的步骤选择进行，主要包括：血、尿常规、血生化分析，氨基酸定性或定量分析，有机酸、脂酰肉碱分析，长链和极长链脂肪酸分析，嘌呤、嘧啶分析，碳水化合物、糖醇分析，寡糖、黏多糖分析，酶学分析和DNA分析等。在各种诊断方法中应用生化方法测定异常代谢产物是目前诊断遗传代谢性疾病的主要方法，尿液、血液、脑脊液、组织活检等常规实验室检查结果可提示遗传代谢性疾病的可能性，有助于选择进一步的检查项目。随着医务工作者尤其是儿科医生对遗传代谢性疾病认识的提高，国内各大城市相当一部分医院已常规开展乳酸、丙酮酸、血氨、血气分析和尿筛查等检测，使某些氨基酸和有机酸或能量代谢缺陷病能得到初步筛查。串联质谱检测技术、气相色谱/质谱检测技术、高效液相技术是诊断IEM的重要手段。随着二代测序（next-generation sequencing，NGS）方法［包括全外显子组测序（whole-exome sequencing，WES）］出现并进一步细化用于临床诊断，遗传检测的费用已大幅下降。这些技术的推广显著提高了所有遗传疾病的诊断率，包括IEM。近期发现的IEM许多都没有可用于临床检测的生化标志物或酶缺陷，尤其是先天性蛋白质糖基化疾病和线粒体/能量疾病。

三、诊断要点

IEM患儿若想要获得最佳治疗及最好结局，则需要早期识别代谢性疾病的症状和体征、及时评估并转介到专科。诊断延迟可能会导致急性代谢失代偿、进行性神经损伤或死亡。新生儿筛查提高了IEM的检出率，但我们不能仅仅依赖这一手段，因为这种筛查可出现假阳性和假阴性。这与筛查时间过早、新生儿使用药物和/或输血制品有关。另外，新生儿筛查并不是包含所有的IEM。我们在采集病史时应侧重于询问：患儿既往是否出现过因嗜睡和/

或脱水而入院治疗，并且在输注液体或葡萄糖后迅速缓解的情况，反复出现低血糖，与急性疾病的持续时间或严重程度不成比例的代谢性失代偿，早上（在整晚未进食后）或喂食延迟后出现嗜睡，喂养困难，发育迟缓，生长不良等情况，以及代谢性疾病家族史或者是否有家庭成员存在类似表现。虽然IEM的许多“典型”表现发生在婴儿期，但几乎所有代谢性疾病都可能有迟发表现，有的甚至发生在成年晚期。随着专科实验室生化分析技术的发展，酶学检测、高效液相色谱、气象色谱-质谱联用和串联质谱等方法广泛用于各种体液内的酶类和氨基酸、有机酸、脂类、糖和酰基肉碱等代谢成分的分析，分子生物学技术逐步应用于IEM基因型与突变位点的检测和基因型与表型的相关研究，使得人们对遗传代谢病的认识不断加深、诊断率明显上升。遗传学检测技术（染色体芯片、二代测序）及生物信息学的开发和应用将极大地推动科学领域的发展。

四、接种建议

（一）基本原则

国内外高度重视接种后的不良事件，IEM多为隐性遗传病，是预防接种的高危人群之一。国外尚无统一的接种指南参照，建议只是笼统提到代谢性疾病患者慎用，疫苗说明书也未具体提及。故应在综合评估患儿身体状况和疫苗可预防疾病患病风险下，考虑给予个体化接种方案。我们归纳总结遗传代谢病患儿进行预防接种有以下几个基本原则需要注意。

（1）合并有免疫缺陷的遗传代谢病患儿禁止接种活疫苗。目前报道至少有13种遗传谢病存在不同程度的免疫缺陷，如半乳糖血症、糖原累积病（glycogen storage disease，GSD）Ⅰ型、生物素酶缺乏等，而且对于这类患儿，必须在接种非活疫苗后对其进行严密细致的随访工作。因该病特征表现为婴儿完全依赖于饮食中所提供的葡萄糖，而且不能耐受相当程度的饥饿。因此，在预防接种后健康人群通常会出现短暂的厌食现象，对于Ⅰ型GSD患儿则可导致严重不良反应。然而，我们不能以此作为对此类患儿实施预防接种的禁忌证。但必须认识到，患儿在接受预防接种后可能会发生低血糖，需注意动态监测血糖。

（2）合并感染会给遗传代谢病患儿带来严重后果，因此应常规接种疫苗，如脂肪酸分解代谢疾病、天冬氨酰葡萄糖胺尿等。

（3）慢性代谢性疾病患儿罹患流行性感冒和肺炎球菌感染的机会增多，故推荐接受灭活流感疫苗和肺炎球菌疫苗。

（4）对于有神经系统疾病的遗传代谢病患儿应慎用百白破疫苗。若既往接种了含百日咳组分的疫苗［如吸附无细胞百白破联合疫苗（DTaP）、全细胞百白破联合疫苗（DTwP）及百日咳、白喉类毒素、破伤风联合疫苗（Tdap）］后7日内发生脑病（如昏迷、意识水平降低或长时间抽搐），且无其他明确原因，则为含百日咳组分的疫苗的绝对禁忌证。

（5）可能导致慢性肝病的遗传代谢病患儿推荐使用甲肝灭活疫苗。

（6）因狂犬病具有致死性，故狂犬病疫苗接种无禁忌证。

（7）接种疫苗前后，需专科评估，无须中止原发病药物治疗及特殊饮食，以免诱发代谢危象。

（二）临床常见遗传代谢病患者的疫苗接种建议

参见下表8-1。

表8-1　部分遗传代谢病的预防接种建议

疾病大类	疾病类型	可以接种	暂缓接种	禁忌接种
氨基酸代谢病	高苯丙氨酸血症（含苯丙氨酸血症）	各类疫苗	—	—
	其他氨基酸代谢病如酪氨酸血症	使用2-（2硝基-4-三氟甲基苯甲酰）-环乙烷-1,3-二酮（NTBC）治疗酪氨酸血症Ⅰ型患者可以接受预防接种	其余均需经专科评估，决定是否接种疫苗	—

（续表）

疾病大类	疾病类型	可以接种	暂缓接种	禁忌接种
氨基酸代谢病	尿素循环障碍	—	经专科评估，血氨正常后可以接受各类疫苗	—
	枫糖尿病	维生素B_1治疗有效者，血亮氨酸水平基本正常可以接种灭活疫苗	经专科评估，决定是否接种疫苗	—
有机酸代谢缺陷病	甲基丙二酸血症	cblC型维生素B_{12}（羟钴胺）治疗者，可以接种各类疫苗	其他类型经专科评估，决定是否接种疫苗	减毒活疫苗
	丙酸血症，异戊酸血症，戊二酸血症Ⅰ型	—	经专科评估，决定是否接种灭活疫苗	减毒活疫苗
	生物素酶缺乏症、全羟化酶合成酶缺乏症	生物素治疗时可接种各类疫苗	—	合并重型联合免疫缺陷病，禁忌接种活疫苗
脂类代谢缺陷病	原发性肉碱缺乏症	左卡尼汀治疗时可接种各类疫苗	—	—
	多种酰基辅酶A脱氢酶缺乏症	—	经专科评估，大剂量维生素B_2治疗有效时可接种各类疫苗	—
	中链酰基辅酶A脱氢酶缺乏症	病情稳定可以接种各类疫苗	—	—
糖原累积病	—	糖原累积病-Ⅰ型可以接种各类疫苗，接种后注意监测血糖	其他类型经专家评估，决定是否接种疫苗	糖原累积病-Ⅰ型合并重症联合免疫缺陷病，禁忌接种活疫苗

（续表）

疾病大类	疾病类型	可以接种	暂缓接种	禁忌接种
线粒体病	—	—	经专科评估，决定是否接种疫苗	—
脂类贮积病	尼曼匹克病	A、B型尼曼匹克病在脾脏切除后需要接种疫苗	—	—
脂类贮积病	戈谢病	—	需评估免疫功能，经专科评估后决定是否接种疫苗	—
	X连锁肾上腺脑白质营养不良	病情稳定可以接种各类疫苗	—	—
	全身性神经节苷脂病（GMI神经节苷脂贮积症）	病情稳定可以接种各类疫苗	—	—
	异染性脑白质营养不良	病情稳定可以接种各类疫苗	—	—
	Krabbe病	病情稳定可以接种各类疫苗	—	—

合并神经系统疾病的遗传代谢病患儿应慎用百白破疫苗，表格中未列出的IEM需经专科医师评估后决定是否接种疫苗，表内空白处为不适用。

五、随访方案

由于缺乏大样本的临床数据，以上仅为接种的初步认识，具体到每个IEM患儿是否能接种特定的某一种疫苗，还需要临床医生权衡利弊来定夺。预防接种前的健康管理及接种后监测是减少疑似预防接种异常反应的关键。接种后应对其进行严密细致的随访工作：包括定期监测血糖、血氨，评估患儿精神运动发育有无倒退的情况，随访监测患儿体内的血清抗体浓度，以确认是否已产生了有效的保护性抗体。常规的疫苗接种方案或剂量对IEM患儿是否足够或适合，尚需进一步研究论证[11]。

六、病例解析

（一）病史

患儿男，9月龄，因“脂肪酸代谢紊乱病，咨询接种”于2021-03-02来我科就诊。

【现病史】患儿新生儿筛查发现C14：1（肉豆蔻烯酰基肉碱）增高，考虑脂肪酸代谢紊乱（极长链酰基辅酶A脱氢酶缺乏症），患儿*ACADVL*基因分型提示c.779C＞T（p.Thr260Met）纯合变异，母亲*ACADVL*基因分型提示c.779C＞T（p.Thr260Met）杂合突变。现予低脂肪、富含中链甘油三酯（MCT）的特殊奶粉喂养，并补充少量左卡尼汀（左旋肉碱）治疗。现患儿一般情况好，生长正常，运动发育良好，已接种乙肝疫苗2剂、卡介苗1剂，无不良反应。既往无反复发热、咳嗽、皮疹、腹泻，无中耳炎、肛周脓肿。

【体格检查】体温36.3℃，脉搏110次/min，呼吸29次/min，体重8.0kg，身长67.5cm。头围43.5cm，前囟0.8cm×0.8cm，神志清，反应好，牙2颗。双肺呼吸音清。心率110次/min，律齐，无明显杂音。腹部软，无压痛，未扪及包块。肢端暖。肌张力正常，肌力Ⅴ级。脑膜刺激征阴性，病理反射未引出。肢端暖，CRT 1s。

【个人史】第一胎，第一产（G1P1），足月出生，否认窒息抢救史，否认食物及药物过敏史，母亲乙肝病毒携带者。

（二）初步评估

1. 基础疾病　脂肪酸代谢紊乱（极长链酰基辅酶A脱氢酶缺乏症）。

2. 免疫功能　无异常。该病一般不影响免疫功能，基于接种安全考虑，建议完善免疫球蛋白水平、淋巴细胞绝对计数、中性粒细胞功能检测。

3. 脏器功能　2020-12-31生化：谷草转氨酶61U/L↑，总蛋白61.6g/L↓，白蛋白45.2g/L，尿素3.71mmol/L，肌酐19μmol/L，尿酸 213μmol/L，谷丙转氨酶92U/L↑，生化功能未提示明显异常。心电图未见异常。

4. 特殊用药 左卡尼汀（左旋肉碱）。

（三）完善检查结果

1. 2021-03-02血常规：大致正常。

2. 2021-03-02免疫球蛋白水平：补体C3（免疫比浊）0.68g/L↓，余正常。淋巴细胞亚群检测：B细胞绝对计数1 666.03cells/μL↑，T细胞绝对计数3 691.86cells/μL↑，辅助T细胞绝对计数1 962.02cells/μL↑，B细胞/淋巴细胞28.07%↑，抑制T细胞绝对计数1 307.23cells/μL↑

（四）评估建议

2021-03-02初次就诊，评估一般情况良好，因母亲为乙肝小三阳，建议先补种乙肝第3剂，完善免疫功能后再行接种评估。2021-03-14复诊，免疫功能检查未提示免疫功能受损，可以按免疫程序或疫苗说明书预防接种，风险略高于正常同龄儿童。

（五）随访事项

疫苗接种后按照7天内家长手机自主上报及15天、42天、3个月电话回访的方式进行随访。随访内容包括：接种后体温，有无乏力、异常哭闹、睡眠多、呕吐、腹泻、咳嗽、纳差等全身症状及接种部位局部红肿、硬结等局部情况。值得注意的是，对于脂肪酸代谢、糖代谢异常等儿童，在疫苗接种后需密切监测血糖。

（六）专家点评

此患儿新生儿筛查异常，复查后诊断脂肪酸代谢紊乱明确（极长链酰基辅酶A脱氢酶缺乏症），*ACADVL*基因分型提示c.779C＞T（p.Thr260Met）纯合变异，属于脂肪酸氧化障碍病。极长链酰基辅酶A脱氢酶缺乏症（very long chain acyl-CoA dehydrogenase deficienly, VLCADD）新生儿筛查显示各国发病率有明显差异，澳大利亚估计为1/31 500，德国为1/125 000，英国为1/42 500。上海市儿科医学研究所对约50万名新生儿进行筛查的串联质谱筛查未发现VLCADD患者。VLCADD在肝脏、心脏和骨骼肌中高表达。因这种酶完全或部分缺失而出现不同临床表现，包括严重的心肌病、新生儿初期死亡、复发性低酮性低血糖、青少年及成人出现肌病和/或横纹肌溶解症。VLCADD的治疗包括低脂饮食、补充中链甘油三酯、避免空腹、对症处理。VLCADD患者的饮食应给予高碳水化合物、低长链脂肪，避免必需脂肪酸缺乏需要补充必需脂肪酸，还应补充中链甘油三酯，为β氧化提供底物。须指出的是，脂肪酸分解代谢是饥饿时能量供给的替代途径，其产生热量要比葡萄糖高2倍以上[11]。因此，这一代谢途径受损必定会对机体自稳平衡产生不利影响。一般来说，这类患儿并发感染时病情将会极其严重。为避免此类患儿受到野生型菌株感染，必须给予规范的预防接种。此患儿一直由医院内分泌科进行随诊跟踪和饮食管理，专科指标监测稳定，发育情况正常，否认反复感染性疾病。初次来我科就诊评估一般情况良好，运动神经系统发育正常，结合患儿生化功能显示肾功能正常，肝功能无明显异常（转氨酶升高不足10倍），综合评估脏器功能正常，同时考虑患儿母亲是乙肝病毒携带者，既往已接种2剂次乙肝疫苗，无不良反应，建议优先完成乙肝疫苗第3剂次接种，同时完善免疫功能检查。2周后复诊，免疫功能未提示受损，无接种禁忌证，给予“可以按免疫程序或疫苗说明书接种疫苗，风险略高于正常同龄儿童”的接种建议。脂肪酸氧化代谢障碍患儿可能会在碳水化合物摄入减少或禁食期间表现出嗜睡和脑病，有时可出现肝肿大。独特生化表现包括低血糖及肝功能障碍，也可能出现高氨血症和代谢性酸中毒。所以接种后嘱托家长要注意喂养，少量多餐，适当补充瘦肉、鱼、蛋清等优质蛋白质食物，空腹时间控制＜3h，注意监测血糖，避免低血糖发生，必要时监测血气分析、生化肌酶、心电图。

第二节 染色体病

一、概述

染色体病是指由各种原因导致的染色体数目或结构异常引发的疾病。按染色体的异常位置，分为常染色体病和性染色体病。自1971年巴黎国际染色体命名会议以来，已确认的染色体病达100余种[12]。大约1/160活产儿患有染色体异常，其中唐氏综合征（Down syndrome，DS）最常见，发病率约为1/800[13]；特纳综合征（Turner syndrome，TS）是女性常见的性染色体异常综合征，其发病率为1/4 000～1/2 000[14]；22q11.2微缺失综合征是较常见的染色体结构异常综合征，新生儿发病率约为1/4 000[15]。患有染色体病的儿童是否可以正常接种疫苗，是医务人员和儿童家长重点关注的问题。由于缺乏对染色体病的基本认识，一些家长畏惧免疫接种后可能产生的不良反应，推迟或拒绝接种疫苗，从而增加了疫苗可预防感染性疾病的风险。2004—2012年美国对794例病史完整的因患流感死亡的儿科病例进行分析，发现12%有遗传或染色体疾病[16]。有文献报道，未接种水痘疫苗的DS患者感染水痘-带状疱疹病毒后可出现危及生命的并发症[17]。此外，部分染色体病患者（如DS及22q11.2微缺失综合征）可能存在免疫异常，感染风险增加[18-19]。

一些染色体病患者接种疫苗可产生良好的免疫应答。据报道，甲肝灭活疫苗在DS患者中有良好的耐受性及免疫原性，接种1个月后抗体转化率可达到92%，7个月可达到100%。有研究表明，与非DS患者相比，DS患者接种乙肝疫苗后的抗-HBs滴度显著降低，但48.1%（7～10岁）和31.9%（10岁以上）的抗-HBs滴度均大于10IU/L，因此认为接种乙肝疫苗有效[20]。

二、临床表现

染色体病共同临床特点是多发畸形、智力低下、生长发育迟缓，并存在其他潜在健康隐患，如发生癫痫、孤独症、白血病、恶性肿瘤的概率较高。

三、诊断要点

染色体病通常合并有特殊面容，如小头围、大囟门、宽眼距、高腭弓、断掌、脐疝等。通过体格检查及询问病史，了解家族史及母亲孕期产检情况，高度怀疑染色体病者可通过专业实验室的染色体核型分析进行确诊。

四、接种建议

（一）可以接种

染色体病患儿可以接种非活疫苗。染色体病患儿接种狂犬病疫苗安全有效。DS患儿可以接种所有常规疫苗。合并重症慢性疾病及神经系统疾病的患儿病情稳定后，可按计划接种疫苗；合并免疫缺陷的患儿接种建议参见免疫性疾病章节。

（二）推迟接种

接种减毒活疫苗需慎重，除DS以外的其他染色体病患儿，需要经专科评估，完善免疫功能评估后再决定是否可以接种。

（三）推荐接种

除常规免疫接种外，推荐接受灭活流感疫苗和肺炎球菌疫苗。

五、随访方案

一些染色体病患儿在接种疫苗后可产生良好的免疫应答，如甲肝灭活疫苗在DS患儿中有良好的耐受性及免疫原性。Swee等[21]研究表明，2/3的TS患儿体内缺乏常见呼吸道病原体如b型流感嗜血杆菌（Hib）或肺炎链球菌的抗体，对其接种Hib疫苗和肺炎链球菌疫苗后，80%的患儿产生保护性抗体，16%患儿免疫应答低下。因此，TS患儿接种疫苗后需要检测抗体水平。另因部分染色体病患儿合并智力低下、癫痫等神经系统疾患，接种疫苗后应定期对其做行为发育评估，以了解有无智力倒退等问题。

六、病例解析

（一）病史

患儿，男，4岁4月龄，因“染色体病，咨询接种”于2021-03-08来医院就诊。

【现病史】患儿出生因“34周早产低体重、室间隔缺损、染色体异常”入院治疗，出院后多学科随诊，经染色体微阵列分析，在内分泌科诊断为普拉德-威利综合征（Prader-Willi syndrome，PWS）。予生长激素治疗，生长有所追赶。康复科康复训练，精神运动发育有所改善，现会叫“爸爸，妈妈，姐姐”，咬字不清，走路步态稍异常。已接种乙肝疫苗3剂次、IPV 1剂次及OPV 2剂次，无不良反应。今来接种咨询。平素无易生病，无抽搐。

【体格检查】体温36.5℃，心率90次/min，呼吸22次/min，体重16kg，身长102.5cm。体表面积约0.618m^2，头围47.5cm，胸围50.5cm。神志清，反应稍迟钝，呼吸顺。身材肥胖，颈部、双腋下未见黑棘皮征，腹部、腹股沟区皮肤未见紫纹，皮肤未见咖啡斑。脊柱视触诊未见侧弯。枕秃，杏仁眼，小下颌，手脚偏小，左手见通贯掌。双肺呼吸音清，未闻啰音。心率90次/min，心音有力，律齐。腹软，肝脾未触及。四肢暖。双乳B1期，核（-）。阴茎长2cm，双侧睾丸容积约1mL。阴毛P1期。四肢肌张力偏低，肌力Ⅴ级。

【个人史】第二胎，第二产（G2P2），34^{+2}周顺产出生。出生时母亲年龄39岁，父亲年龄44岁。哥哥14岁体健。既往室间隔缺损、动脉导管未闭、肺动脉高压，于2017-06在我院手术，新生儿期高胆红素血症，一直康复科训练。

（二）初步评估

1. 基础疾病　普拉德-威利综合征（染色体46 XY，15q26.1q26.3 检出杂合缺失，提示母源性双亲二倍体）。

2. 免疫功能　2020-11-01 免疫球蛋白水平：免疫球蛋白M（免疫比浊）2.13g/L↑，免疫球蛋白E（免疫比浊）131U/mL↑，其余未见异常。2020-11-03 淋巴细胞亚群检测：细胞/淋巴细胞 72.98%↑，结果未提示明确异常。

3. 脏器功能　2021-02-28生化：谷丙转氨酶 40U/L，谷草转氨酶44U/L，尿素4.19mmol/L，总胆固醇4.07mmol/L↓，葡萄糖 4.60mmol/L，尿酸258μmol/L。脏器生化功能正常。2018-02-28头颅MR：双侧额、颞、顶部脑外间隙增宽，脑沟加深，幕上脑室扩张。颈胸段脊髓MR平扫未见异常。脏器彩超：肝胆脾胰/泌尿系未见异常，双侧隐睾（腹股沟型）。

4. 特殊用药　生长激素。

（三）完善检查结果

未提示明显异常。

（四）评估建议

可以按免疫程序或疫苗说明书接种疫苗，风险略高于同龄儿童。

（五）随访事项

疫苗接种后按照7天内家长手机自主上报及15天、42天、3个月电话回访的方式进行随访。随访内容包括：接种后体温，有无异常哭闹、睡眠多、呕吐、腹泻、咳嗽、纳差等全身症状及接种部位局部红肿、硬结等局部情况。PWS可合并智力低下，身材矮小/肥胖等症状，长期需要生长激素替代治疗。故接种后注意观察患儿进食情况，监测血糖、血压，为观察接种后不良反应，建议与生长激素间隔至少1天在不同部位接种疫苗。

（六）专家点评

普拉德-威利综合征（Prader-Willi syndrome，PWS）是肥胖最常见的综合征类型，PWS是由于15号染色体长臂上的父源活性基因表达缺失，而这是由父源染色体片段缺失、母源二体型或偶为基因印记中心缺陷所致，绝大多数病例为散发性。由Prader等于1956年首次报道，是最早被证实涉及基因组印记的遗传性疾病。国外不同人群的发病率为1/30 000～1/10 000，我国缺乏流行病学资料。PWS临床表现：出生前一般为胎动初感延迟及胎儿活动的全面降低；小于胎龄儿；羊水过多；臀位；宫内发育不对称（头围/腹围比增加）。婴儿期新生儿肌张力过低，喂养困难，吮吸无力，导致生长迟滞，生殖器发育不全，例如隐睾、阴囊发育不全或阴蒂发育不全。30%～50%患者的皮肤、眼睛（虹膜）和毛发与家族成员相比呈色素脱失。幼儿期的表现主要为精神运动发育迟缓，整体发育迟缓或轻度到中度智力障碍。大多数患儿都有下丘脑和垂体功能障碍的证据，表现为身材矮小、向心性肥胖、性腺功能减退和骨质疏松。若患者有典型临床特征，可疑诊为PWS并通过基因检测确诊。此患儿诊断普拉德-威利综合征明确，合并精神运动发育迟缓及生长发育迟缓，多次头颅影像学检查无提示结构明显异常或加重，脑电图检查正常。患儿经康复科训练后运动及语言发育有所改善，生长激素治疗后，身高有追赶。来我科评估时一般情况稳定，否认反复感染及行为倒退，接受注射生长激素治疗。目前临床应用的重组人生长激素结构天然，和人体自身分泌的生长激素结构基本无差异，仅作为生理量的替代补充。因此，注射生长激素不会影响疫苗接种，要求接种疫苗当天暂停生长激素，次日即可恢复，建议避开接种肢体注射。免疫功能检查未见明显异常，故可按免疫程序正常接种。疫苗接种后注意观察不良反应，如有异常及时诊治，定期内分泌科随诊。

第三节 内分泌疾病

一、甲状腺功能低下

（一）概述

先天性甲状腺功能减退症（congenital hypothyroidism，CHT）是国内外新生儿主要筛查疾病之一，也是儿科较常见的内分泌代谢性疾病之一。本病是全球最常见的智力障碍可预防性病因之一，开始治疗的年龄与今后的智商（intelligence quotient，IQ）呈反相关，因此确诊和治疗越晚，患者的IQ就越低[21]。CHT发病率各地报道不一，来自各国家及地区筛查项目的数据表明，全球各地的先天性原发性甲状腺功能减退的发病率存在差异。发病率随地理位置和族群而异。美国、加拿大、欧洲国家、以色列、澳大利亚、新西兰和日本的筛查项目报告表明，新生儿发病率为1/4 000～1/2 000[22]。中国CHT发病率总体呈上升趋势，发病率约为49.2/10万[24]。几乎所有筛查项目都显示女性患者居多，男女比例接近1：2。胚胎时期或出生前后甲状腺轴的发生、发育或功能障碍均可引起甲状腺功能减退、血循环中甲状腺激素减少，从而引起CHT的各类临床症状和特征。CHT的原因主要是甲状腺胚胎发育缺陷（甲状腺发育不良），或甲状腺激素合成缺陷（内分泌功能障碍）。大多数甲状腺发育不良病例为散发性，而内分泌功能障碍为常染色体隐性遗传。还有少数患者存在甲状腺激素转运或活性缺陷。碘缺乏也可引起CHT，这类患者可通过补充碘剂使甲状腺功能恢复正常。其他可造成新生儿一过性甲状腺功能减退的原因包括：孕妇使用抗甲状腺药物、孕妇存在促甲状腺激素（thyroid stimulating hormone，TSH）受体封闭性抗体（TSH receptor-blocking antibody，TRB-Ab）、过量碘暴露、较大的肝血管瘤，以及某些DUOX2基因突变。先天性中枢性甲状腺功能减退的主要原因是垂体胚胎发育缺陷，或调控垂体激素合成的基因发生突变。

（二）临床表现

1. 无症状的新生儿

绝大多数（超过95%）CHT婴儿出生时临床表现不明显[24]。这是因为母亲的部分T_4穿过了胎盘，因此即便是不能产生甲状腺激素（TH）的婴儿，脐带血血清T_4浓度也仍为正常婴儿的25%～50%[25]。此外，许多CHT婴儿存在一些有功能的甲状腺组织，虽然并不充足。尽管这些因素可缓解病情，但CHT仍有可能会在宫内造成轻度不良影响。一项报告显示，近50%的CHT婴儿都存在胎心监护图形变异性降低。患儿出生体长和体重通常在正常范围内，出生体重的百分位数通常会因黏液性水肿而高于出生体长的百分位数，头围也有可能增加。膝关节骨骺通常缺乏钙化，且更常见于男性。

2. 有症状的婴儿

在世界上缺乏新生儿筛查项目的地区，患儿常在出生后数月内出现甲状腺功能减退的症状和体征，包括嗜睡、哭声嘶哑、喂养困难、常需唤醒接受哺乳、便秘、面部黏液水肿和/或面容粗陋、巨舌、脐疝、囟门大、肌张力低、皮肤干燥、低体温和迁延性黄疸（主要是非结合型高胆红素血症）。存在甲状腺内分泌功能障碍的新生儿有可能在产前超声检查或新生儿临床检查中发现甲状腺肿。

3. 相关的先天畸形

CHT患者的其他先天畸形风险轻度增加，包括心脏、肾脏、泌尿系统、胃肠道和骨骼畸形。CHT合并腭裂的婴儿可能存在TTF2基因突变。有肺病和/或持续性神经系统问题（包括共济失调）的婴儿可能存在NKX2-1基因突变。某些CHT患者存在GLIS3基因突变，此类患者还伴有新生儿糖尿病、先天性青光眼、肝纤维化和多囊肾。JAG1基因突变在Alagille综合征患者中最常见，其中部分患者伴有甲状腺发育不全。

CHT患者的其他先天畸形风险轻度增加，包括心脏、肾脏、泌尿系统、胃肠道和骨骼畸形。先天性或幼年时缺乏甲状腺激素，引起呆小病。新生儿甲状腺功能低下时，应尽早补充甲状腺激素，以避免对中枢神经系统发育造成损害。如未能及早诊断而在6个月后才开始治疗，虽然给予足够的甲状腺素可改善症状，但是智能仍会受到严重损害。

（三）诊断要点

1. 临床表现

（1）新生儿期：无特异性或轻微症状和体征，询问病史会发现可疑线索，如母亲孕期胎动减少、过期产、巨大儿、黄疸较重或延迟消退、嗜睡、少哭、吸吮反应差、便秘、腹胀、前后囟门大、心率慢等。

（2）婴儿期或儿童期：生长发育落后（如严重的矮身材），神经系统功能障碍，特殊面容，消化道功能障碍等。

2. 实验室辅助检查

（1）新生儿筛查是早期发现、早期治疗甲状腺功能减退的必要手段。

（2）甲状腺功能检查：测定血清FT_4和TSH水平，是诊断甲状腺功能减退的确诊性检查。原发性甲状腺功能减退（血TSH↑伴FT_4↓），高TSH血症（TSH↑伴FT_4正常），继发性或中枢性甲状腺功能减退（TSH正常或↓伴FT_4↓）。

（3）甲状腺球蛋白（Tg）测定：甲状腺发育不良患儿Tg水平明显低于正

常参考值。

（4）甲状腺自身抗体测定。

（5）甲状腺B超：了解甲状腺位置、大小、密度分布。

（6）甲状腺放射性核素显像。

（四）接种建议

1. 可以接种

甲状腺激素为一种重要的生理性激素，激素替代治疗因不涉及机体免疫系统功能，因此患儿治疗期间服用优甲乐（左旋甲状腺素）对疫苗接种无影响。单纯CHT造成身体发育迟缓或智力障碍的患儿接受治疗后病情稳定，可以接种疫苗。足跟血筛查中发现的CHT儿童，可进行疫苗接种，无须等到甲状腺功能指标正常。

2. 暂缓接种

合并发热者，感染性疾病急性期及其他疾病的不稳定期。

（五）随访方案

接种风险与正常同龄儿一样。一般随访信息包括发热、接种部位红肿、烦躁、食欲降低、过敏等症状。基于对原发病的管理，应定期监测甲状腺功能及内分泌科专科复诊。

（六）病例解析

1. 病史

患儿男，1岁7个月，因“甲状腺功能减退，咨询接种”于2021-01-18来医院就诊。

【现病史】新生儿筛查发现甲状腺功能异常，在医院内分泌科诊断为甲状腺功能减退症，2019-06-20开始予口服优甲乐（左甲状腺素钠片）治疗至今，定期复查甲状腺功能有好转。家人诉专科医生评估后建议接种。咨询补种。平素胃纳大小便可，较易感冒。无抽搐病史。既往已接种乙肝疫苗、卡介苗各1剂次，无不良反应。

【体格检查】体温36.4℃，脉搏96次/min，呼吸24次/min，体重11.3kg，身长85cm。头围47cm，前囟闭合，神志清，反应好，牙16颗，双肺呼吸音清。心率96次/min，律齐，无明显杂音。腹部软，肢端暖。肌张力正常，四肢活动度良好。

【个人史】第二胎，第二产（G2P2），足月顺产出生，否认窒息抢救史，否认食物及药物过敏史。

2. 初步评估

（1）基础疾病　先天性甲状腺功能减退症。

（2）免疫功能　未检测。

（3）脏器功能　生化正常。

（4）特殊用药　优甲乐（左甲状腺素钠片）。

3. 完善检查结果

2021-01-18免疫球蛋白水平：免疫球蛋白M（免疫比浊）1.70g/L↑。2021-01-19淋巴细胞亚群检测：NK细胞绝对计数176.43cells/μL，NK细胞/淋巴细胞6.26%↓。

4. 评估建议

可以按免疫程序或疫苗说明书接种疫苗，风险与同龄儿童相仿。

5. 随访事项

疫苗接种后按照7天内家长手机自主上报及15天、42天、3个月电话回访的方式进行随访。随访内容包括：接种后体温，有无乏力、异常哭闹、睡眠多、呕吐、腹泻、咳嗽、纳差等全身症状及接种部位局部红肿、硬结等，以及原发病。CHT患儿继续定期内分泌科门诊复诊。

6.专家点评

CHT是由于胚胎期或出生前后甲状腺轴的发生、发育和功能代谢异常，引起甲状腺激素分泌不足而导致的智力与体格发育障碍。目前临床上治疗新生儿CHT的主要方式是甲状腺素替代治疗，即左旋甲状腺素（L-T4）治疗。确诊为CHT后，越早用L-T4规范治疗，智能和体格发育越好。L-T4作为原发性和继发性CHT的激素替代疗法，主要作用是促进甲状腺激素的生物合成和被甲状腺摄取的碘的储存。甲状腺激素为一种重要的生理性激素，激素替代治疗不涉及机体免疫系统功能。CHT患儿需要长时间服药，若这期间一直不予接种疫苗，会错过最佳接种时间，因此患儿服药期间只要确认不存在免疫功能异常，无须等到甲状腺功能指标正常，疫苗接种风险与其他同龄儿一样。该患儿生后筛查发现并针对CHT，一直服用L-T4替代治疗，完善免疫功能筛查未见免疫异常，给予可以按免疫程序接种疫苗的接种评估建议，疫苗接种后观察患儿无不良反应。

二、甲状腺功能亢进症

（一）概述

甲状腺功能亢进症（甲亢）是各种原因引起的甲状腺素产生或分泌增多，造成机体的神经、循环、消化等系统兴奋性增高和代谢亢进，常伴有甲状腺肿大、突眼及基础代谢率增高等表现。由于多数患者同时具有高代谢症和甲状腺肿大，故称为毒性弥漫性甲状腺肿，又称Graves病。文献报道，甲亢的发病率女性为0.5%～2%，男性为0.2%；高碘地区年发病率为40/10万，低碘地区为25/10万。小儿甲亢约占总甲亢例数的5%，甲亢可发生于任何年龄，大多数在青春期发病，女孩发病人数约为男孩的5倍[26]。育龄期女性患有或曾经患有Graves病约有1%，这些孕妇的后代患有明显甲亢者罕见，发生率约≤1%。

（二）临床表现

除有弥漫性甲状腺肿大和高代谢症候群外，尚有突眼症、皮肤症状。症状有情绪急躁、易激动、怕热多汗、心悸、脉快有力、脉压大、食欲亢进反而消瘦、排便增多和腹泻等；体征有甲状腺肿大、局部血管杂音、皮肤湿润多汗、震颤、眼部征象和心率增加等。新生儿期甲亢临床症状及体征可涉及多个系统，表现多样，缺乏特异性，易误诊为宫内病毒感染、新生儿败血症等感染性疾病。

（三）诊断要点

典型的甲亢通过临床表现和常规的实验室检查就可获得明确诊断。实验室检测应包括T_3、T_4、FT_3、FT_4、TSH、甲状腺球蛋白抗体（TGAb）、甲状腺过氧化物酶抗体（TPO-Ab）、促甲状腺激素受体抗体（TRAb）等。所有原发性甲亢的患者TSH均很低，游离T_4和T_3浓度很高，或仅出现血清T_3或T_4升高。对于临床怀疑甲亢的患者，最好的初始检测是血清TSH。如果TSH值正常，则患者存在原发性甲亢的可能性很低。FT_4正常而TSH降低可能是家族性白蛋白异常性高甲状腺素血症、TSH依赖性甲亢或对甲状腺激素抵抗等；TRAb在Graves病中阳性率高，常作为判定甲亢治疗效果和是否复发的指标。

（四）接种建议

1. 可以接种

甲亢患儿经过治疗后甲状腺功能指标正常可以进行疫苗接种，但所服用药物的不良反应及接种期间病情反复对疫苗接种有一定影响。因此，仅对经过治疗后甲状腺功能指标正常的患儿进行疫苗接种，接种疫苗的种类和顺序无特殊要求。患儿治疗期间服用甲巯咪唑、丙基硫氧嘧啶等药物，如用药期间未发生药物不良反应，则不影响预防接种。

2. 推迟接种

如果患儿病情反复，则先进行临床治疗，待治疗结束后，甲状腺功能指标正常再继续进行疫苗接种。甲亢患儿在治疗期间，出现复发或病情加重情况，则暂缓接种，待病情稳定后，甲状腺功能正常再进行疫苗接种。

（五）随访方案

定期内分泌专科随诊，复查甲状腺功能、脏器功能等。

（六）补充说明

因甲亢多发于青春期的年长儿，偶发于需要接种疫苗的婴幼儿，故临床病例非常少。如有婴幼儿甲亢，应在内分泌专科评估及严密监测下制定个体接种方案。

三、糖尿病

（一）概述

糖尿病是一组以机体胰岛素分泌不足或/和胰岛素抵抗致血糖升高为特点的代谢性疾病。随着人们生活水平的提高和生活方式的改变，糖尿病的发病年龄逐渐年轻化，青少年与儿童1型糖尿病（type 1 diabetes mellitus，T1DM）

的发病率在全球范围内呈上升趋势，尤其是5岁以下的儿童，上升趋势显著。青少年与儿童T1DM的病因复杂，一般认为是遗传、免疫和环境等因素综合作用的结果。根据发病原因，青少年与儿童糖尿病可分为T1DM、T2DM和其他特殊类型糖尿病等3类。其中，特殊类型糖尿病主要包括青少年的成年起病型糖尿病（maturity onset diabetes of the young，MODY）和新生儿糖尿病（NDM）等单基因糖尿病。2018版意大利指南中对糖尿病相关感染的病理生理学研究进行了总结：T淋巴细胞反应下降、中性粒细胞功能下降、体液免疫失调、抗氧化系统抑制、血管病变、神经病变、炎性细胞因子分泌降低、糖尿、胃肠道蠕动功能障碍、大量的医疗干预、高血糖增加感染微生物毒力及多形核白细胞凋亡，均可能是糖尿病患者易患传染病的机制。美国建议：①按照儿童标准接种计划，接受所有标准免疫接种。②建议6个月及以上的个体使用流感灭活疫苗（注射剂），而非减毒活疫苗（鼻内接种）。③肺炎球菌疫苗：糖尿病儿童患者应该接受推荐给所有儿童使用的肺炎球菌疫苗。考虑到此类患者发生侵袭性肺炎球菌疾病的风险较高，还应给予肺炎球菌多糖疫苗。

（二）临床表现

T1DM起病较急，多数是由于遗传、感染、应激或饮食不当等导致。典型的临床表现为“三多一少”，即多尿、多饮、多食和体重下降。其中部分诱发酮症酸中毒，典型症状：呼吸深长、有特殊烂苹果味，心律不齐，精神萎靡、意识模糊，甚至昏迷、死亡。由于患儿免疫功能下降，加大了各种感染发生的可能，尤其是上呼吸道感染。T2DM一般起病缓慢，病情较轻，临床症状常轻微或缺如，“三多”症状多不典型。疾病有时呈隐匿性渐进，常以心血管疾病、终末肾病、视力减退及糖尿病足等并发症为主要症状就诊。患儿常有糖尿病家族史，体重一般较同龄人明显肥胖。

（三）诊断要点

（1）空腹血糖≥7.0mmol/L。

（2）随机血糖≥11.1mmol/L，伴多饮、多尿、多食、消瘦的表现。

（3）葡萄糖耐量试验中2h血糖≥11.1mmol/L。

（4）糖化血红蛋白HbA1C≥6.5%。

（5）血胰岛素、C肽显著降低，血胰岛细胞自身抗体阳性。

具有上述1～4项任意1项，可诊断为糖尿病；同时具备第5项，可诊断为1型糖尿病。

（四）接种建议

1. 可以接种

除外对疫苗成分过敏或伴有严重的并发症，糖尿病患儿接种疫苗没有特殊禁忌。用于治疗糖尿病的各种药物（包括注射用胰岛素），均不作为疫苗接种禁忌。

2. 推荐接种

流感疫苗（推荐对所有6个月及以上的个体使用）。糖尿病儿童应该接种流感灭活疫苗（注射剂），而非减毒活疫苗（鼻内接种）。鉴于此类患儿发生侵袭性肺炎球菌疾病的风险较高，还应序贯给予肺炎球菌疫苗，包括13价肺炎球菌多糖结合疫苗和23价肺炎球菌多糖疫苗。

3. 暂缓接种。

在血糖不稳定或因糖尿病导致的免疫系统严重受损的情况下，接种减毒活疫苗应慎重。

（五）随访方案

定期内分泌科就诊，复查血糖、血气分析、脏器功能等指标。

（六）补充说明

因既往糖尿病多发于年长儿，故临床上需要接种疫苗的病例非常少。但随着T1DM发病率逐年上升，需要接种疫苗的婴幼儿也在相应增多，我们应尽快收集病例数据，总结经验，在内分泌专科评估及严密监测下制定个体接种方案。

四、先天性肾上腺皮质增生症

（一）概述

先天性肾上腺皮质增生症（congenital adrenal hyperplasia，CAH）为常染色体隐性遗传代谢病，由于类固醇激素合成过程中某种酶（如21-羟化酶、11β-羟化酶、3β-羟类固醇脱氢酶等）的先天性缺陷，导致肾上腺皮质功能减退，部分患儿伴有电解质紊乱及性腺发育异常。21-羟化酶缺乏症（21-hydroxylase deficiency，21-OHD）为CAH最常见的病因，占90%～95%；国内外报道发病率为1/20 000～1/10 000。部分患儿在新生儿期可因肾上腺皮质功能危象而危及生命。

国际上新生儿CAH筛查（即21-OHD筛查）起始于1977年，至今已有30多个国家开展了新生儿CAH筛查。我国CAH筛查起步于20世纪90年代初，目前全国有百余家新生儿筛查中心开展了CAH筛查。因新生儿筛查成效显著，可降低新生儿死亡率、减少女婴外生殖器男性化而造成性别误判，改善生长发育，因此，在全国普及CAH新生儿筛查已成为必然趋势。

新生儿筛查确诊后应立即治疗，需终身治疗。CAH治疗具有很大的挑战性，治疗不当或治疗过度均可导致成年期矮小。因此，尽可能以最低糖皮质激素剂量抑制雄激素、维持正常的生长，避免医源性库欣综合征。

（二）临床表现

根据21-羟化酶缺乏程度不同，可分为失盐型、单纯男性化型和非经典型3种类型。

1. 失盐型　为最严重最经典型，本型是由于21-羟化酶完全缺乏所致，约占75%。其皮质醇和醛固酮生物合成均存在障碍，患儿除具有男性化表现及皮肤黏膜明显色素沉着外，出生后不久（多出现于出生后1～4周）即可有拒食、呕吐、腹泻、体重不增或下降、脱水、低血钠、高血钾、代谢性酸中毒等症状。若治疗不及时，可因循环衰竭而死亡，病死率为4%～11.3%。该型患儿雄激素增高及男性化程度严重。

2. 单纯男性化型　为21-羟化酶不完全缺乏所致，21-羟化酶活性为正常人1%～11%，但其醛固酮合成正常。发病率约占25%。女性表现为假两性畸形，出生时即呈现程度不同的外生殖器男性化。男性表现为假性性早熟，出生时可无症状，6月龄以后出现性早熟征象。男、女童均出现体格发育过快、骨龄超出年龄、成人后身材矮小、可有皮肤黏膜色素沉着、无失盐等症状。

3. 轻微或非经典型　亦称迟发型，21-羟化酶活性达20%～50%，是21-

羟化酶轻微缺乏所致的一种变异型，中国少见。本型常无症状或表现为出生后雄激素过量引起的相应症状，临床表现各异，发病年龄不一。年幼时常无症状，至儿童期或青春期才出现男性化表现。男童为阴毛早现、性早熟、生长加速、骨龄提前；女童可出现初潮延迟、原发性闭经、多毛症及不育症等。

（三）诊断要点

1. 临床特点　凡出生时外生殖器畸形，阴蒂肥大，阴茎粗大，幼年身高明显高于同龄儿，而成年后低于正常人，青春期女性第二性征无发育，闭经，嗓音粗，有喉结，体毛重，阴毛呈男性分布，肌肉相对发达，皮肤、外生殖器色素沉着，或凡小婴儿有失盐、体重不增或外阴难辨认性别，应疑为本病。

2. 实验室辅助检查

（1）血标本采集：因促肾上腺皮质激素（adreno cortico tropic hormone，ACTH）、皮质醇具有昼夜分泌节律，清晨分泌最高，下午及晚上较低。糖皮质激素治疗可降低ACTH及17-羟孕酮浓度。因此，为了提高诊断的可靠性，建议早晨8时前、糖皮质激素服用前采血。

（2）电解质及酸碱平衡：失盐型21-羟化酶缺乏症患儿可表现为低血钠、高血钾、代谢性酸中毒，单纯男性化型及非经典型者电解质及酸碱平衡正常。

（3）17-羟孕酮：血17-羟孕酮浓度持续增高是21-OHD的重要诊断指标。通常17-羟孕酮＞300nmol/L为经典型，17-羟孕酮6～300nmol/L主要见于非经典型，或21-羟化酶缺乏杂合子，或假阳性，17-羟孕酮＜6nmol/L为非经典型者或正常者。17-羟孕酮易受多种因素（如体质、应激、感染、情绪、疾病、服药时间、检测方法等）影响而波动。研究发现，即使基因型相同，17-羟孕酮浓度差异也很大，故不能单纯用17-羟孕酮浓度进行分型。

（4）ACTH及皮质醇：失盐型患儿血ACTH多增高，伴皮质醇降低；但单纯男性化型或非经典型患儿其ACTH及皮质醇可正常。

（5）血浆肾素、醛固酮：评估盐皮质激素储备情况，并非21-OHD特异性的诊断依据，其血浓度受年龄、饮食钠的摄入量、抽血时体位及其他因素影响。正常新生儿及婴儿早期肾素及醛固酮可增高，无诊断意义。失盐型及部分单纯男性化型患儿其肾素水平有不同程度增高，一些患儿虽有不同程度醛固酮合成缺陷而导致醛固酮水平降低，但临床可无失盐症状。

（6）雄烯二酮、硫酸脱氢表雄酮：两者属于肾上腺雄激素，21-OHD患儿此类激素水平有不同程度的增高。雄烯二酮受影响因素较少，浓度相对较稳定，与17-羟孕酮有较好的相关性；而硫酸脱氢表雄酮不敏感，不建议作为诊断的指标。

（7）睾酮：该雄激素主要来源于睾丸分泌，少量由肾上腺雄烯二酮经17β-羟类固醇转变而来。21-OHD患儿睾酮水平均增高。但出生5个月内男婴存在生理性睾酮增高，不能作为21-OHD诊断依据。

（8）染色体核型分析：对于外生殖器两性难辨患儿均需要做染色体检查以明确遗传性别。

（9）基因检测：基因检测是CAH确诊的重要手段，建议常规开展，尤其对于临床疑似而生化诊断困难者，或诊断不明已用糖皮质激素治疗者，通过基因分析有助于确诊。在先证者及父母基因型明确的基础上可为需要再生育的CAH家庭提供产前诊断。

①方法：21-OHD是由于*CYP21A2*基因的突变导致。*CYP21A2*位于染色体6p21.3，与不具活性的假基因*CYP21A1P*相邻。真假基因均含有10个外显子，具有98%的相同序列。*CYP21A2*基因突变分析需采用长片段聚合酶链反应（polymerase chain reaction，PCR）扩增、序列分析，以及多重连接探针扩增技术（multiplex ligation-dependent probe amplification）联合分析，以便同时检测出基因点突变或缺失/重复。

②基因型与表型：*CYP21A2*基因突变可分为3种类型：点突变，中国患者中约占70%；大片段的基因缺失和基因重组，占20%～30%；自发突变，少见，占4%～5%。基因型与表型（尤其失盐型或轻型）有较好的相关性，临床表型与两个等位基因中导致残余酶活性较高的突变相关。如大的基因缺失/转换突变、p.Q318X、p.R356W、E6 cluster、Exon3 Del8bp及I2G可导致残存酶活性为0%～1%，多与失盐型有关；p.I172N突变导致残存酶活性为1%～5%，多与单纯男性化型相关；p.V281L、p.P30L和p.P453S导致残存酶活

性为20%～50%，多与非经典型相关。

3. 影像学检查

（1）肾上腺CT或MRI：CAH患儿肾上腺CT或MRI可显示肾上腺皮质增生。由于新生儿肾上腺皮质较小，判断困难，可不作为常规检查项目。

（2）左手及腕骨正位X线片：用于骨龄评估。新生儿及婴儿不作为常规检查项目。

（四）接种建议

1. 可以接种　对于稳定期的CAH，即没有感染症状，没有精神差、呕吐、腹泻和低血压等肾上腺危象，激素及电解质检查正常，可以正常接种非活疫苗；对于稳定已经3个月，激素替代效果接近生理状态的儿童，也可以正常接种减毒活疫苗。

2. 推迟接种　专科指标未稳定或应激状态未恢复。

3. 不宜接种　合并免疫缺陷患者不宜接种减毒活疫苗。

（五）随访方案

CAH的应激状态为发热超过38.5℃、肠胃炎伴脱水、全麻手术、严重外伤等情况下，为预防肾上腺皮质功能危象发生，需要增加氢化可的松剂量为原剂量的2～3倍。如服药后出现呕吐，则在呕吐后30min补服药物，如不能口服可采用静脉输注；危重情况下可静脉输注氢化可的松剂量至50～100mg/（m^2·d）。之后根据患儿情况逐渐减少剂量，并改为口服，情况好转后数日至1周内减量至原维持剂量。预防接种后如有类似应激状态，可参考以上用药方案。必要时接种后监测血气分析及血压。接种后如出现发热、呕吐、纳差等症状时，糖皮质激素按应激量服用5～7日，无不适后可调回正常剂量。

（六）病例解析

1. 病史

患儿女，1岁9个月，因“先天性肾上腺皮质增生症，咨询接种”于2021-04-26入院就诊。

【现病史】新生儿期（2019-07）17-羟孕酮（17-OHP）筛查阳性，其初筛为14.6nmol/L，1个月后再次复查为52.5 nmol/L。基因检测显示：21羟化酶基因*CYP21A2*存在c.293-13A/C＞G（p.ser97fs）杂合突变和c.518T＞A（p.11e173Asn）杂合突变。患儿确诊为CAH（21-羟化酶缺乏），2^+月龄时开始服用氢化可的松治疗，目前剂量为1.8mg，Tid，病情控制稳定。患儿出生时发现“先天性心脏病：室间隔缺损”，2019-11-21行室间隔缺损修补、卵圆孔缝闭术，住院期间输注红细胞悬液1U，静脉应用氢化可的松，术后恢复可。患儿平素易患呼吸道感染，一般情况可。患儿出生至今已接种乙肝疫苗2剂次、卡介苗1剂次、IPV1剂次，无不良反应，现咨询补种。

【体格检查】体温36.3℃，心率102次/min，呼吸25次/min，身长81.2cm，体重8.3kg，体表面积0.39m^2。神志清，一般情况可。无脱水征，颈软，呼吸顺。口周无发绀，咽充血。双肺呼吸音粗，无啰音。心音有力，律齐。腹软无压痛，未扪及包块，肠鸣音存在，四肢暖，CRT＜2s。手足无皮疹。全身皮肤及外阴未见明显色素沉着，阴蒂肥大。

【个人史】第二胎，第二产（G2P2），足月顺产出生，否认窒息抢救史。父母非近亲结婚，姐姐，7岁，体健。否认过敏史及传染病接触史。

2. 初步评估

（1）基础疾病　先天性肾上腺皮质增生症（21-羟化酶缺乏）。

（2）免疫功能　无。此病影响体内激素水平及电解质紊乱，但合并免疫功能异常的不多，此患儿平素易生病，常规予免疫球蛋白水平及中性粒细胞功能/淋巴细胞检测了解免疫功能。

（3）脏器功能　2021-03-13生化：碱性磷酸酶246U/L，葡萄糖4.30mmol/L，尿素4.03mmol/L，肌酐25μmol/L，尿酸242μmol/L，前白蛋白180.3mg/L↓，谷丙转氨酶16U/L，谷草转氨酶38U/L，总蛋白71.0g/L，白蛋白46.4g/L。血气分析：血钾3.69mmol/L，血钠143mmol/L，酸碱度：7.343。结果显示生化及血气分析均正常。2021-03-21皮质醇286.93nmol/L，睾酮＜0.24nmol/L，17-羟孕酮14.1nmol/L。促肾上腺皮质激素1.55pmol/L。提示专科指标稳定。

（4）特殊用药　口服氢化可的松 1.8mg Tid。

3. 完善检查结果　2021-04-26免疫球蛋白水平：IgG、IgA、IgM、IgE在

正常范围内。2021-04-27淋巴细胞亚群检测：抑制T细胞绝对计数589.37cells/μL，B细胞绝对计数667.74cells/μL↑，B细胞/淋巴细胞28.10%↑，T细胞绝对计数1 424.29cells/μL，辅助T细胞绝对计数772.21cells/μL，NK细胞绝对计数298.07cells/μL，刺激指数666.07。无明确异常。

4. 评估建议　可以按免疫程序或疫苗说明书接种疫苗，风险略高于同龄儿童。

5. 随访事项　建议接种后氢化可的松调整至应激剂量5～7日，观察无不适后减至正常量。如有病情变化，建议查血气分析，监测血压，内分泌专科就诊。

6. 专家点评　21-OHD是小儿内分泌疾病中较常见的疾患，发病率为1／20 000～1／10 000，近年来我国大多数地区已开展新生儿筛查，患儿大部分在新生儿期可获诊。21-OHD对儿童生长发育有多方面的影响，包括成年身高低于正常，青春期发育提前和代谢相关并发症等。获得尽可能正常的成人身高是21-OHD患儿治疗的最终目标。为维持电解质平衡，保证患儿体格发育和生命安全，21-OHD失盐型患儿需要个体化糖皮质激素和盐皮质激素长期替代治疗。在发热、手术、预防接种前后等应激状态时易合并急性肾上腺危象，需服用常规剂量的2～3倍糖皮质激素。并发呕吐、腹泻时可致胃肠道药物吸收障碍，应静脉滴注氢化可的松、钠盐及葡萄糖。此患儿CAH诊断明确，一直内分泌专科门诊随诊。糖皮质激素替代治疗效果好，接种评估前半年专科指标稳定，我科完善免疫功能检查，未提示免疫功能受损。患儿曾因先天性心脏病行手术治疗，期间使用血制品，至今已间隔8个月以上，先天性心脏病术后恢复良好，心功能正常。综上所述，现可以正常预防接种，风险略高于同龄儿童，接种后注意观察可能出现的一般不良反应，监测血压及电解质等情况，定期内分泌专科随访。

参考文献

[1] APPLEGARTH D A. Incidence of inborn errors of metabolism in British Columbia，1969-1996 [J]. Pediatrics，2000，105 (1)：e10.

[2] SANDERSON S. The incidence of inherited metabolic disorders in the West Midlands, UK [J]. Arch Dis Child, 2006, 91 (11): 896-899.
[3] KINGSLEY J D. Immunizations for patients with metabolic disorders [J]. Pediatrics, 2006, 118 (2): e460-e470.
[4] MCNNI F. Vaccination in children with inborn errors of metabolism [J]. Vaccine, 2012, 30 (50): 7161-7164.
[5] 刘玉鹏，吴桐菲，王海军，等. 因预防接种诱发急性脑病的甲基丙二酸尿症cblA型一例 [J]. 中华儿科杂志，2015，53 (1): 62-65.
[6] 杨艳玲，孙芳，宋金青，等. 预防接种诱发先天缺陷患儿急性代谢危象病例研究 [J]. 中国预防医学杂志，2005，6 (1): 13-16.
[7] CLASSEN J B. Clustering of cases of type 1 diabetes mellitus occurring 2-4 years after vaccination is consistent with clustering after infections and progression to type 1 diabetes mellitus in autoantibody positive individuals [J]. J Pediatr Endocrinol Metab, 2003, 16 (4): 495-508.
[8] MORGAN E. Vaccinations and childhood type 1 diabetes mellitus: a meta-analysis of observational studies [J]. Diabetologia, 2016, 59 (2): 237-243.
[9] VARGHESE M, CAFFERKEY M, O'REGAN M, et al. Should children with inherited metabolic disorders receive varicella vaccination? [J]. Arch Dis Child, 2011, 96 (1): 99-100.
[10] CAMERON J C. Severe complications of Chick enpoxin hospitalized children in the UK and Ireland [J]. Arch Dis Child, 2007, 92 (12): 1062-1066.
[11] BRADY M T. Immunization Recommendations for Children With Metabolic Disorders: More Data Would Help [J]. Pediatri, 2006, 118 (2): 810-813.
[12] 吴薇，罗小平. 预防接种与遗传代谢性疾病 [J]. 中国实用儿科杂志，

2010，25（3）：173-175.

[13] Lalani S R. Current genetic testing tools in neonatal medicine [J]. Pediatri Neonatol，2017，58（2）：111-121.

[14] Gravholt C H，Andersen N H，Conway G S，et al. Clinical practice guidelines for the care of girls and women with Turner syndrome：proceedings from the 2016 Cincinnati International Turner Syndrome Meeting [J]. Eur J Endocri，2017，177（3）：1-70.

[15] Suksawat Y，Sathienkijkanchai A，Veskitkul J，et al. Resolution of primary immune defect in 22q11. 2 deletion syndrome [J]. J Clin Immunol，2017，37（4）：375-382.

[16] WONG K K. Influenza-associated pediatric deaths in the United States，2004-2012 [J]. Pediatrics，2013，132（5）：796-804.

[17] VALENTINI D. Fatal varicella pneumonia in an unvaccinated child with Down Syndrome：A case report [J]. Italian Journal of Pediatr，2016，42（1）：99.

[18] HUGGARD D. Do children with Down syndrome benefit from extra vaccinations? [J]. Arch Dis Child，2018，103（11）：1085-1087.

[19] FERREIRA C T. Immunogenicity and safety of an inactivated hepatitis A vaccine in children with Down syndrome [J]. J Pediatr Gastroenterol Nutr，2004，39（4）：337-340.

[20] SWEE D S. Many women with Turner syndrome lack protective antibodies to common respiratory pathogens，Haemophilus influenzae type B and Streptococcus Pneumoniae [J]. Clin Endocri（Oxf），2019，91（1）：228-230.

[21] KLEIN A H. Improved prognosis in congenital hypothyroidism treated before age three months [J]. J Pediatr，1972，81（5）：912-915.

[22] FORD G. Screening for congenital hypothyroidism：a worldwide view of strategies [J]. Best Pract Res Clin Endocrinol Metab，2014，28

（2）：175-187.

[23] 徐艳华，秦玉峰，赵正言. 中国新生儿先天性甲状腺功能低下症与苯丙酮尿症筛查22年回顾[J]，中华儿科杂志，2009，47（1）：18-22.

[24] ALM J. Incidence of congenital hypothyroidism: retrospective study of neonatal laboratory screening versus clinical symptoms as indicators leading to diagnosis[J]. Br Med J (Clin Res Ed), 1984, 289（6453）：1171-1175.

[25] VULSMA T. Maternal-fetal transfer of thyroxine in congenital hypothyroidism due to a total organification defect or thyroid agenesis[J]. N Engl J Med, 1989, 321（1）：13-16.

[26] 陈秀琴. 小儿甲状腺功能亢进症的诊断和治疗[J]. 现代实用医学，2004，16（9）：505-506.

第九章

感染性疾病

CHAPTER9

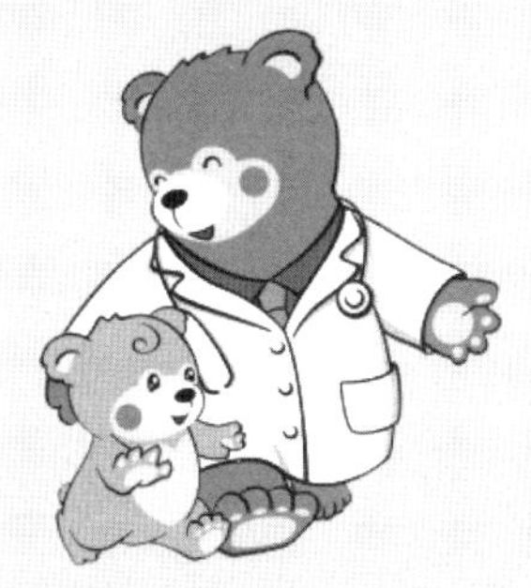

第一节 儿童肝病

一、概述

肝病是指不同病因引起的肝脏形态结构的破坏和肝功能的异常。儿童肝病在全球都具有较高的发病率和病死率，仅婴儿胆汁淤积性肝病在活产婴儿中的发病率为1：2 500，而胆管闭锁约占婴儿胆汁淤积性肝病的1/3。病毒感染性肝病、自身免疫性肝炎、药物性肝损等病程超过半年者称为慢性病程；转氨酶小于5倍正常值为轻度升高，5～10倍正常值为中度升高，10倍正常值以上为重度升高；当排除维生素K_1缺乏导致的凝血障碍时，患者国际标准化比值（international normalized ratio，INR）≥1.5提示存在出血倾向。患者存在以下两种情况称为肝衰竭：①有肝性脑病表现，INR≥1.5和或（prothrombin time，PT）≥15s。②无肝性脑病表现，INR≥2.0或PT≥20s[1]。

二、临床表现

主要表现是食欲不振、呕吐等，体征是黄疸及肝脾肿大。感染无论是对急性肝病患者还是对慢性肝病患者都是十分重要的问题，是导致患者病情加重甚至死亡的重要原因。病毒感染如甲型肝炎病毒、乙型肝炎病毒、流行性感冒病毒等感染增加了慢性肝病的病死率。英国一项研究发现，13例肝硬化患者中10例因肺炎链球菌败血症死亡。虽然遗传代谢性肝病儿童接种疫苗后发热可能导致代谢紊乱加重，但遗传代谢性肝病儿童感染时更易导致代谢危象，危及患儿生命。虽然慢性肝病患者由于免疫功能受损，疫苗接种后产生具有保护效果抗体的比率较正常儿童低，但仍具有一定的保护作用。因此，对于这些高危人群接种疫苗的低反应性不应成为禁忌接种疫苗的理由。有些慢性肝病患者最后需要肝移植，移植前接种疫苗产生保护性抗体对于肝移植术后感染性疾病具有很好的预防作用[2]。

（一）胆汁淤积性肝病[3]

1. 黄疸伴瘙痒　以黄疸伴瘙痒最为常见。瘙痒严重者影响夜间睡眠，查体皮肤可见抓痕，最初出现于眼部和耳部，一般在四肢伸面和背部的侧面最严重。小于6月龄患儿因神经通路尚未发育完全，尚不能搔抓，瘙痒不易发现，但瘙痒患儿较烦躁，夜间睡眠差。

2. 胆结石　进行性家族性肝内胆汁淤积症（progressive familial intrahepatic cholestasis,PFIC），2型、3型（PFIC-2、PFIC-3）多见并发胆结石，其他类型PFIC少见，且PFIC2型发生肝癌和胆管癌的风险较大。

3. 肝外表现　PFIC-1可有复发性胰腺炎、腹泻、感音神经性听力损害、慢性咳嗽或喘息、甲状腺功能低下，PFIC-2无肝胆外症状，而PFIC-4可伴有耳聋等。

4. 生长发育障碍　多数PFIC患儿身材矮小（<15百分位），对于未经移植而能够存活至青少年期的患者，其青春期及性征发育延迟。

5. 脂溶性维生素缺乏　由于慢性胆汁淤积，PFIC患儿多有脂溶性维生素吸收障碍，可出现维生素K缺乏性出血、维生素E缺乏性神经肌肉功能异常等。

（二）胆道闭锁

1. 皮肤黄染　黄疸是胆道闭锁的首发体征，起初可能仅见于巩膜。黄疸发生于出生时至出生后8周内，此后出现黄疸的可能性很小。

2. 粪便颜色　部分婴儿存在无胆色粪。由于大便为灰白色而不是白色，且大便颜色每日都可能发生变化，所以常常没有发现无胆色粪。

3. 尿液颜色　由于胆红素排泄到尿液中，大多数婴儿出现深色尿。父母常常发现不了这一点，他们可能没有意识到婴儿的尿液本不应该染黄尿布。

4. 其他　如果未注意到黄疸且患儿的病情已进展，可能出现肝大、质硬及脾肿大。

（三）病毒性肝炎

有症状儿童的急性乙型肝炎病毒（hepatitis B virus，HBV）感染临床表现与成人类似。潜伏期持续1～4个月。前驱期可能出现血清病样综合征。①皮肤黏膜病变：可发生多种病变，其中以多形性皮疹、荨麻疹最多见。其次为红斑、斑丘疹、血管神经性水肿及皮肤、黏膜淤点和淤斑。②关节肌肉病变：关节疼痛是最常见的症状，常伴有皮疹。受累的关节一般无红肿，以指、腕、肘、膝关节多见，无剧烈疼痛，与“游走性”风湿性关节炎颇相似。随后出现全身症状、厌食、恶心、黄疸和右上腹不适。症状和黄疸通常在1~3个月后消失，但一些患者即使在血清转氨酶浓度恢复正常后仍然长期乏力。很多慢性乙肝患者无症状，除非进展至失代偿性肝硬化或具有肝外表现，而另一些患者则具有非特异性症状（如疲劳）。一些患者会出现慢性感染的急性发作，可能无症状、类似急性肝炎症状或表现为肝衰竭。体格检查结果可能正常或出现慢性肝病特征。失代偿性肝硬化患者可能出现黄疸、脾肿大、腹水、外周水肿和脑病。实验室检查结果可能正常，但大多数患者的血清AST和ALT有轻至中度升高。急性发作期间，血清ALT浓度可能高达正常值上限的50倍，甲胎蛋白（alfa-fetoprotein，AFP）浓度可能高达1 000ng/mL[4]。

三、诊断要点

（一）婴儿胆汁淤积症

目前国际上均采用2004年北美儿科胃肠病、肝病及营养学会（North American Society for Pediatric Gastroenterology，Hepatology，and Nutrition，NASPGHAN）推荐的标准：①血清总胆红素<85mol/L（5mg/dL）时，直接胆红素>17.1mol/L（1.0mg/dL）。②血清总胆红素>85mol/L（5mg/dL）时，直接胆红素占总胆红素比例>20%。满足两条中任意1条即诊断为婴儿胆汁淤积症。如果同时合并有病理性肝脏体征（质地变硬或伴有肝大>2cm），血谷丙转氨酶和/或血谷草转氨酶增高等肝功能异常称之为婴儿胆汁淤积性肝炎。病毒感染性肝病、自身免疫性肝炎、药物性肝损等病程超过半年者称为慢性病程。

（二）肝硬化

1. 血常规　白细胞总数正常或稍低，淋巴细胞相对增多，偶有异常淋巴细胞出现。重症肝炎患者的白细胞总数及中性粒细胞均可增高。血小板在部分慢性肝炎患者中可减少。

2. 肝功能试验　肝功能试验种类甚多，应根据具体情况选择进行。

（三）病毒性肝炎

急性HBV感染：乙肝表面抗原（HBsAg）阳性、乙型肝炎病毒核心抗体（HBcAb）IgM阳性可诊断急性HBV感染。慢性HBV感染：慢性HBV感染的诊断依据是HBsAg持续存在6个月以上，且HBcAb IgG抗体阳性、抗-HBc IgM阴性[4]。

四、接种建议

（一）可以接种

慢性肝病轻中度肝功能异常、胆红素升高患者可以接种各类疫苗。肝硬化患者可以接种灭活疫苗。

（二）推迟接种

急性肝功能异常、肝病有出血倾向或肝衰竭患者暂缓接种各类疫苗。

（三）不宜接种

肝硬化患者禁忌接种减毒活疫苗。

（四）推荐疫苗

先天性胆道闭锁患儿手术前后疫苗接种建议：肝门空肠吻合术（Kasai术）前2天可接种灭活疫苗，术前21天可接种减毒活疫苗；Kasai手术康复后，轻中度肝功能异常、胆红素升高可以常规接种疫苗；对于Kasai术后接受激素治疗的患儿接种活疫苗应慎重，建议接种灭活疫苗[1]。

五、随访方案

接种疫苗前除向家长进行常规告知外，应同时告知家长基础疾病的临床表现。如胆管炎为先天性胆道闭锁（congenital biliary atresia，CBA）常见并发症，以高热、黄疸、腹痛等为主要特征。发病时发热症状可能与接种疫苗后发热偶合，提示家长注意观察。如出现高热不退、黄疸等症状需及时就医。疫苗接种嘱家长注意观察，如疫苗接种后出现不良反应要及时就医，并且及时告知接种单位。基础疾病需要专科门诊复诊者，继续定期复诊。疫苗接种后按照7天内家长手机自主上报及15天、42天、3个月电话回访的方式进行随访。随访内容包括：接种后体温，进食情况、皮肤黄染是否有加重、大便情况，以及接种部位是否发生局部红肿、硬结等情况。出现疑似预防接种异常反应时，应及时上报，并在疑似预防接种异常反应报表中注明该儿童有基础肝病病史。

六、病例解析

（一）病史

【现病史】患儿，男，3岁1个月，因“新生儿红斑狼疮、慢性乙型病毒性肝炎，咨询接种”于2021-01-11就诊。患儿生后因额面部皮疹至我院皮肤科就诊，查患儿及母亲自抗十二项：抗核抗体阳性（ANA+），抗干燥综合征抗原A抗体阳性（SSA+），抗干燥综合征抗原B阳性（SSB+）。转诊至免疫科，查免疫球蛋白水平：IgG升高。乙肝两对半：乙肝核心抗体阳性、乙肝表面抗体阳性。自身抗体12项：抗核抗体弱阳性、抗双链DNA阴性。抗核抗体滴度132.11U/L。诊断新生儿红斑狼疮，无特殊治疗，定期随诊，患儿无明显不适，皮疹逐渐减少。1岁时回医院免疫科复诊，查抗核抗体弱阳性，抗双链DNA阳性，抗组蛋白抗体阳性，抗双链DNA滴度测定96.11U/L。谷丙转氨酶99U/L。转感染科门诊就诊，查乙肝表面抗原阳性、乙肝e抗原阳性、乙肝核心抗体阳性、乙型肝炎DNA定量1.61×10^{7}cps/mL。肝活检G1-2S1。诊断乙型病毒性肝炎，予美能、肝泰乐护肝治疗。现一般情况可，精神反应好，大小便正常。出生后仅接种乙肝疫苗1剂、卡介苗1剂，无不良反应。

【体格检查】体温36.3℃，心率107次/min，呼吸24次/min，体重17kg，身高102cm。自动体位。神志清，精神反应好。全身皮肤黏膜无苍白、无黄染、无破损，无皮疹及出血点。全身浅表淋巴结未触及肿大。呼吸平顺，双肺呼吸音清，未闻及明显干湿性啰音。心音有力，律齐，各瓣膜区未闻及杂音。腹平软，按压无哭闹加剧，未扪及包块，肝脾肋下未扪及，肠鸣音正常。肛门及外生殖器无畸形。四肢肌力Ⅴ级、肌张力正常。生理反射存在，病理反射未引出。肢端暖，CRT 1s，双侧足背动脉搏动有力。

【个人史及家族史】第一胎，第一产（G1P1），36^{+5}周顺产出生。出生体重2.95kg，出生身长48cm，出生时Apgar评分不详。混合喂养，吃奶量可。生长发育与同龄儿相似。父体健，母亲乙肝，否认近亲婚配，否认父母过敏体质，否认地中海贫血家族史，否认传染病史，否认其他遗传疾病家族史。

（二）初步评估

1. 基础疾病　新生儿红斑狼疮、慢性乙型病毒性肝炎。

2. 免疫功能　免疫球蛋白G 13.30g/L，免疫球蛋白E 24U/mL，免疫球蛋白D、免疫球蛋白A、免疫球蛋M均在正常范围内。

3. 脏器功能　凝血功能、肝胆胰脾B超未见明显异常。

4. 特殊用药　复方甘草酸苷片、葡醛内酯片。

（三）完善检查结果

无。

（四）评估建议

患儿的基础疾病涉及免疫专科、感染专科，故组织多学科会诊（MDT）综合制定疫苗接种建议。

MDT会诊意见。①免疫专科：患儿新生儿狼疮明确，结合临床表现考虑狼疮处于非活动期，建议复查免疫功能，若免疫功能无异常则无专科疾病接种禁忌。②感染专科：患儿慢性病程，皮肤、巩膜无黄染，肝脾未及，转氨酶升高，HBV升高，凝血功能正常，肝活检G1-2S1，慢性乙型病毒性肝炎诊断明确，无须接种乙肝疫苗。患儿乙肝病毒载量为1.61×10^7cps/mL，暂未使用药物，建议2～4周复查乙型肝炎病毒载量、转氨酶。若肝病稳定则无专科接种禁忌。③接种门诊：目前患儿乙型肝炎抗原阳性，暂无须接种乙肝疫苗；结合免疫专科、感染专科意见，狼疮不属于活动期，慢性乙型肝炎仍处于动态观察期，暂不宜进行疫苗接种，待复查相关指标后再行评估疫苗接种。

进一步完善检查：

2021-01-29免疫球蛋白水平：免疫球蛋白G 16.30g/L，补体C4 0.12g/L，补体C3 0.78g/L。淋巴细胞亚群检测：B细胞绝对计数14U/L，抗核抗体（荧光法）阳性核均质型。2021-03-07生化：谷草转氨酶215U/L，γ-谷氨酰转移酶16U/L，谷丙转氨酶385U/L。儿保免疫：乙型肝炎表面抗原4 270.00U/mL，乙型肝炎核心抗体9.74S/CO，乙型肝炎e抗原10.06S/CO。乙型肝炎DNA-定量5.89×10^{6}U/mL。感染专科复诊：患儿转氨酶异常，表面抗原持续升高，结合患儿病情及年龄，于2021-03-16开始口服恩替卡韦抗病毒治疗。2021-08-21复查：乙型肝炎表面抗原0.08U/mL，乙型肝炎e抗体0.01S/CO，乙型肝炎核心抗体8.62S/CO。乙型肝炎DNA定量：小于50.00U/mL。转氨酶大致正常。继续抗病毒治疗。

2021-08-31二次评估：目前患儿表面抗原下降明显，HBV-DNA转阴，肝酶、免疫功能正常，自身抗体暂未转阴，建议不接种乙肝疫苗及减毒活疫苗，其余疫苗可正常接种。

（五）随访事项

评估后接种脊髓灰质炎灭活疫苗第1剂，接种后定期随访，未出现发热、纳差、皮疹，定期复查转氨酶无明显波动，乙型肝炎DNA定量小于50.00U/mL，提示专科疾病稳定。接种局部未出现红肿、硬结。疫苗接种后随诊3个月，期间未出现不良反应。感染专科、免疫专科复诊评估专科疾病平稳（狼疮、乙型病毒性肝炎）。疫苗接种后按照7天内家长手机自主上报及15天、42天、3个月电话回访的方式进行随访。继续专科门诊随诊。

（六）专家点评

慢性乙型病毒性肝炎（chronic hepatitis B，CHB）是由HBV持续感染超过6个月，引起肝脏发生不同程度炎症坏死和/或肝纤维化的慢性疾病，主要通过母婴、血液、体液传播感染。全球慢性乙型肝炎感染人数约3.5亿人，如果不进行治疗，约1/4的感染者将死于肝硬化、肝衰竭或者肝癌。中国是世界卫生组织（WHO）统计感染人数最多的37个国家之一。慢性乙型肝炎在中国是一种很常见、很难根治的传染性疾病。近年来乙肝疫苗联合乙型肝炎免疫球蛋白的应用显著降低母婴传播风险，但仍有5%～10%的新生儿发生免疫失败。其中在围产期和婴幼儿时期感染HBV者中，分别有90%和25%～30%的患者发展为慢性乙型病毒性肝炎，5岁以上幼儿感染者仅有5%～10%发展为慢性感染。虽然慢性肝病患者由于免疫功能受损，疫苗接种后产生具有保护效果抗体的比率较正常儿童低，但仍具有一定的保护作用。该患儿1岁时查乙肝表面抗原阳性、乙肝e抗原阳性、乙肝核心抗体阳性、乙型肝炎DNA定量1.61×10^{7}cps/mL，目前3岁，考虑CHB诊断明确。结合新生儿期有狼疮病史，疾病涉及两个专科，由特需人群接种门诊发起并组织MDT会诊，会诊建议：狼疮处于缓解期，乙型病毒性肝炎病情暂未稳定，需要间隔2～4周复查相关指标。复查后鉴于患儿转氨酶异常，表面抗原持续升高，给予半年的抗病毒治疗。在服用抗病毒药物期间，复查表面抗原下降明显，HBV-DNA转阴，肝酶、免疫功能正常，自身抗体暂未转阴，建议不接种乙肝疫苗及减毒活疫苗，其余疫苗可正常接种。患儿实施疫苗接种后随访观察无AEFI发生，基础疾病稳定，考虑此阶段接种疫苗安全性相对较高。总结：①系统性红斑狼疮属于自身免疫性疾病（autoimmune disease，AD），缓解期AD可接种非活疫苗并无须中断免疫抑制治疗，活动期不宜接种各类疫苗。②CHB患儿肝脏轻中度损害，无凝血功能障碍，乙肝疫苗无须接种，可正常接种其他疫苗。③慢性乙型病毒性肝炎急性发作期间，如转氨酶、病毒载量、凝血功能等指标加重或反复，应暂缓疫苗接种。

第二节 巨细胞病毒感染

一、概述

CMV属于疱疹病毒，广泛存在于自然界。本病毒对宿主或培养细胞有高度的种特异性，人巨细胞病毒（human cytomegalovirus，HCMV）只能感染人。一旦侵入人体，将长期或终身存在于机体内。当机体免疫力正常时呈潜伏感染状态，免疫低下时可出现症状。据统计美国和欧洲活产儿感染率为0.5%～1.0%，发展中国家先天性CMV的感染率为0.6%～6.1%。HCMV

是人类疱疹病毒中最大的一种病毒。HCMV是一种广泛分布于五大洲的人类疱疹病毒，通常可引起免疫功能正常宿主的无症状或轻度症状感染，但在免疫功能低下的宿主中可导致严重的多器官疾病，如HIV感染患者和实体器官/造血干细胞移植患者。在有免疫能力的人群中，巨细胞病毒（cytomegalovirus，CMV）感染的最严重后果可能发生在患有HCMV初次感染（primary infection，PI）的孕妇中，甚至可能发生在非初次感染（non-primary infection，NPI）（重新激活或再次感染）的孕妇身上。在约40%的PI病例中，妊娠期获得性HCMV感染的结果可能是将HCMV传染给胎儿。在不同HCMV株血清免疫孕妇的NPI病例中，先天性巨细胞病毒感染（congenital cytomegalovirus，CCMV）感染的发生率可能更低、相似或更高。受HCMV影响的新生儿大多数在出生时没有症状，但在接下来的几个月甚至几年里可能会出现或多或少的严重后遗症[5]。我国是人巨细胞病毒（HCMV）感染的高发地区，大多数原发性HCMV感染发生于婴幼儿期。

婴儿HCMV感染按临床症状有无可分为无症状性感染和有症状性感染。新生儿出生时85%～90%为无症状性感染，有HCMV感染证据但无症状和体征。10%～15%为有症状性感染，表现为全身性感染或某一器官系统的感染，如非遗传性感音神经性听力损失、神经肌肉运动障碍、学习障碍和脉络膜视网膜炎等，其中0.5%可能导致胎儿和新生儿死亡。

婴儿期的HCMV感染，可引起败血症样综合征、急性肝炎、淋巴结肿大、肺炎等严重的临床表现，还可造成血小板减少、中性粒细胞减少、肝酶升高等。后遗症常见于有免疫功能缺陷患者，主要表现为神经系统不同程度的损伤，包括小头畸形、脑神经影像学的异常（钙化、轻-重度脑室扩大、囊腔、白质改变、大脑小脑海马发育不良）、非遗传性感音神经性听力损失及发育障碍等。HCMV活动性感染的证据包括病毒分离、病毒颗粒和巨细胞包涵体、病毒抗原、特异性病毒基因、病毒特异性DNA载量、双份血清抗HCMV IgG滴度≥4倍增高或抗HCMV IgM和IgG阳性。虽然临床上常检测尿HCMV-DNA滴度，但由于目前国内外没有该项指标的统一标准，病毒复制及活动性感染主要用血清学和分子方法来测定[6]。

二、临床表现

（一）婴儿期感染

1. 先天感染　出生后2周内实验室检查证实有HCMV感染即可诊断，有10%～15%有临床症状。5%～10%先天感染者较为严重，常有多系统器官受损，旧称巨细胞包涵体病（cytomegalic inclusion disease，CID），临床上以黄疸（直接胆红素升高为主）和肝脾大最常见。患儿可有血小板减少所致淤斑，小头畸形，脑室扩大伴周边钙化，视网膜脉络膜炎，感音神经性耳聋和神经肌肉功能障碍（如肌张力低下和瘫痪）；外周血异型淋巴细胞增多，脑脊液蛋白增高和血清肝酶增高，Coombs阴性的溶血性贫血；腹股沟疝、腭裂、胆道闭锁、心血管畸形和多囊肾畸形。另有5%为非典型者，可有上述1种或多种组合表现，单独存在小头畸形、肝脾大、血小板减少或感音神经性耳聋相对常见。非神经损害多可恢复，但神经性损害常不可逆，可有智力障碍、感音神经性耳聋（显性感染发生率25%～50%，不显性感染率10%～15%，可呈晚发性或进行性加重）、神经缺陷和眼部异常等后遗症，部分可出现语言发育障碍和学习困难[5]。

2. 围产期及出生后感染　出生后3～12周内开始排毒者为围产期感染。出生12周后开始排毒者为出生后感染。常见疾病如下。①HCMV肝炎：呈黄疸型或无黄疸型，轻至中度肝大，常伴脾大。黄疸型常有不同程度黄疸，血清肝酶轻至中度升高。部分婴儿呈亚临床型，无临床症状，但有肝病体征和/或肝功能异常。②HCMV肺炎：多无发热，可有咳嗽、气促及肋间凹陷，偶闻肺部啰音。影像学检查多见弥漫性肺间质病变，可有支气管周围浸润伴肺气肿和结节性浸润。部分患儿同时伴肝损害。③输血后综合征：临床表现多样，可有发热、黄疸、肝脾大、溶血性贫血、血小板减少和异型淋巴细胞增多。常见皮肤灰白色休克样表现，亦可有肺炎征象，甚至呼吸衰竭。围产期感染的早产儿和高危足月儿，特别是出生后2个月内开始排病毒的早产儿发生的危险性增加。出生后感染者不发生后遗缺陷。

（二）免疫正常儿童感染

显性感染在4岁以下可致支气管炎或肺炎；在7岁以下可致无黄疸型肝

炎；在青少年则与成人相似，表现为单核细胞增多症样综合征，有不规则发热不适及肌痛等，全身淋巴结肿大较少见，渗出性咽扁桃体炎极少，多在病程后期（发热1～2周后）出现典型血象改变（白细胞总数达10×10^9/L～20×10^9/L，淋巴细胞>50%，异型淋巴细胞＞5%）；90%以上血清肝酶轻度增高，持续4～6周或更久，仅约25%有肝脾大，黄疸极少见[7]。

（三）免疫抑制儿童感染

最常表现为单核细胞增多症样综合征，但异型淋巴细胞少。因免疫抑制治疗导致白细胞减少伴贫血和血小板减少。其次为肺炎，在骨髓移植者中表现更严重。HCMV肝炎在肝移植受者常与急性排斥反应同时存在，以持续发热、肝酶升高、高胆红素血症和肝衰竭为特征。肾移植者可发生免疫复合物性肾小球肾炎。胃肠道疾病常见于艾滋病及骨髓、肾和肝移植者，病变常累及整个胃肠道，内镜可见溃疡，严重时见出现散在糜烂。免疫抑制儿童还可发生脑膜脑炎、脊髓炎、周围神经病和多发性神经根炎等神经系统疾病[7]。

三、诊断要点

诊断对病理性或生理性免疫抑制者（新生儿和幼婴）出现HCMV疾病相关表现积极寻找实验室证据，高度警惕本病；当病情不能完全用HCMV疾病解释时，还应注意基础疾病或其他伴随疾病。

（一）临床诊断

具备活动性感染的病毒学证据，临床上又具有HCMV疾病相关表现，排除现症疾病的其他常见病因后可做出临床诊断。

（二）确定诊断

从活检病变组织或特殊体液（如脑脊液或肺泡灌洗液）内分离到HCMV或检出病毒复制标志物（病毒抗原和基因转录产物）是HCMV疾病的确诊证据。

具备活动性感染的病毒学证据，临床上具有HCMV性疾病相关表现，排除现症疾病的其他常见病因后可做出临床诊断。确定诊断则需从活检病变组织或特殊体液（如脑脊液、肺泡灌洗液）内分离到HCMV或检出病毒复制标志物（病毒抗原和基因转录产物）。

对于先天性HCMV感染的诊断，需满足出生后2周（国外多以3周）内获得的尿液、唾液、呼吸道分泌物、血液（干血斑）或脑脊液HCMV病毒学检测阳性，如HCMV DNA、抗HCMV IgM、PP65抗原、组织病理学检测等。对于存在一种或多种先天性HCMV感染的症状或体征，已排除导致这些异常的其他疾病，如寨卡病毒感染、新生儿脓毒症、遗传代谢病、毒素暴露等，出生2周（国外多以3周）后自患儿尿液或唾液样本中检测到HCMV DNA 或在血液中检测到抗HCMV IgG，需疑诊先天性HCMV感染，可利用出生时新生儿筛查干血点标本回顾性检测病毒基因进一步协诊，如未获得出生2周（国外多以3周）内病毒学检测依据，则不能与围生期感染鉴别[6]。

四、接种建议

（一）可以接种

HCMV感染无临床症状者，有后遗症但无HCMV复制者。

（二）暂缓接种

HCMV感染有临床症状，有后遗症者且有HCMV复制者。

五、随访方案

因为先天性HCMV感染会合并不同程度的神经系统后遗症，所以应进行必要的随访监测。监测的内容包含神经系统发育评估、听觉脑干诱发电位、眼底检查、全血细胞计数、血小板计数、转氨酶水平、胆红素水平、HHCMV DNA的病毒载量和尿样病毒学分离等[8]。

六、病例解析

（一）病史

【现病史】患儿，男，2月11天，因“婴儿肝炎综合征、巨细胞病毒感染，咨询接种”于2021-05-24来医院就诊。患儿生后第2天因“皮肤巩膜黄染”至当地医院住院治疗，入院查生化提示谷丙转氨酶5.4U/L、谷草转氨酶38.9U/L、总胆红素308.15μmol/L、直接胆红素12.38μmol/L、总胆汁酸47.8g/L，予蓝光治疗、补充肝酶诱导剂等治疗1周好转出院，出院后定期门诊复诊。1月龄时复查肝功能提示谷丙转氨酶194.10U/L，谷草转氨酶154.00U/L，碱性磷酸酶841U/L，总胆红素107.00 μmol/L，直接胆红素25.00 μmol/L，间接胆红素81.9 μmol/L，γ-谷氨酰转移酶120.00U/L，总胆汁酸175.6 μmol/L，白蛋白35.00g/L。考虑病情反复至我院就诊。入院后完善检查：巨细胞病毒DNA定量（荧光PCR法）2.50×10^{3}cps/mL。脑干听觉诱发电位：界限性听觉脑干诱发电位（①双侧听觉传导通路大致正常。②双侧听觉反应阈值界限范围）。诊断：①婴儿肝炎综合征。②巨细胞病毒感染。予护肝利胆等治疗后肝功能好转出院。出院后继续优思弗、消炎利胆片治疗。出院2周后肝功能好转，暂未复查CMV定量及脑干听觉诱发电位。现一般情况可，混合喂养，吃奶好，精神反应好，大小便正常。出生后仅接种乙肝疫苗1剂、卡介苗1剂，无不良反应。

【体格检查】体温36.3℃，心率146次/min，呼吸39次/min，体重5.15kg，身高61cm。抬头欠佳，营养一般，自动体位。神志清，精神反应好。全身皮肤、黏膜、巩膜轻度黄染，嘴唇稍苍白，无皮疹及出血点。全身浅表淋巴结未触及肿大。呼吸平顺，双肺呼吸音清，未闻及明显干湿性啰音。心音有力，律齐，未闻及杂音。腹平软，按压无哭闹加剧，未扪及包块，肝右肋下2.0cm，质软，脾肋下未扪及，肠鸣音正常。肛门及外生殖器无畸形。四肢肌力Ⅴ级、肌张力正常。生理反射存在，病理反射未引出。肢端暖，CRT 1s，双侧足背动脉搏动有力。

【个人史及家族史】第一胎，第一产（G1P1），37^{+5}周顺产出生。出生体重3.0kg，出生身长50cm，出生时Apgar评分不详，否认窒息史、抢救史，母亲妊娠无特殊。出生后配方奶粉喂养，吃奶量尚可。现抬头欠佳。父母体健，否认近亲婚配，否认家族肝病史，否认父母过敏体质，否认地中海贫血家族史，否认传染病史，否认其他遗传疾病家族史。

（二）初步评估

1. 基础疾病　婴儿肝炎综合征、巨细胞病毒感染。

2. 免疫功能　2021-04-27免疫球蛋白水平：未见异常。CMV感染可有免疫功能受损，需定期监测免疫球蛋白水平、淋巴细胞亚群检测。

3. 脏器功能 2021-05-20末次肝功能：间接胆红素71μmol/L↑，谷丙转氨酶181U/L↑，谷草转氨酶139U/L↑，总蛋白53.5g/L，白蛋白36.2g/L，总胆红素83.4μmol/L↑，直接胆红素12.4μmol/L↑，碱性磷酸酶780U/L↑，γ-谷氨酰转移酶197U/L↑，总胆汁酸156.4μmol/L↑。脑干听觉诱发电位：界限性听觉脑干诱发电位（双侧听觉传导通路大致正常，双侧听觉反应阈值界限范围）。血常规：白细胞5.9×10^9/L，中性粒细胞绝对值2.7×10^9/L，血红蛋白106g/L，血小板324×10^9/L。

4. 特殊用药 熊去氧胆酸胶囊、消炎利胆片。

（三）完善检查结果

患儿疫苗接种咨询评估前4天复查肝功能较前好转，血常规轻度贫血，无中性粒细胞、血小板减少。但考虑CMV感染的长期影响，建议注意监测生长发育、脏器功能、免疫功能、听力、眼病等。

（四）评估建议

建议暂缓免疫接种，继续肝病科门诊随诊，复查CMV定量后复诊评估。

（五）随访事项

感染科专科门诊定期复诊，2月后复查CMV定量阴性，肝功能8项未见异常，再次就诊评估，给予“暂缓减毒活疫苗接种，其余疫苗可以按免疫程序接种”的疫苗接种建议。2次评估当日接种乙肝疫苗第2剂，接种后按照7天内家长手机自主上报及15天、42天、3个月电话回访的方式进行随访。随访期1个月时，复查脑干听觉诱发电位、肝功8项未见异常。鉴于CMV感染患者可伴有免疫功能受损，考虑患儿为小婴儿，建议8月龄时完善免疫功能检查，继续专科随诊。

（六）专家点评

婴儿巨细胞病毒感染由人巨细胞病毒（HCMV）引起，发病机制尚不清楚，主要临床表现有急性肝炎、淋巴结肿大、肺炎、单核细胞增多症样综合征、免疫功能缺陷等。我国是HCMV感染高发区，国内文献报道孕妇抗体阳性率高达90%～97.7%。国外最近流行病学调查研究分析，发展中国家孕妇抗体阳性率高达89.6%，显著高于发达国家的孕妇抗体阳性率71.5%。汪际英等对宁夏地区0～3个月婴幼儿流行病学调查发现，HCMV－IgG阳性感染率为89.98%；吴美玲等对南京0～8岁儿童流行病学调查发现儿童HCMV－IgG阳性感染率为82.4%。HCMV-IgG阳性感染率在发达国家也高达50%～60%，且多在婴幼儿时期发生，其中有0.6%～0.7%的新生儿受到感染。治疗方法主要包括一般治疗、抗病毒治疗及疫苗接种。其中研制一种预防先天性疾病和移植相关并发症的人巨细胞病毒（HCMV）疫苗是当前医疗界迫切的需求。虽然目前已研制出许多HCMV疫苗，但通过采用一种基于包膜糖蛋白B（GB）的方法，只是在预防或控制育龄妇女和移植受者HCMV感染方面取得了部分成功。因此，该类患者的疫苗接种显得尤为重要。由于HCMV感染患者可伴有免疫系统受损，接种减毒活疫苗后的感染风险较正常儿童增加，需在与家属做好充分沟通、知情同意的基础上谨慎接种减毒活疫苗。对于仅出现一过性临床表现、实验室检查正常者，可接种所有疫苗。已形成永久性损伤者需评估脏器功能后接种所有疫苗。慢性疾病或自身免疫引起的晚发性疾病，可接种非活疫苗。而正处于急性感染期患者应推迟接种各类疫苗。该患儿首次就诊评估时有黄疸，实验室检查提示转氨酶异常，暂未复查HCMV病毒载量。首次评估患儿处于HCMV感染有临床症状状态，给予暂缓免疫接种的疫苗接种建议，感染专科门诊定期复诊。间隔2个月，复查HCMV载量转阴，肝功能8项未见异常，再次评估处于HCMV感染治愈状态，考虑患儿为小婴儿，建议8月龄完善免疫功能检查。鉴于HCMV感染患者可伴有免疫功能受损，给予暂缓减毒活疫苗接种，其他疫苗可以按免疫程序接种的建议。总结：①HCMV临床治愈，建议完善免疫功能检查。若免疫功能正常，可以按免疫程序接种疫苗。②HCMV感染有临床症状患儿或存在HCMV复制者暂缓免疫接种。

第三节
先天性风疹病毒感染

一、概述

风疹（rubella）是由风疹病毒（rubella virus，RV）感染引起的急性传染病，属于丙类传染病，风疹病毒属的唯一成员，人是其唯一的自然宿主。风疹本身并不严重，但RV对公众健康最大的威胁是它的致畸性。RV可引起的急性呼吸道传染病，包括先天性感染和后天获得性感染。风疹临床上以前驱期短、低热、皮疹和耳后、枕部淋巴结肿大为特征，一般病情较轻，病程短，预后良好。但风疹极易引起暴发传染，一年四季均可发生，以冬春两季发病为多，易感年龄以1～5岁为主，故流行多见于学龄前儿童。孕妇早期感染风疹病毒后，虽然临床症状轻微，但病毒可通过胎血屏障感染胎儿，不论发生显性或不显性感染，均可导致以婴儿先天性缺陷为主的先天性风疹综合征（congenital rubella syndrome，CRS），如先天性胎儿畸形、死胎、早产等。因此，风疹的早期诊断及预防极为重要。目前没有特异性方法治疗风疹，但是可通过免疫接种预防疾病发生[9]。

二、临床表现

孕妇感染风疹后，病毒通过胎盘感染胎儿。由于病毒破坏了细胞的有丝分裂，干扰了组织器官的生长发育，可导致死胎、流产或出生后婴儿先天性损害，包括失明、耳聋、先天性心脏缺损和智力发育不全等畸形后果，以及发育迟缓、骨炎、血小板减少性紫癜、肝脾大、溶血性贫血等非畸形后果。CRS可以表现为畸形和非畸形，有即发和迟发、有暂时和永久性损害不同的表现。概括地说，CRS的临床表现分成3种情况：①一过性新生儿期表现，主要表现为出生时体重低、肝脾大、脑膜脑炎、血小板减少性紫癜等，这些症状可以在短期内自发痊愈。②永久性器官畸形和组织损伤，包括心脏缺陷、眼睛缺陷、中枢神经系统问题、小头畸形和感觉神经或中枢听觉性耳聋。③慢性疾病或自身免疫引起的晚发疾病，由于CRS婴儿在出生后多年风疹病毒仍存活于某些组织器官内。因此，有些婴儿出生后不一定即刻出现症状，而在数周、数月、数年后才逐渐表现出来，甚至10余年后还可有严重的进行性神经系统退行性变，包括糖尿病、行为和认知困难及进展性全脑炎等[9]。

三、诊断要点

（一）流行病学资料

孕妇于妊娠初期有风疹接触史或发病史，并在实验室已得到证实母体已受风疹感染。

（二）临床表现

出生后小儿有一种或几种先天缺陷的表现：①婴儿早期在血清或脑脊液标本中存在特异性风疹IgM抗体。②婴儿在出生后8～12个月被动获得母体抗体已不存在时，连续血清标本中仍持续出现相当水平的风疹抗体。先天感染风疹后可以发生流产、死产、有畸形的活产或完全正常的新生儿，也可为隐性感染。胎儿几乎所有的器官都可能发生暂时的、进行性或永久的病变。③妊娠初3～4个月感染风疹，出生时婴儿若有畸形和多种病症，血中特异性抗风疹IgM阳性，可以诊断为先天性风疹综合征，若未见畸形，仅有实验室证据，可称为先天性风疹感染。

四、接种建议

（一）可以接种

（1）一过性新生儿期表现的婴儿所有症状消失、实验室检查正常，可接种所有疫苗。

（2）已经形成永久性器官畸形和组织损伤，评估器官功能后可接种所有疫苗。

（3）慢性疾病或自身免疫引起的晚发疾病，可接种灭活疫苗。

（二）推迟接种

新生儿急性感染期，并发血小板减少、肝功能异常、脑膜脑炎等表现时应推迟预防接种。

五、随访方案

因风疹感染存在先天性心脏病、耳聋、白内障、智力发育下降等，需要专科门诊复诊者，继续定期复诊。疫苗接种后按照7天内家长手机自主上报及15天、42天、3个月电话回访的方式进行随访。随访内容包括：接种后体温，进食情况，组织器官损伤是否有加重，智力发育情况，以及接种部位是否发生局部红肿、硬结等情况。发现不良反应应及时上报，并在疑似预防接种异常反应报表中注明该儿童有风疹病毒感染病史。

六、病例解析

（一）病史

【现病史】患儿，男，3月10天，因“先天性风疹综合征，咨询接种”于2021-06-11来我科就诊。患儿因“2^{+}月龄抬头不稳”至我院就诊，查体发现胸骨左缘3、4肋间闻及Ⅲ级收缩期杂音，无发绀、抽搐，无皮疹等不适。门诊完善相关检查。TORCH病毒抗体：风疹病毒抗体IgG阳性、风疹病毒抗体IgM阳性。血常规、生化、凝血4项、肝炎全套、EB六项未见异常。心脏彩超：先天性心脏病。室间隔缺损（膜周部、大小约6mm），室水平左向右分流，三尖瓣轻度反流。听力筛查双耳不通过。视频脑电图、头颅MR未见明显异常。诊断：先天性风疹综合征。门诊建议动态复查心脏彩超，暂观察处理，加强康复锻炼。现心脏内科门诊及康复科随诊中。平素混合喂养，吃奶一般，精神反应可，大小便正常。出生后接种乙肝疫苗2剂，卡介苗1剂。

【体格检查】体温36.3℃，心率137次/min，呼吸36次/min，体重5.25kg，身高56cm，头围38.5cm，前囟未闭1.2cm×1.2cm，后囟闭合。抬头欠佳，营养不良貌，自动体位。神志清，精神反应可。全身皮肤、黏膜无苍白、黄染，无破损，无皮疹及出血点。全身浅表淋巴结未触及肿大。呼吸平顺，双肺呼吸音清，未闻及明显干湿性啰音。心音有力，律齐，闻及胸骨左缘3、4肋间收缩期杂音。腹平软，按压无哭闹加剧，未扪及包块，肝脾肋下未扪及，肠鸣音正常。肛门及外生殖器无畸形。四肢肌力Ⅴ级、肌张力正常。生理反射存在，病理反射未引出。肢端暖，CRT 1s，双侧足背动脉搏动有力。

【个人史及家族史】第一胎，第一产（G1P1），38^{+3}周剖宫产出生。出生体重2.47kg，出生身长45cm，出生时Apgar评分不详。生后混合喂养，现抬头欠佳。母亲孕早期有风疹病毒感染史，父亲体健，否认近亲婚配，否认父母过敏体质，否认地中海贫血家族史，否认其他传染病史，否认其他遗传疾病家族史。

（二）初步评估

1. 基础疾病　先天性风疹综合征、室间隔缺损、生长发育迟缓（运动）、听力损伤。

2. 免疫功能　无。风疹病毒的先天性感染可影响所有器官及系统，需定期评估。

3. 脏器功能　血常规、生化、凝血4项暂无明显影响。

4. 特殊用药　无。

（三）完善检查结果

无。

（四）评估建议

目前病情稳定，可先接种非活疫苗。完善免疫功能检查，如无受损，可接种减毒活疫苗。先天性风疹病毒感染可引起多器官系统受损，建议患儿专科复诊进行定期评估。如心脏和神经系统、全血细胞计数和血小板计数、肝功能检查、长骨X线检查、眼部及听力等。

（五）随访事项

该患儿诊断“先天性风疹综合征”，经评估后在特需人群接种门诊接种脊髓灰质炎灭活疫苗第1剂，接种后按照7天内家长手机自主上报及15天、42天、3个月电话回访的方式进行随访，无发热、纳差，无接种部位红肿等不良反应，原发病病情稳定。心脏科随诊室间隔缺损，儿童保健、神经科随诊神经发育情况。

（六）专家点评

先天性风疹综合征（congenital rubella syndrome，CRS）是新生儿宫内感染常见疾病之一，危害大，临床表现多种多样。风疹本身是一种呼吸道传染病，表现为发热、皮疹，临床症状轻微，预后良好且多无严重并发症。但对于未进行免疫接种的孕妇，若感染风疹病毒发生严重的先天性异常（如CRS）的可能性达到95%。孕妇感染风疹病毒后可出现死胎、流产、早产、小于胎龄儿、先天性心脏病、耳聋、白内障等表现，通常以眼疾、耳聋及先天性心脏病最常见。其中，眼疾为最常见的畸形，主要表现为先天性白内障、青光眼、色素视网膜病变。同时，也可伴有小头畸形、发育迟缓、血小板减少性紫癜等。目前先天性风疹综合征感染的该类患者，尚无特殊治疗方法，主要以对症支持为主。因此，通过疫苗接种预防CRS显得尤为重要。

本患儿诊断"CRS、室间隔缺损、生长发育迟缓（运动）、听力损伤"明确，心脏彩超存在室间隔缺损，无血流动力学异常，EF在正常范围内，心脏方面无免疫接种禁忌；存在运动发育迟缓，无进行性倒退，结合头部影像学检查，神经系统无免疫接种禁忌；同时血常规、转氨酶、胆红素在正常范围内；风疹病毒感染鲜有合并免疫缺陷，谨慎起见，给予"先接种非活疫苗，暂缓减毒活疫苗"的接种建议，待8月龄完善免疫功能检查后再评估减毒活疫苗的接种。总结：①风疹病毒感染的新生儿，在所有症状消失、实验室检查结果正常后，可以按免疫程序接种疫苗。接种后定期在专科门诊复诊。②急性感染期，或存在血小板减少，或风疹感染后出现严重的进行性神经系统退行性变及进展性全脑炎等，应暂缓免疫接种。

第四节 先天性梅毒

一、概述

梅毒（syphilis）是一种严重危害人类生命健康的性传播疾病，具有传染性强、危害大、发病率高的特点。梅毒主要是由机体受梅毒螺旋体感染所引起。当感染发生后，病毒可侵犯全身各个组织和器官，包括皮肤黏膜、神经系统、心血管系统等，引起机体发生一系列病变。

近年来，梅毒在我国的发病率逐年升高。自2009年开始，梅毒被纳入乙类传染病，已经成为一种严重的社会公共卫生问题。根据感染时间的不同，梅毒可分为早期梅毒和晚期梅毒。当感染时间小于等于2年为早期梅毒，感染时间大于2年为晚期梅毒。而根据传染途径的不同，梅毒又可分为先天性梅毒和后天性梅毒。先天性梅毒也叫胎传性梅毒，后天性梅毒也叫获得性梅毒。通常而言，先天性梅毒主要是由妊娠4月后梅毒螺旋体经母体胎盘传给胎儿所致。先天性梅毒可引起流产、死胎等严重的不良妊娠结局，并可导致患儿出现水疱、斑丘疹、肝功能异常、肝脾肿大、血小板减少、贫血、多系统损害等[10]。

二、临床表现

先天性梅毒是因为胎儿时期母胎垂直感染所致，多发生于妊娠4月后。轻者可正常分娩，但常有较严重的内脏损害，病死率高，重者可流产、死胎。先天性梅毒包括早期先天性梅毒（出生前至出生后2年内发病），晚期先天性梅毒（2岁以后发病）及先天潜伏梅毒。临床表现主要有3类：①死产，胎儿呈浸软状态，全身各脏器具有大量梅毒螺旋体，此型罕见。②出生时或生后4周内出现肝脾肿大、皮疹、黄疸和贫血等症状，此类患儿病死率高。③出生时或新生儿期无症状，在生后数月至数年出现症状，如关节肿胀、假性肢体麻痹等。早期先天梅毒主要的特点有：①产儿多见，常有宫内营养障碍。②临床表现复杂多样，可累及一个或多个脏器。常以皮肤黏膜损害为主，皮疹为紫红或铜红色浸润性斑块，带有鳞屑，掌跖部损害多表现为大疱或大片脱屑（梅毒性天疱疮）；皮疹中以发生于掌跖及外阴臀部的铜红色斑疹、斑丘疹最为多见；于出生时或生后数天出现，还可见皮肤裂纹和脱皮。运动系统病变也常见，有报道约占婴儿期梅毒82%，常为首发症状。该病所导致的多发性骨病损很具特征。典型的梅毒性骨病损的X线影像学表现为：双侧对称（少数可为单侧）多发性骨膜炎、干骺端炎、骨软骨炎相结合，可见多处骨质破坏及骨膜反应。特别是发生于胫骨近侧干骺端中分的点状破坏十分常见，称为Wimberger征[10]。

三、诊断要点

新生儿先天性梅毒血清学检查有不加热血清反应素试验（unheated serum reagm test，USR）、甲苯胺红不加热血清试验（tolulized red unheated serum test，TRUST）、快速血浆反应素试验（rapid plasma reagin assay，RPR）、梅毒螺旋体血凝试验（treponema pallidum haemagglutination assay，TPHA）、荧光螺旋体抗体吸附试验（fluorescense treponemal antibody absorption test，FTA-ABS）。目前国内仍以RPR及TPHA最为常用。由于RPR是检测心磷脂抗体，为非特异性，可受一些因素或梅毒感染后“窗口期”、潜伏梅毒等影响，存在假性结果。故血清RPR仅能作为梅毒血清学初筛试验。TPHA可作为确诊实验，但TPHA主要是测血清中TP的IgG抗体，由于小分子IgG可以通过胎盘，不能判断患儿体内的TP-IgG究竟是来源于母体还是胎儿/新生儿自身所产生，故新生儿TPHA阳性尚不能确诊为先天性梅毒，需进一步测定TPHA滴度。如TPHA滴度4倍于母体，则可确诊新生儿先天性梅毒。由于IgM分子量大（90万Da），母体产生的IgM不能通过胎盘，故检测TP-IgM抗体意义最大。TP-IgM阳性则可诊断新生儿先天性梅毒。但该法价格昂贵，对试验室要求高，国内尚未推广展开。临床表现：早期先天性梅毒患儿大多数在出生时无症状，约2/3的病例到3～8周才有临床症状，20%～50%有淋巴结肿大，梅毒性鼻炎为最常见的早期表现，鼻分泌物中可检测到大量梅毒螺旋体，骨损害可通过早期行X线检查排除；晚期先天性梅毒患儿由于前期抗生素的使用，典型临床表现少见，可见到永久性标志，如佩刀胫、赫秦生齿、马鞍鼻、孔口周围放射状瘢痕等；有梅毒活动表现者，脑脊液细胞数和蛋白有异常，实验室检查阳性表现[11]。

出生时是否存在体征取决于宫内感染的时间和治疗的时间，在有症状的婴儿中，最常见的表现包括如下几方面。

（1）肝肿大。

（2）黄疸。

（3）鼻涕（鼻塞）。

（4）皮疹。

（5）全身性淋巴结肿大。

（6）骨骼异常。

（7）其他表现。先天性梅毒的其他表现可能包括：①非免疫性胎儿水肿。②发热，如果母亲在妊娠晚期被感染且分娩时血清学呈阴性，则婴儿发热可能更显著。③心肌炎。④肺炎。⑤因疼痛不能活动肢体（Parrot假性瘫痪）。⑥其他细菌感染所致脓毒症，例如大肠埃希菌、B组链球菌和耶尔森菌。⑦眼部表现：秃眉、脉络膜视网膜炎、葡萄膜炎、白内障、青光眼和眼睑硬下疳。⑧消化道表现：直肠出血（回肠炎所致）、坏死性小肠结肠炎和吸收不良。⑨肾病综合征。

四、接种建议

（一）可以接种

青霉素规范驱梅治疗且疗程已足，若无相关脏器损害或症状出现，无须等到所有检查指标转阴，即可按正常儿童进行预防接种。每种疫苗接种前，按常规筛查禁忌证即可；若出现身体脏器损害，待治疗结束后再接种。根据脑脊液检查，患儿初诊为神经性梅毒的患儿，接种前常规复诊，经专科医生评估无神经系统损害者，可正常接种。

（二）推迟接种

若发现神经系统损害，则对症处理。如癫痫则参见癫痫章节。

注意询问患儿治疗期间用药情况，是否使用免疫球蛋白或免疫抑制剂，对于使用过此类药物的患儿接种时参照第七章第四节。

五、随访方案

接种后嘱家长注意观察，如出现不良反应及时就医，并及时通知接种单位。疫苗接种后按照7天内家长手机自主上报及15天、42天、3月电话回访的方式进行随访。随访内容包括免疫接种后是否有发热、乏力、纳差等全身情况，接种局部是否有红肿、硬结，以及梅毒相关的皮肤、脏器损害等情况。先天性梅毒治疗后建议在3月龄、6月龄、9月龄、12月龄、15月龄、18月龄到医院定期追踪复查血清学试验。详细记录梅毒阻断及先天性梅毒患儿监护人提供的相关信息，如有不良反应发生及时上报，并在疑似预防接种异常反应报表中注明该儿童有梅毒阻断或先天性梅毒患儿病史。参见图9-1。

六、病例解析

（一）病史

【现病史】患儿，男，1月14天，因“先天性梅毒，咨询接种”于2021-08-30就诊。出生后因“先天性喉喘鸣，纵隔积气，新生儿肺炎，母亲梅毒螺旋体特异抗体测定（treponema pallidum particle assay，TPPA）阳性，右锁骨骨折？卵圆孔未闭，新生儿黄疸”住院治疗。住院期间查梅毒螺旋体特异抗体测定（enzyme-linked immunosorbent assay，ELISA）阳性、梅毒螺旋体特异抗体测定 （TPPA）阳性。纤维喉镜提示：先天性喉喘鸣。脑脊液检查、血常规、免疫球蛋白水平、肝胆胰脾B超未见明显异常，生化总胆红素203.3 μmol/L，间接胆红素 191.8 μmol/L，余未见异常。予无创辅助通气、肌注长效青霉素（5万U/kg肌注，分两侧臀肌各注射一半）及对症支持后好转出院。出院诊断“先天性梅毒；先天性喉喘鸣；新生儿肺炎；卵圆孔未闭；新生儿黄

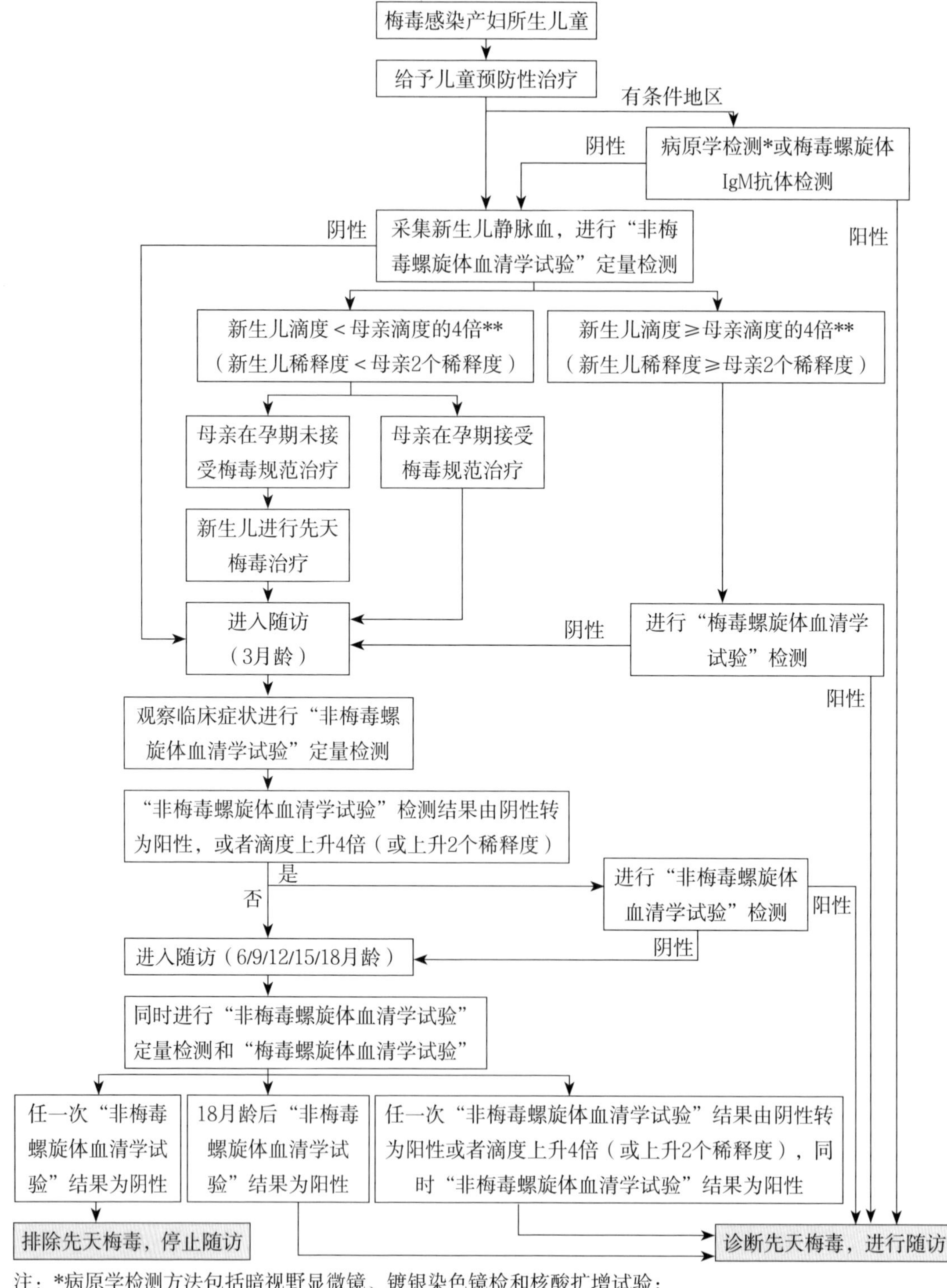

注：*病原学检测方法包括暗视野显微镜、镀银染色镜检和核酸扩增试验；

**若母亲滴度未知，应尽快进行“非梅毒螺旋体血清学试验”定量检测

图9-1　梅毒感染孕产妇所生儿童随访及监测流程

疸”。出院后混合喂养，吃奶好，精神反应好，大小便正常。出生后仅接种乙肝疫苗1剂，无不良反应。

【体格检查】体温36.2℃，心率137次/min，呼吸37次/min，体重5.1kg，身高57cm。抬头欠佳，营养中等，自动体位。神志清，精神反应好。全身皮肤黏膜无苍白、黄染，无破损，无皮疹及出血点。全身浅表淋巴结未触及肿大。呼吸平顺，双肺呼吸音清，未闻及明显干湿性啰音。心音有力，律齐，各瓣膜区未闻及杂音。腹平软，按压无哭闹加剧，未扪及包块，肝脾肋下未扪及，肠鸣音正常。肛门及外生殖器无畸形。四肢肌力Ⅴ级，肌张力正常。生理反射存在，病理反射未引出。肢端暖，CRT 1s，双侧足背动脉搏动有力。

【个人史及家族史】第一胎，第一产（G1P1），38^{+4}周顺产出生。出生体重3.2kg，出生身长50cm，出生时Apgar评分不详。出生后因“先天性喉喘鸣，纵隔积气，新生儿肺炎，母TPPA阳性，右锁骨骨折？卵圆孔未闭，新生儿黄疸”新生儿科住院治疗。住院期间配方奶粉喂养，出院后混合喂养，吃奶量尚可。现抬头欠佳。父亲体健。母亲梅毒筛查：TPPA阳性，TRUST阴性（孕前已接受1个疗程青霉素治疗）。否认近亲婚配，否认父母过敏体质，否认地中海贫血家族史，否认传染病史，否认其他遗传疾病家族史。

（二）初步评估

1. 基础疾病　先天性梅毒；先天性喉喘鸣；新生儿肺炎；卵圆孔未闭；新生儿黄疸。

2. 免疫功能　出生后合并多种疾病，注意排除免疫功能受损可能。

3. 脏器功能　住院期间胆红素升高，总胆红素203.3μmol/L，间接胆红素191.8μmol/L，余肝肾功能、血常规、肝胆胰脾B超未见明显异常。

4. 特殊用药　长效青霉素。

（三）完善检查结果

2021-8-30末次复查肝肾功能未见明显异常。

（四）评估建议

该患儿出生后查梅毒螺旋体特异抗体测定（TPPA）阳性，脑脊液检查未见异常，出生后已按预防剂量注射长效青霉素。复查脏器功能无明显异常，可常规接种疫苗，每种疫苗接种前，按常规筛查禁忌证。

（五）随访事项

患儿诊断先天性梅毒明确，经评估后在中心特需人群接种门诊接种乙肝疫苗第2剂，接种后定期追踪随访，无不良反应发生。

（六）专家点评

先天性梅毒主要临床表现为皮肤和多系统损害。典型皮肤损害为水疱、斑丘疹和相关脱皮；系统损害为肝大、贫血和血小板减少等症状。神经梅毒由梅毒螺旋体侵入中枢神经系统所致，可导致脑脊液白细胞计数和蛋白含量异常。梅毒阻断及先天性梅毒患儿在何种状况下能够进行预防接种的问题一直困扰着基层接种医生。梅毒阻断和先天性梅毒患儿的治疗用药是否会影响预防接种，对于神经梅毒又该如何掌握适应证等问题始终无法得到科学回答。本病例该患儿母亲为梅毒感染者，孕期接受规范治疗，患儿出生后梅毒血清学检查梅毒螺旋体特异抗体测定（ELISA）阳性、梅毒螺旋体特异抗体测定（TPPA）阳性。患儿目前已接受规范阻断治疗，评估无脏器损害，血常规未出现贫血及血小板降低，根据国家卫生健康委员会于2021年2月下发的《国家免疫规划疫苗儿童免疫程序及说明》第三部分内容“先天性感染（梅毒、巨细胞病毒和风疹病毒）不作为疫苗接种禁忌”，给予“可以按免疫程序接种疫苗，风险略高于正常同龄儿童”的免疫接种建议。该患儿接种后观察无AEFI发生。总结：青霉素驱梅疗程足，患儿临床一般情况好，无须等到复查所有检查指标转阴，即可按免疫程序接种疫苗。

参考文献

［1］谢新宝. 特殊健康状态儿童预防接种专家共识之二十二——儿童肝病与预防接种［J］. 中国实用儿科杂志，2019，34（7）：537-538.

［2］中华医学会肝病学分会. 胆汁淤积性肝病管理指南（2021）［J］. 中华内科杂志，2021，60（12）：1075-1087.

[3] 方浩然，李中跃. 2018年北美及欧洲小儿胃肠病，肝病和营养协会儿童胃食管反流及胃食管反流病临床指南解读[J]. 中华儿科杂志，2019，57(3)：181-186.
[4] 常宇南，许红梅. 儿童病毒性肝炎的诊治进展[J]. 中华肝脏病杂志，2021，29(1)：16-20.
[5] STRUBLE E B，MURATA H，KOMATSU T，et al. Immune Prophylaxis and Therapy for Human Cytomegalovirus Infection[J]. Int J Mol Sci，2021，22(16)：8728.
[6] 中华医学会儿科学分会感染学组. 儿童巨细胞病毒性疾病诊断与防治的建议[J]. 中华儿科杂志，2012，50(4)：290-292.
[7] GERNA G，FORNARA C，FURIONE M，et al. Congenital Human Cytomegalovirus Infection：A Narrative Review of Maternal Immune Response and Diagnosis in View of the Development of a Vaccine and Prevention of Primary and Non-Primary Infections in Pregnancy[J]. Microorganisms，2021，9(8)：230-234.
[8] 李雪茹，徐卫华，范晓晨. 巨细胞病毒感染患儿细胞免疫应答反应及临床意义[J]. 中国免疫学杂志，2021，37(1)：83-87.
[9] 梁灵芝. 风疹及防控策略研究概述[J]. 内科，2020，15(4)：452-455.
[10] 唐莹，肖雷，王凤双，等. 梅毒阻断及先天性梅毒患儿预防接种的建议[J]. 中国生物制品学杂志，2020，33(2)：232-234.
[11] 陈豪，吴叶娟，包涵，等. 新生儿先天性梅毒诊断准确性的回顾性分析[J]. 临床儿科杂志，2021，39(1)：26-30.

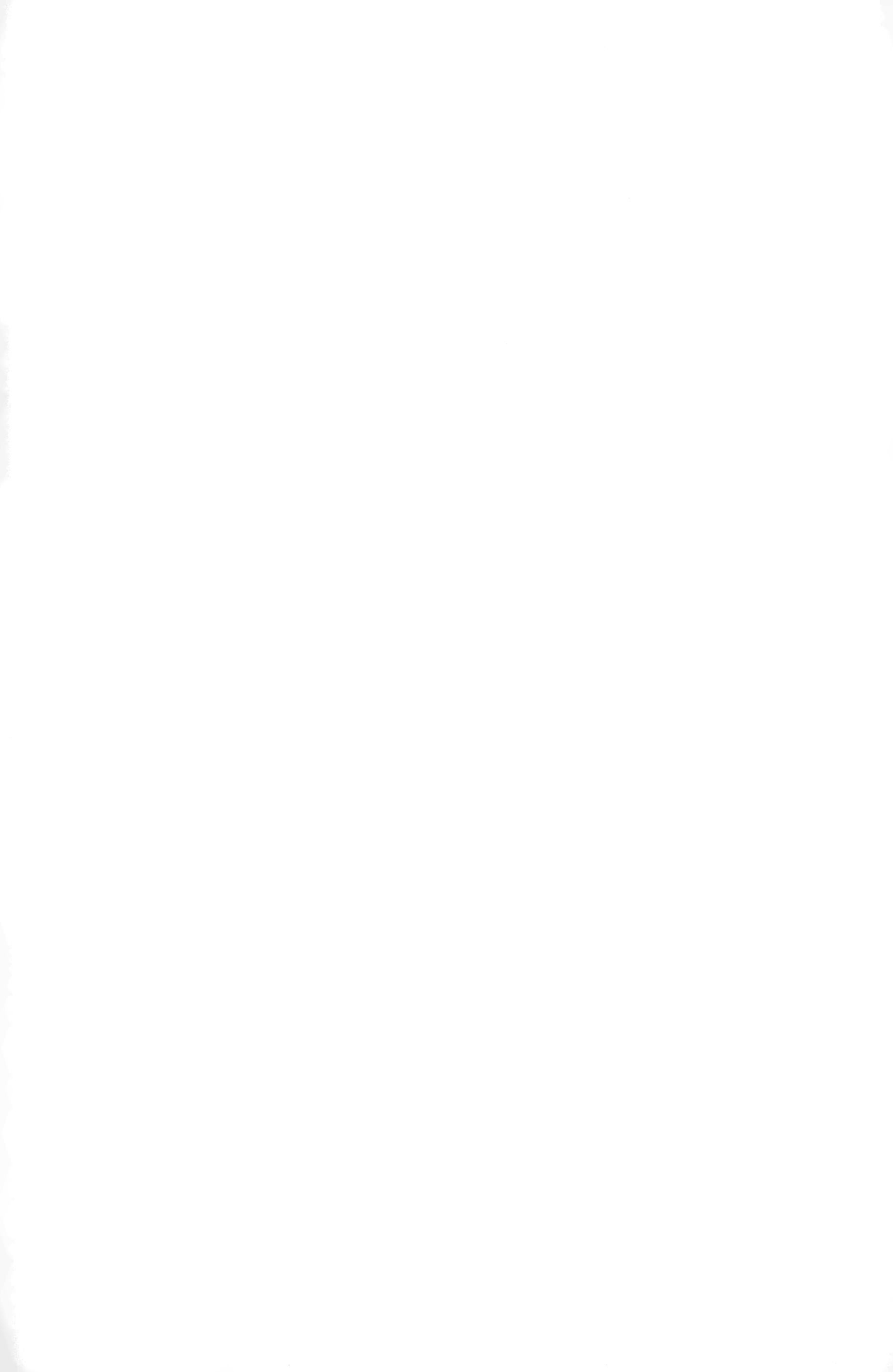

第十章

外科疾病

CHAPTER10

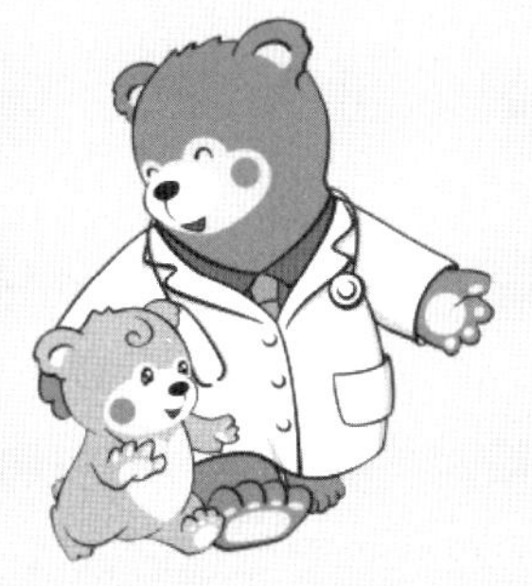

先天性畸形是危害儿童生命和健康的重要出生缺陷性疾病群之一。目前先天性疾病的产前诊断已在国外形成系统的管理模式，国内也成立了全国性出生缺陷监测网。随着产前诊断的发展和儿童外科诊疗技术的提高，先天畸形婴儿存活率也随之改善，手术干预后的儿童也成为免疫接种的困难群体。

第一节 先天性膈疝

一、概述

先天性膈疝（congenital diaphragmatic hernia，CDH）是胎儿期膈肌发育异常所致，年发病率为1∶2 500～1∶2 000[1]，是较常见的小儿先天性疾病之一。大多数CDH发生在左侧，约15%发生于右侧，1%～2%为双侧[2]。左侧与右侧膈疝的致死率并无差异，但右侧膈疝的肺部并发症发生率可能高于左侧[3]。双侧膈疝患者的死亡率较高。目前先天性膈疝仍是存在较高死亡和并发症风险的先天性畸形之一。

膈疝是由于膈肌闭合不全，致单侧或双侧膈肌缺陷，部分腹腔脏器通过缺损处进入胸腔，压迫肺部并干扰其正常发育。胎儿肺发育过程中，胸膜腹膜折叠融合失败是其发生腹腔内脏器突破横膈，形成疝进入胸腔的常见原因。随着疝入的腹内容物对肺的压迫逐渐加重，支气管和肺动脉分支形成相应减少，使肺发育不良和肺动脉肌性增生［肺动脉高压（pulmonary hypertension，PH）］加剧。

约50%的CDH患儿伴有其他异常，包括染色体异常、先天性心脏病和神经管缺陷。染色体异常发生率为10%～30%，最常见的为18-三体、13-三体及21-三体[4]。

CDH的治疗包括术前稳定心肺功能和急性PH缓解后的手术矫正。外科手术是唯一的根治手段。外科手术方式包括开放手术和腔镜手术2种。以进行性呼吸窘迫、发绀、休克等为表现的新生儿常需在婴儿期进行手术干预。若无PH或肺发育不良的证据，通常在出生后48～72h进行修补手术治疗。若无肺发育不良且PH可逆转的患儿，修复时机延迟至PH缓解和肺顺应性提高后[5]。

CDH围术期发生的最严重的并发症为持续性PH[6]，西地那非、米力农、前列环素、前列腺素E1及血管内皮素拮抗剂波生坦（bosentan）等血管活性药物均有一定程度扩张血管的作用，作为肺动脉高压的辅助治疗，部分患儿可能仍需要体外膜肺氧合（extracorporeal membrane oxygenation，ECMO）支持。

CDH术后并发症还包括慢性呼吸系统疾病、复发疝/补片问题、脊柱/胸壁异常、胃肠道病变，以及神经系统后遗症[7]。ECMO治疗后儿童，发生呼吸系统感染和慢性肺疾病的风险高，其中5岁之前反复肺部感染的发生率可达26%～50%。据报道，CDH修补后的复发率为2%～13%不等[8]。复发性膈疝的诊断通常是基于因呼吸道或胃肠道症状而进行的胸片或造影检查。缺损越大，复发风险越高。补片可发生慢性感染，补片修补后胸壁畸形发生率较高，如漏斗胸、鸡胸和胸椎侧凸。胃肠道病变包括胃食管反流病（gastroesophageal reflux disease，GERD）和肠梗阻。患儿由于食管扩张、胃食管连接处位置异常、食管周围筋膜缺损，常出现呕吐和喂养困难。部分患儿需鼻饲或胃造瘘维持生长，如果抑酸剂无效，需行抗反流手术。所有CDH患者均有肠旋转不良或固定不良，因此易发生肠扭转。运动及语言障碍在1岁前发生率分别为60%和18%；5岁之前17%的患儿有认知问题；23%～31%患儿会出现心理发育延缓；近半数患儿肌张力偏高。部分较大年龄高危患儿与同年龄组正常青少年相比，学习能力、认知水平、注意力和情绪等方面存在滞后[9]。

二、临床表现

大多CDH患儿出生时即存在急性呼吸窘迫，极少数患儿在出生时几乎没有症状，年龄更大时才有表现。呼吸窘迫的程度取决于肺发育不良的严重程度及有无PH，而低氧血症和酸中毒可进一步增加PH，诱发肺高压危象。据报道，肾上腺皮质功能减退是CDH婴儿常见的表现，肝疝入者更可能存在肾上腺皮质功能减退症[10]。极少见情况下，CDH在新生儿期后才表现为呼吸道症状、胃肠道症状或两者兼有[11]。体格检查发现桶状胸、因腹内容物疝入胸腔而出现舟状腹，以及同侧呼吸音消失。

三、诊断要点

随着设备的进步和技术的提高，越来越多的CDH能在产前筛查时诊断。60%以上的CDH是在胎龄18～22周进行解剖结构的常规超声检查时被发现。有些CDH是在孕中期、孕晚期甚至产时因孕母子宫收缩致胎儿腹压明显增高后才能诊断。

对于出生前未诊断出CDH的足月儿，只要有呼吸窘迫，尤其是呼吸音消失时，都应怀疑CDH。若胸片显示腹内容物（通常是含有空气或液体的肠道）疝入单侧胸腔，且受累侧几乎没有明显充气的肺组织，则可诊断CDH。其他胸片表现包括纵隔结构（如心脏）向对侧移位、对侧肺受压，以及腹腔内含气肠道减少或消失引起的腹部变小。放置胃管可能有助于诊断，胸片显示胃管位于胸腔内或偏离预期解剖位置。

若CDH发生在右侧，肝脏可能是唯一疝入的器官，胸片上表现为胸腔内大的软组织肿块，而腹腔内无肝脏影。

四、接种建议

（一）可以接种

（1）先天性膈疝手术后3个月，专科评估病情痊愈或好转状态下，可以按免疫程序接种疫苗。

（2）膈疝术后反复肺部感染的发生率高，推荐接种13价肺炎球菌多糖结合疫苗，以及在流感季节接种流感疫苗。

（二）推迟接种

先天性膈疝术后有严重并发症，术后外科医生评估专科病情不稳定的儿童，例如仍存在肺动脉高压的患儿，应推迟接种。

（三）不宜接种

手术中应用血液制品的儿童，根据输血种类和剂量，确定暂缓接种含麻疹成分疫苗、水痘减毒活疫苗的时间。

五、随访方案

定期外科门诊复诊专科疾病。疫苗接种后按照7天内家长手机自主上报及15天、42天、3个月电话回访的方式进行随访。随访内容包括：接种后体温，接种部位局部红肿情况及接种后的呼吸情况、消化情况 、肺部感染发生情况等。

六、病例解析

（一）病史

【现病史】患儿赵××，男，5月龄，因“先天性膈疝术后，咨询接种”于2021-05-08来医院就诊。试管婴儿，第一胎，第一产（G1P1），胎龄39^{+3}周，出生体重2.4kg，Apgar评分7-8-9分，出生后即予气管插管接球囊加压给氧转新生儿外科监护室（surgery neonatal intensive care unit，SNICU），予呼吸机辅助通气等治疗，2021-01行“胸腔镜检查（video-assisted thoratic surgery，VATS）、膈疝修补术”，住院期间未输注血液制品。出院时3.3kg，出院后持续服用西地那非，2021-04停药。现经口喂养状况良好，奶量600～720mL/d，体重、身高落后，目前需持续低流量吸氧，不能离氧，经皮血氧饱和度可维持在90%。既往无反复感染、发热、咳嗽，无反复皮疹，无反复腹泻，无中耳炎、肛周脓肿，无反复鹅口疮及皮肤感染。精神反应可，大小便正常。既往已接种卡介苗、乙肝疫苗第1剂次，无不良反应。

【体格检查】体温36.5℃，呼吸40次/min，心率128次/min，体重4.8kg，身长54.5cm，神清，反应好，呼吸稍促，全身无皮疹，无特殊面容，唇红无发绀，咽无充血，三凹征阴性，胸部见手术缝线。左肺呼吸音稍减低，未闻及干湿啰音。心音有力，心律齐，无杂音。腹软，扪及肝右肋下2.0cm，脾肋下未扪及，肠鸣音存在。四肢肌力Ⅴ级，肌张力正常，肢端暖。

【个人史】第一胎，第一产（G1P1），母亲孕23^{+4}周外院B超（胎儿结构筛查）：胎儿先天性膈疝，胎儿单脐动脉。孕23^{+6}周外院MR：胎儿胸腔异常，考虑左侧膈疝，左侧单脐动脉，羊水过多。2020-12至中心胎儿医学会诊：根据超声提示胎儿为左侧膈疝，一般需出生后手术治疗，大部分治疗效果好，若合并肺发育异常，则可能会存在其他并发症。

（二）初步评估

1. 基础疾病　先天性膈疝。

2. 免疫功能　无。

3. 脏器功能　2021-05生化检查：ALT、AST、CK、CK-MB、Cr、BUN在正常范围内。2021-04心脏彩超：大致正常。2021-04肺部CT：双侧肺充气不均匀，左侧肺蜂窝状改变，待排除左肺发育不良；左膈面上抬。

4. 特殊用药　无。

（三）完善检查结果

鉴于小月龄婴儿IgG主要来自母体，母体抗体的存在造成结果难以解读，定量测量IgG水平的参考价值有限，故该患儿暂未行免疫功能检查。

（四）评估建议

不建议接种减毒活疫苗，其余疫苗可正常接种，3个月后复诊。若原发病病情反复，暂缓疫苗接种。

（五）随访事项

评估后按免疫程序依次接种乙肝疫苗、脊髓灰质炎灭活疫苗、无细胞百白破疫苗和B型流感嗜血杆菌联合疫苗、13价肺炎球菌多糖结合疫苗、A群脑膜炎球菌多糖疫苗，随访未发生不良反应。随访1个月患儿肺部情况好转、逐渐停止吸氧，2021-10特需儿童接种门诊复诊，完善免疫球蛋白水平、淋巴细胞亚群、中性粒细胞吞噬功能检查，未提示免疫功能受损。复诊后安排接种麻腮风联合减毒活疫苗、乙型脑炎减毒活疫苗，接种麻腮风减毒活疫苗后出现一过性低热，无异常反应。随访期间内未发生肺部感染。

（六）专家点评

该患儿是先天性膈疝术后咨询疫苗接种的案例。从原发病角度考虑，按照《国家免疫规划疫苗儿童免疫程序及说明（2021年版）》的指引：病情稳定的脑疾病、肝脏疾病、常见的先天性疾病不作为疫苗接种禁忌。该患儿在胎儿期经影像学检查考虑存在左侧膈疝，出生后即出现呼吸窘迫，诊断为先天性膈疝，在新生儿期手术治疗，低流量吸氧状态下出院。出院后外科门诊定期复诊，无并发症。先天性膈疝术后4月余综合评估患儿状态：①病情稳定的外科疾病术后。②肺功能逐渐好转中，可以安排先接种非活疫苗。鉴于患儿现为5月龄婴儿，存在先天畸形，建议8月龄复诊时完善免疫功能检查后，评估减毒活疫苗的接种。

第二节 先天性肠闭锁

一、概述

先天性肠闭锁（congenital intestinal atresia，CIA）在活产儿中的发病率为（1.3～3.5）/10 000[12]，其中约20%的病例存在染色体异常。CIA是一种导致空腔脏器完全阻塞的先天性缺陷，是肠管在发育过程中出现停滞的表现。CIA是新生儿时期肠梗阻常见原因之一，多见于早产儿。发病率及伴发异常根据解剖部位有所不同：十二指肠闭锁在产儿中的发病率约为1/10 000，占小肠闭锁病例的多达60%[13]。大约30%的十二指肠闭锁婴儿有染色体异常，主要是唐氏综合征。十二指肠闭锁患儿建议行超声心动图检查，特别是有唐氏综合征的患儿，以评估是否并发心脏畸形。即使患儿核型正常，十二指肠闭锁也常伴有其他结构畸形，包括心脏、消化道（胆道闭锁、胆囊缺如）、肾脏、肢体和脊椎异常。空肠或回肠闭锁在产儿中的发病率约为0.7/10 000，各占小肠闭锁病例的大约20%[14]。空回肠闭锁分为4种类型，Ⅲ型最常见，其中第Ⅳ型为多发性肠闭锁（multiple intestinal atresia，MIA），是指从十二指肠到直肠之间两处及以上的闭锁，MIA占先天性肠闭锁的6%~32%[15]。结肠闭锁最少见，在活产儿中的发病率约为0.25/10 000，占肠闭锁病例的7%~10%[16]，结肠闭锁的新生儿通常其他方面正常。

MIA常合并轻度或重度的联合免疫缺陷病（combined immunodeficiency disease，CID），临床上MIA合并CID的患儿通常因肠道细菌感染而引起反复的脓毒血症。有研究报道，TTC7A基因突变临床表现为MIA合并CID[17]。

CIA的治疗包括术前处理及手术治疗。术前处理包括禁食、鼻饲置胃管负压引流，以及静脉补液纠正水、电解质紊乱。手术是唯一的治疗方法，手术方式取决于闭锁部位，每个患儿都应考虑是否存在第2处或多个闭锁的可能。值得注意的是，肠旋转不良和肠扭转是需要急诊手术治疗的。术后通常给予广谱抗生素防治感染，手术后24~48h开始给予全胃肠外营养（total parenteral nutrition，TPN），行鼻胃管或口胃管引流直至肠道功能恢复后建立经口喂养。CIA出现并发症和死亡的主要原因是短肠综合征及心脏异常，常与十二指肠闭锁有关，特别是唐氏综合征患儿[18]。CIA的预后取决于所保留肠管的长度及功能，而肠功能决定了TPN所需的持续时间及TPN相关的脓毒症和肝衰竭风险。

二、临床表现

CIA患儿通常表现出肠梗阻的体征和症状，如腹部膨隆、呕吐、不排胎便或仅排出少量灰绿色黏液样物。十二指肠闭锁的婴儿通常有胃扩张和呕吐，呕吐常呈胆汁性，由于反复多次呕吐，婴儿快速出现脱水、电解质紊乱及酸中毒。结肠闭锁表现为明显腹部膨隆、无法排出胎粪和胆汁性呕吐。结肠闭锁出现临床症状的时间一般迟于近端CIA，由于肠管极度扩大，可伴发穿孔引起腹膜炎。肠梗阻会减少胆红素的肠道排泄，小肠梗阻者血清胆红素浓度通常高于大肠梗阻者，黄疸更明显。

三、诊断要点

根据产前超声筛查提示：羊水过多和肠袢扩张或/和婴儿在出生后数小时

或数天内出现肠梗阻症状时，包括腹部膨隆、呕吐（通常呈胆汁性）及有时无胎粪排出，可怀疑存在肠闭锁。十二指肠闭锁致近端梗阻X线呈现典型的双泡征，远端肠管无气体影。空肠或回肠闭锁致远端梗阻通常呈现小肠肠袢扩张伴气-液平面。X线造影检查及随后在手术时直接检查是肠闭锁的确诊方法。

四、接种建议

（一）可以接种

除MIA外，CIA术后3个月儿童，专科评估病情痊愈或好转状态下，可以按免疫规划程序接种注射类疫苗。对于MIA儿童，建议完善免疫功能检查后行接种减毒活疫苗的评估。

（二）推迟接种

CIA术后有严重并发症，术后外科医生评估专科病情不稳定的儿童。

（三）不宜接种

轮状病毒疫苗慎用于CIA儿童[19]。

五、随访方案

基础疾病需要外科门诊复诊者，继续定期复诊；疫苗接种后按照7天内家长手机自主上报及15天、42天、3个月电话回访的方式进行随访。随访内容包括：接种后体温，接种部位局部红肿情况及接种后的喂养情况、大便情况（包括造瘘口）、是否发生胃肠道感染等情况。

六、病例解析

（一）病史

【现病史】患儿王××，女，8月龄。因“肠闭锁术后”于2021-04-15去医院就诊。出生后因“先天性小肠闭锁（Ⅳ型）、新生儿坏死性小肠结肠炎（necrotizing enterocolitis，NEC）、低出生体重儿”住院治疗，2020-08在医院行剖腹探查+闭锁肠管切除+空肠吻合+结肠造口（横结肠、降结肠分离造口）术，术后曾出现NEC，住院期间输注白蛋白，2020-10出院，出院时奶量

40mL/q3h，经造口排黄白色造瘘液，定期外科门诊复诊。2021-01行造瘘闭合术，术后恢复良好，纳奶好，无呕吐、腹胀。生后未接种疫苗。

【体格检查】体温36.4℃，呼吸30次/min，心率121次/min，体重5.6kg，身长62.0cm，神清，反应好，呼吸平顺，全身无皮疹，无特殊面容，唇红、无发绀，咽无充血，三凹征阴性。双肺呼吸音清，未闻及干湿啰音。心音有力，心律齐，无杂音。腹部横行手术缝线，不胀，触软，扪及肝右肋下1.0cm，脾肋下未扪及，肠鸣音正常。四肢肌力Ⅴ级，肌张力正常，肢端暖。

【个人史】第一胎，第一产（G1P1），34^{+5}周顺产出生。2020-08-13出生，出生时体重1.95kg，出生时Apgar评分不详，否认出生窒息缺氧病史。否认地中海贫血病史及家族史，否认传染病史及家族史。

（二）初步评估

1. 基础疾病　先天性肠闭锁。

2. 免疫功能　2021-05免疫球蛋白水平：免疫球蛋白M 1.92g/L↑，免疫球蛋白A 0.26g/L，免疫球蛋白G 6.50g/L，补体C3 1.05g/L，补体C4 0.17g/L。淋巴细胞亚群检测：NK细胞/淋巴细胞4.02%↓，B细胞绝对计数2 065.74cells/μL↑，T细胞绝对计数3 764.26cells/μL↑，辅助T细胞绝对计数2 288.09cells/μL↑，B细胞/淋巴细胞32.81%↑，抑制T细胞绝对计数1 271.72cells/μL↑。

3. 脏器功能　2021-04脏器功能：正常。2021-02头颅B超：脑外间隙增宽，双侧脑室增宽。腹部B超：肝、脾、胰腺声像未见明显异常。心脏彩超：卵圆孔未闭。

4. 特殊用药　无。

（三）完善检查结果

无。

（四）评估建议

不建议口服口服轮状病毒减毒活疫苗，其余疫苗可正常接种。

（五）随访事项

评估后按免疫程序依次接种乙肝疫苗、脊髓灰质炎灭活疫苗、无细胞百白破疫苗、A群脑膜炎球菌多糖疫苗、麻腮风减毒活疫苗，无不良反应。随访期间未出现腹胀、呕吐，未出现肠道感染和肠梗阻。

（六）专家点评

该患儿是先天性肠闭锁术后咨询疫苗接种的案例，出生后诊断为先天性肠闭锁，先后2次手术治疗，出院后外科门诊定期复诊，无肠梗阻和吻合口功能障碍等并发症，评估消化功能可，体重增长匀速，属于病愈状态。鉴于先天性肠闭锁Ⅳ型，常合并免疫缺陷可能，对该患儿进行免疫功能筛查，在未提示存在免疫缺陷的情况下，给予可以按国家免疫程序接种注射类疫苗的医学接种建议。WHO指出，口服五价重配轮状病毒减毒活疫苗（ORV）慎用于有肠套叠或肠道畸形发病史儿童，本患儿不建议接种ORV。

第三节 先天性胆道闭锁

一、概述

胆道闭锁（biliary atresia，BA）是一种在新生儿期发生的进行性、特发性、纤维闭塞性肝外胆管系统疾病，可导致淤胆性肝硬化，是需要外科手术的新生儿黄疸最常见的原因，也是儿童肝移植最常见的指征。BA的总发病率低，仅为1/20 000～1/10 000名活产儿[20]，我国及日本的发病率略高于欧美地区。女性发病率略高于男性，男女发病人数比例约为1：1.56。BA病因不明，围生期多种胆管系统损伤都可能表现为胆道闭锁。BA多为足月出生，可伴偏侧畸形也称胆道闭锁脾脏畸形综合征（biliary atresia splenic malformation，BASM），或其他先天畸形，如肾脏异常和/或心脏畸形。

《中国儿童肝移植临床诊疗指南（2015版）》明确指出，对于出生60天以内的BA患儿，外科治疗应首选Kasai手术[21]。疑似胆道闭锁婴儿应尽早评估，因为手术（Kasai术）年龄越大，成功率越低[22]。Kasai手术后3～6

个月应对下列指标进行观察以制定进一步的干预方案：①对于总胆红素仍高于100 μmol/L（6mg/dL）者，需尽快安排肝移植手术。②对于总胆红素介于34～100 μmol/L（2～6mg/dL）者，若出现难以控制的门脉高压或胆管炎反复发作，应积极考虑肝移植评估。

二、临床表现

黄疸是BA的首发体征，为持续性加重的黄疸，常在出生时至生后8周内出现，起初可仅表现为巩膜黄染，渐至全身皮肤黄染。大便呈灰白色或白陶土色，尿色深黄色。部分因肝脏肿大，表现为腹胀。3个月后发育减缓，营养欠佳，精神萎靡。晚期因肝内淤胆、肝纤维变性、胆汁性肝硬化，可出现脾大和门脉高压的症状，最后导致肝功能衰竭，肝性脑病常是本病死亡的直接原因。体检可见皮肤黄染、腹部膨胀、肝脏肿大、脾脏肿大、腹壁静脉曲张、腹水等。

三、诊断要点

如果临床表现为黄疸、大便颜色浅，提示可能为胆道闭锁。血直接胆红素升高，血清转氨酶轻度或中度升高，伴有不成比例的γ-谷氨酰转移酶（gamma-glutamyl transpeptidase，γ-GTP）升高，凝血时间延长。“三角形条索征”是指超声图像中肝门上方的三角形高回声区，高度提示BA。术中胆管造影，是诊断BA的金标准。

四、接种建议

（一）可以接种

（1）BA术前（Kasai术）：术前2天可以接种灭活疫苗，术前21天可以接种减毒活疫苗。

（2）BA术后（Kasai术）：手术3个月后，轻中度肝功能异常（转氨酶轻度升高，转氨酶小于5倍正常值；转氨酶中度升高，5～10倍正常值）、胆红素升高可以常规接种疫苗；Kasai术后接受激素治疗的儿童建议接种灭活疫苗。

（二）推迟接种

（1）有出血倾向的胆道闭锁患儿；胆道闭锁致肝功能衰竭患儿。

（2）BA术后（Kasai术）：术后有严重并发症儿童，或术后专科医生评估病情不稳定儿童。

（三）不宜接种

（1）手术中应用血液制品的儿童，根据输血种类和剂量，确定暂缓接种含麻疹成分、水痘减毒活疫苗的时间。

（2）BA术后（Kasai术），接受激素治疗的儿童不建议接种减毒活疫苗。

五、随访方案

定期外科门诊随诊原发疾病。疫苗接种后按照7天内家长手机自主上报及15天、42天、3个月电话回访的方式进行随访。随访内容包括：接种后体温，接种部位局部红肿情况，接种后全身反应及皮肤黄染、纳奶、有无腹胀等。

六、病例解析

（一）病史

【现病史】患儿曹××，女，6月龄，因“胆道闭锁kasai术后，咨询免疫接种”。患儿出生后2天因“皮肤黄染”去医院门诊，以“新生儿高胆红素血症”收入新生儿科，住院期间查血胆红素增高，予蓝光照射治疗，患儿血胆红素下降后2020-11出院，出院后混合喂养，母乳为主，吃奶好，大便每天4～5次，排淡黄色大便，未见白陶土样大便。因“黄疸”在我院门诊复诊，2020-12行速诊生化：总胆红素145.7mmol/L，直接胆红素89.5mmol/L，总胆汁酸86.8 μmol/L，谷丙转氨酶71U/L，γ-谷氨酰转移酶332U/L。B超：禁食3.5h后，胆囊大小22mm×3mm，胆囊壁僵硬，壁稍增厚，厚约1.5mm，胆囊腔内胆汁充盈欠佳。肝外胆管显示不清。于肝门部探及一增强回声斑块，厚约2.6mm。MR胆管水成像+磁共振胰胆管造影（magnetic resonance cholangiopancreatography，MRCP）：肝内胆管、左右胆管、肝总管及胆总管显示不清，胆囊细小，考虑胆道闭锁。于2021-01行Kasai手术、肝门胆管（肝管）病损切除术，2021-02停激素。定期外科复诊，恢复良好。目前仍服用熊去氧胆酸、美能、百炎净、希刻劳。既往已接种卡介苗、乙肝疫苗第1剂次，无不良反应。

【体格检查】体温36.2℃，呼吸29次/min，心率115次/min，体重6.3kg，神清，反应好，呼吸平顺，全身无皮疹，无特殊面容，唇红无发绀，咽无充血，三凹征阴性，双肺呼吸音清，未闻及干湿啰音，心音有力，心律齐，无杂音，腹部横行手术缝线，不胀，触软，扪及肝右肋下1.5cm，脾肋下未扪及，肠鸣音正常，四肢肌力Ⅴ级，肌张力正常，肢端暖。

【个人史】第一胎，第一产（G1P1），胎龄40^{+2}周，于2020-11在妇婴院区顺产出生，出生体重3 080g，出生时无窒息，Apgar评分：1min、5min Apgar评分均10分。

（二）初步评估

1. 基础疾病　先天性胆道闭锁。

2. 免疫功能　2021-04免疫球蛋白水平：IgA 0.08g/L↓，IgG 5.95g/L，IgM 0.19g/L，IgE＜5U/mL，C3 0.78g/L，C4 0.11g/L。淋巴细胞亚群检测：大致正常。

3. 脏器功能　2021-04谷丙转氨酶（ALT）100U/L↑，谷草转氨酶（AST）87U/L↑，总胆汁酸（TBA）108.4μmol/L↑，直接胆红素（DBIL）3.7μmol/L，间接胆红素（IBIL）1.1μmol/L。血常规：白细胞（WBC）15.6×10^9/L↑，中性粒细胞计数（NEUT）6.24×10^9/L，血红蛋白（HGB）95g/L，血小板（PLT）481×10^9/L。心脏彩超：卵圆孔未闭。B超：胆道闭锁术后。肝实质回声增粗，肝脏弹性测值平均值增高。脾门部等回声团——副脾。胰未见明显异常。胸腹片：未见明确异常。

4. 特殊用药　熊去氧胆酸、复方甘草酸苷片、复方磺胺甲恶唑片、头孢克洛。

（三）完善检查结果

无。

（四）评估建议

可以按免疫程序或疫苗说明书接种注射类疫苗，风险略高于正常同龄儿童。不建议接种口服减毒活疫苗，其余疫苗可正常接种，3个月后复诊。若原发病病情反复，暂缓疫苗接种。

（五）随访事项

评估后按免疫程序依次接种乙肝疫苗、脊髓灰质炎灭活疫苗、无细胞百白破疫苗、A群脑膜炎球菌多糖疫苗，随访未发生AEFI。随访1个月患儿复查肝功能好转，随访3个月内未发生胆管炎。

（六）专家点评

该患儿是胆道闭锁术后进行疫苗接种评估的案例。患儿一般情况良好，因出生后1个月持续黄疸不退复诊，大便浅黄色，查血胆红素升高，以直接胆红素为主，伴转氨酶、γ-GT升高，结合MR胆道水成像+MRCP，考虑诊断胆道闭锁。行腹腔镜检查+Kasai手术、肝门胆管（肝管）病损切除术，术后服用抗生素和激素治疗。术后2周、1月、3月在外科门诊复诊恢复良好。术后5月来我中心特需人群接种门诊评估疫苗补种。已停用激素药物，复查转氨酶轻度升高，无黄疸，考虑专科疾病处于稳定状态；免疫功能检查提示IgA降低，IgA有免疫调节维持肠道稳态的功能，鉴于IgA降低，暂不建议接种口服减毒活疫苗；由于注射类疫苗不受影响，可以按国家免疫规划程序接种，风险略高于正常同龄儿童。该儿童IgA降低，但不能诊断IgA缺陷。由于诊断血清IgA缺陷有年龄限制，建议定期复查。

第四节 脑积水

一、概述

脑积水是由于过量的脑脊液（cerebrospinal fluid，CSF）在脑室和/或蛛网膜下腔积聚，导致脑室扩张和颅内压力增高。脑积水可分为梗阻性脑积水和非梗阻性脑积水。梗阻性脑积水（亦称非交通性脑积水）是指脑室系统内的脑脊液循环存在结构性受阻，导致脑脊液积聚过多。这是儿童脑积水最常见的形式。非梗阻性脑积水（亦称交通性脑积水）是由蛛网膜下腔的吸收受损导致脑脊液积聚，也可由脑脊液生成过多引起。值得注意的是，脑积水儿童还应检查是否有相关的先天性异常，包括罕见的常染色体隐性遗传病沃克-沃伯格综合征（Walker-Warburg syndrome，WWS）等，该综合征主要影响脑和眼的发育。

大多数脑积水呈进展性，若脑积水未得到有效而持续的治疗，脑功能就会恶化。大多数脑积水患儿，最有效的治疗是外科引流，采取分流术或第三脑室造口术。国内有部分学者采取脑室储液囊（Ommaya囊）置入术治疗颅内感染合并脑积水，具有创伤小、便捷等优点。一般而言，脑积水分流的并发症是由分流装置失效所致。若装置失效且引起脑积水的机制仍未消除，则脑积水症状会复发。装置失效的原因可能是感染或机械故障。标准分流装置在置入后1年内的失效率约为40%，之后数年的失效率为每年5%[23]。感染是分流常见的并发症发生率为5%～15%，感染可导致脑室炎[24]。与大婴儿和儿童相比，新生儿分流后的感染风险似乎更高[25]。已安放分流装置的患儿出现持续发热时，必须考虑到分流相关感染。如果患儿在分流术后出现新的颅内压升高症状或体征（如头痛、呕吐、嗜睡、视盘水肿、易激惹）或表现加重，则应及时评估是否可能有分流装置故障。接受手术治疗的脑积水患者需接受长期神经外科随访，预后取决于病因、相关异常和并发症，如感染等。当脑积水儿童合并癫痫发作和/或发育迟缓，需要同时在儿童神经内科或康复科治疗。脑积水儿童的治疗目标是使脑脊液流量和颅内压恢复到尽可能接近正常的水平，并促进神经系统正常发育。

二、临床表现

脑积水的临床表现是非特异性的，不依赖于病因，可出现颅内高压和脑功能障碍表现。颅内压力增高临床可表现为恶心、呕吐、头痛。脑组织受压可引起进行性脑功能障碍，表现为智能障碍、步行障碍、尿失禁、行为改变、昏迷等。查体见头围大，前囟饱满或膨隆，落日眼，眼底检查存在视盘水肿。

三、诊断要点

根据脑积水临床表现，体格检查，结合影像学检查，CT提示脑室扩大，双额角径或颅内径（Evans指数）>0.33是诊断脑积水的标志性指标；额角变锐<100度；颞角宽度>3mm；脑室边缘模糊，室旁低密度晕环；基底池、脑沟受压消失。MR通常是评估疑似脑积水患儿的首选影像学方法。MRI为矢状位T1可显示导水管梗阻，幕上脑室扩大；胼胝体变薄，向上拉伸；穹窿、大脑内静脉向下移位、第三脑室底疝入扩大的蝶鞍。T2显示脑脊液样的指纹状高信号向脑室外延伸到脑组织，间质水肿在脑室角周围明显；脑室内脑脊液形成湍流；导水管流空消失。

四、接种建议

（一）可以接种

（1）脑积水术后患儿：术后3个月无严重并发症，无需放疗、化疗及免疫抑制治疗的，且术中未使用血液制品者，可以按免疫程序接种各种疫苗；手术中应用血液制品者，参考第七章第四节。

（2）颅内肿瘤引起的脑积水术后仍需化疗、放疗患儿：①未完成初次免疫计划者，在放疗、化疗及免疫抑制的间歇期和维持期可以使用灭活疫苗。但由于免疫功能较健康儿童受损，疫苗的免疫应答可能达不到最佳效果。建议在化疗结束3个月后，或抗B淋巴细胞免疫治疗6个月后，评估患儿的免疫功能恢复正常后再考虑接种减毒活疫苗。②对于已完成初免计划者，在化疗结束3个月后或抗B淋巴细胞抗体（如利妥昔单抗等）治疗结束6个月后，应检查抗体滴度，对于血清学阴性患儿可选择部分疫苗复种，如乙肝疫苗、甲肝灭活疫苗等。

（二）推迟接种

脑积水术后有并发症，术后外科医生评估专科病情不稳定的儿童。

（三）不宜接种

颅内压力控制不稳定，脑积水和/或颅内恶性肿瘤控制不佳，或接受免疫抑制治疗的患儿，禁止接种活疫苗（包括卡介苗、麻腮风联合减毒活疫苗、水痘减毒活疫苗、轮状病毒减毒活疫苗等）。

五、随访方案

定期外科门诊随诊原发疾病。疫苗接种后按照7天内家长手机自主上报及15天、42天、3个月电话回访的方式进行随访。随访内容包括：接种后体温，接种部位局部红肿情况，接种后全身反应、接种后原发病病情，其他如精神反应、头痛、呕吐、抽搐等。

六、病例解析

（一）病史

【现病史】患儿，女，3岁，因“脑积水术后，咨询免疫接种”入院就诊。出生后因“新生儿呼吸窘迫综合征、新生儿肺炎、脑积水（Dandy-Walker畸形）、脑出血”在当地医院就诊，住院期间因“脑积水”行脑脊液分流术。出院后外院神经外科复诊，因“发育落后”在外院行康复治疗，2019-06-05复查头颅MRI：梗阻性脑积水，与前相仿，右侧颞叶片状异常信号灶，不除外软化灶可能。2021-01-25神经外科专科医生意见：目前患儿无颅内压增高，考虑脑室扩张稳定，建议继续观察，恢复正常疫苗接种。现语言发育稍落后。患儿已接种乙肝疫苗3剂次，脊髓灰质炎疫苗4剂次，百白破疫苗4剂次，麻腮风减毒活疫苗2剂次，甲肝灭活疫苗2剂次，EV71疫苗2剂次，无接种不良反应。现咨询卡介苗、脑膜炎球菌疫苗、乙型脑炎减毒活疫苗的补种。

【体格检查】体温36.4℃，呼吸26次/min，心率100次/分，体重14kg。神清，反应一般，皮肤无黄染或皮疹，无特殊面容，无眼睑浮肿，咽无充血，呼吸平顺，双肺呼吸音清，未闻及干湿啰音，心音有力，未闻及杂音，腹平，腹部皮下有细管状物，触软不胀，肝脾不大，肠鸣音正常，肌张力正常，肌力V级。能表达10字左右句子。

【个人史】第一胎，第一产（G1P1），32周早产儿，出生体重2 005g，生后有抢救史，生后诊断脑积水（Dandy-Walker畸形）、脑出血。

（二）初步评估

1. 基础疾病　脑积水。

2. 免疫功能　2021-03免疫球蛋白水平：IgA 1.05g/L，IgG 8.89g/L，IgM 1.11g/L，C3 0.75g/L，C4 0.14g/L。淋巴细胞亚群检测：NK细胞/淋巴细胞3.91%，B细胞绝对计数1 087.07cells/μL，T细胞绝对计数3 105.25cells/μL，辅助T细胞绝对计数1 754.57cells/μL，B细胞/淋巴细胞24.85%，抑制T细胞绝对计数1 276.98cells/μL。中性粒细胞吞噬功能：正常。

3. 脏器功能　2021-03脏器功能：ALT、AST、CK、CK-MB、Cr、BUN在正常范围内。

4. 特殊用药　无。

（三）完善检查结果

2021-03头颅MRI：梗阻性脑积水，与前相仿，右侧颞叶片状异常信号灶，不除外软化灶可能。心脏彩超：心脏结构未见异常，EF68%。B超：肝、胆、胰、脾未见明显异常。胸腹片：未见明确异常。

（四）评估建议

可以按国家免疫程序或疫苗说明书接种疫苗，风险略高于正常同龄儿童。若出现发热及头痛、呕吐等颅内感染或颅内压力增高的表现时，暂缓疫苗接种，专科门诊及时就诊。

（五）随访事项

评估后按免疫程序补充卡介苗、A群C群脑膜炎球菌多糖疫苗、乙型脑炎减毒活疫苗，无不良反应。随访期间未出现发热伴呕吐、头痛等颅内压力增高表现及颅内感染症状。

（六）专家点评

该患儿是脑积水行脑脊液分流术后进行疫苗接种咨询的案例。患儿语言、大运动轻度落后，无发热、头痛、呕吐等症状，复查头颅MRI：梗阻性脑积水，与前相仿，右侧颞叶片状异常信号灶，不除外软化灶可能；从原发病角度考虑目前无脑积水分流术后并发症，同时专科疾病处于稳定状态；结合其他脏器功能评估无特殊，免疫功能筛查无异常，接种评估建议为“可以按照免疫程序进行疫苗接种，风险略高于正常同龄儿童”。疫苗接种后按脑积水术后继续颅脑外科门诊复诊。

关于脑部疾病儿童接种“脑相关”疫苗的探讨：脑部疾病儿童预防接种推迟现象明显，尤其是百白破疫苗和预防脑炎相关的疫苗如流脑疫苗及乙脑疫苗。脑部疾病是指脑病、脑炎、脑部影像学异常等。脑病是指各种因素导致的脑功能障碍。例如：炎性脑病、脓毒症相关性脑病、代谢性脑病、免疫相关性脑病、中毒（毒物）性脑病、缺血缺氧性脑病等。脑炎是指脑实质受病原体侵袭导致的炎症性病变。例如：病毒性脑炎、自身免疫性脑炎、中枢性脱髓鞘性脑炎等。脑部影像学异常：头颅B超、CT、MRI等报告显示异常结构或发育不良等。神经系统疾病：除了大脑累及，也包括脊髓病变。例如：脊髓炎、吉兰-巴雷综合征（guillain-barre syndrome，GBS）、视神经脊髓炎、播散性脑脊髓炎等。急性脑病被归因于全细胞百日咳疫苗的最严重反应，4价脑膜炎球菌结合疫苗有引起GBS的报道，鼠脑流行性乙型脑炎灭活疫苗有引起急性神经性反应如多神经炎的报道。为了保障接种安全，社区医疗服务中心把脑部疾病儿童视为预防接种的禁忌、慎用人群，将百白破疫苗、流脑疫苗、乙脑疫苗视为“脑相关”疫苗。百白破疫苗是指含白喉类毒素、破伤风类毒素和百日咳组分的疫苗，包括破伤风类毒素-减毒的白喉类毒素-无细胞百日咳联合疫苗（Tdap）、吸附无细胞百白破联合疫苗（DTaP）、全细胞百白破联合疫苗（DTwP）。无细胞百日咳疫苗代替全细胞百日咳疫苗，显著降低了与百日咳疫苗存在时间关联的不良时间发生率，包括脑病、婴儿痉挛[26]。目前我国使用的国家免疫规划疫苗是DTaP。国外说明书明确指出百白破疫苗的绝对禁忌证，包括既往接种疫苗后或对某种疫苗成分有严重过敏（如全身性过敏反应）和既往接种了含百日咳组分的疫苗（如DTaP、DTwP、Tdap）后7日内发生脑病（如昏迷、意识水平降低或长时间抽搐），且无其他明确原因。存在接种百白破疫苗的不利因素，包括既往接种含白喉类毒素或破伤风类毒素疫苗后出现阿瑟（Arthus）反应及既往接种含破伤风类毒素疫苗后6周内出现GBS[27]，可能会增加接种严重不良反应风险、造成诊断困难，建议推迟接种含白喉类毒素、破伤风类毒素和百日咳组分的疫苗。值得注意的是，百白破疫苗接种的注意事项还包括进行性或不稳定的神经系统疾病、未得到控制的癫痫发作或进展性脑病，但在确立治疗方案且病情稳定后是可以接种含白喉类毒素、破伤风类毒素和百日咳组分的疫苗的。稳定或已缓解的神经系统疾病（如控制良好的癫痫、发育迟缓或脑性瘫痪）既非百白破疫苗接种的禁忌证也非不利因素，是可以进行接种含白喉类毒素、破伤风类毒素和百日咳组分的疫苗的。2005年美国疫苗不良事件报告系统（Vaccine Adverse Event Reporting System，VAERS）接到了接种4价脑膜炎球菌结合疫苗（MCV4-DT）2~4周发生GBS病例报道，GBS被列为4价脑膜炎球菌结合疫苗的注意事项[28]，为明确MCV4-DT接种与GBS之间的关联，随后进行了多项研究，2010年免疫实施咨询委员会（Advisory Committee on Immunization Practices，ACIP）去除有关GBS风险和MCV4-DT的预警性说明，不认为GBS病史是接种4价脑膜炎球菌结合疫苗的注意事项[29]。疫苗中的神经组织物质因有引起接种后的神经中枢不良反应的可能性，鉴于鼠脑流行性乙型脑炎灭活疫苗（JE-MB；JE-VAX）有引起疫苗相关的神经紊乱病例[30]，目前已停止使用。国外将对乙型脑炎灭活疫苗（JE-VC；IXIARO）所含成分过敏列为接种乙型脑炎灭活疫苗的禁忌证，对于我国目前使用的乙型脑炎减毒活疫苗而言，免疫缺陷也是接种禁忌。

结合我国国情，国家卫生健康委员会于2021年2月下发的《国家免疫规划疫苗儿童免疫程序及说明》第三部分明确指出：病情稳定的脑疾病不作为疫苗接种的禁忌。所以，经评估稳定的脑病疾病儿童，包括控制良好的癫痫、脑性瘫痪、临床已愈的颅内感染（仍有影像学异常）、脑病后遗症等，是可以按国家免疫规划程序接种疫苗的，包括接种吸附无细胞百白破联合疫苗、流脑疫苗和乙脑减毒活疫苗。

参考文献

[1] 刘文英，吉毅. 先天性膈疝的研究与诊治进展 [J]. 中华小儿外科杂志，2011，32（4）：302-305.

[2] PARTRIDGE E A. Right-versus left-sided congenital diaphragmatic hernia：a comparative outcomes analysis [J]. J Pediatr Surg，2016，51（6）：900-902.

[3] BOTDEN S M. Bilateral congenital diaphragmatic hernia：prognostic evaluation of a large international cohort [J]. J Pediatr Surg，2017，52（9）：1475-1479.

[4] YANGW. Epidemiologic characteristics of congenital diaphragmatic hernia among 2. 5 million California births，1989-1997 [J]. Birth Defects Res A Clin Mol Teratol，2006，76（3）：170-174.

[5] GREENHOLZ S K. Congenital diaphragmatic hernia：an overview [J]. Semin Pediatr Surg，1996，5（4）：216-223.

[6] LUSK L A. Persistence of pulmonary hypertension by echocardiography predicts short-term outcomes in congenital diaphragmatic hernia [J]. J Pediatr，2015，66（2）：251-256.

[7] TAN J K. Long-term medical and psychosocial outcomes in congenital diaphragmatic hernia survivors [J]. Arch Dis Child，2019，104（8）：761-767.

[8] JANSSEN S. Factors related to long-term surgical morbidity in congenital diaphragmatic hernia survivors [J]. J Pediatr Surg，2018，53（3）：508-512.

[9] 陈功，郑珊. 先天性膈疝诊治中的若干争议问题 [J]. 临床小儿外科杂志，2017，16（1）：8-11.

[10] KAMATH B D. Adrenal insufficiency in newborns with congenital diaphragmatic hernia [J]. J Pediatr，2010，156（3）：495-497.

[11] CHAO P H. Late-presenting congenital diaphragmatic hernia in

childhood [J] . Acta Paediatr, 2011, 100 (3) : 425-428.

[12] LUPO P J. Population-based birth defects data in the United States, 2010-2014: A focus on gastrointestinal defects [J] . Birth Defects Res, 2017, 109 (18) : 1504-1514.

[13] BETHELL G S. Congenital duodenal obstruction in the UK: a population-based study [J] . Arch Dis Child Fetal Neonatal Ed, 2020, 105 (2) : 178-183.

[14] BEST K E. Epidemiology of small intestinal atresia in Europe: a register-based study [J] . Arch Dis Child Fetal Neonatal Ed, 2012, 97 (5) : 353-358.

[15] GITHU T. Fetal MRI of hereditary multiple intestinal atresia with postnatal correlation [J] . Pediatr Radiol, 2014, 44 (3) : 349-354.

[16] BURJONRAPPA S. Comparative outcomes in intestinal atresia: a clinical outcome and pathophysiology analysis [J] . Pediatr Surg Int, 2011, 27 (4) : 437-442.

[17] ALI Y A. Hereditary multiple intestinal atresia (HMIA) with severe combined immunodeficiency (SCID) : a case report of two siblings and review of the literature on MIA, HMIA and HMIA with immunodeficiency over the last 50 years [J] . BMJ case Rep, 2011, 2 (9) : 1-7.

[18] ADAMS S D. STANTON M P . Malrotation and intestinal atresias [J] . Early Hum Dev, 2014, 90 (12) : 921-925.

[19] 白云骅，王琳，吕敏，等. 特殊健康状态儿童非免疫规划疫苗接种专家系列共识之一——轮状病毒疫苗 [J] . 中国实用儿科杂志，2020，12 (35) : 913-917.

[20] HOPKINS PC. Incidence of Biliary Atresia and Timing of Hepatoportoenterostomy in the United States [J] . J Pediatr, 2017, 187 (8) : 253-257.

[21] 中华医学会器官移植学分会，中国医师协会器官移植医师分会. 中国儿

童肝移植临床诊疗指南（2015版）[J]. 临床肝胆病杂志，2016，32（7）：1235-1244.

[22] SERINET M O. Impact of age at Kasai operation on its results in late childhood and adolescence: a rational basis for biliary atresia screening [J]. Pediatrics, 2009, 123 (5): 1280-1286.

[23] STEIN S C. Have we made progress in preventing shunt failure? A critical analysis [J]. J Neurosurg Pediatr, 2008, 1 (1): 40-47.

[24] KAHLE K T. Hydrocephalus in children [J]. Lancet, 2016, 387 (10020): 788-799.

[25] CASEY A T. The long-term outlook for hydrocephalus in childhood. A ten-year cohort study of 155 patients [J]. Pediatr Neurosurg, 1997, 27 (2): 63-70.

[26] SKOWRONSKI D M. The changing age and seasonal profile of pertussis in Canada [J]. J Infect Dis, 2020, 185 (10): 1448-1453.

[27] LIANG J L. Prevention of Pertussis, Tetanus, and Diphtheria with Vaccines in the United States: Recommendations of the Advisory Committee on Immunization Practices (ACIP) [J]. MMWR Recomm Rep, 2018, 67 (2): 1-44.

[28] MIBAEY S A. Meningococcal Vaccination: Recommendations of the Advisory Committee on Immunization Practices, United States, 2020 [J]. MMWR Recomm Rep, 2020, 69 (9): 1-41.

[29] Centers for Disease Control and Prevention (CDC). Update: Guillain-Barré Syndrome Among Recipients of Menactra Meningococcal Conjugate Vaccine — United States, June 2005-September 2006 [J]. MMWR Morb Mortal Wkly Rep, 2006, 55 (41): 1120-1124.

[30] TAKAHASHI H. Adverse events after Japanese encephalitis vaccination: review of post-marketing surveillance data from Japan and the United States. The VAERS Working Group [J]. Vaccine, 2000, 18 (26): 2963-2969.

附　录

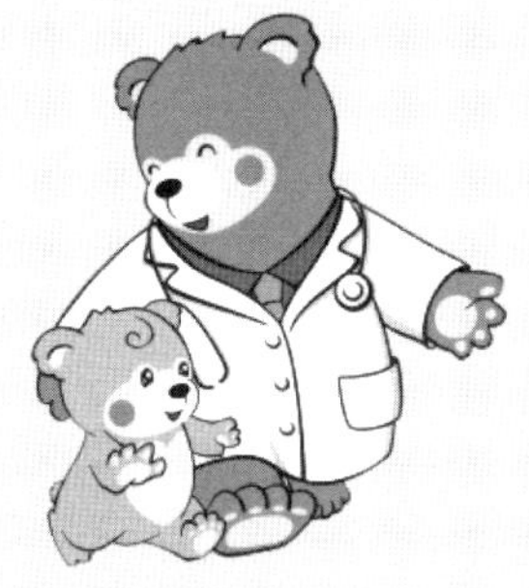

附录一

国家免疫规划疫苗儿童免疫程序表（2021年版）

疫苗种类		接种年（月）龄															补种原则
名称	缩写	0月	1月	2月	3月	4月	5月	6月	8月	9月	18月	2岁	3岁	4岁	5岁	6岁	两种及以上注射类减毒活疫苗如果未同时接种，应间隔≥28天进行接种。灭活疫苗和口服减毒活疫苗，如果与其他种类疫苗（包括减毒和灭活）未同时接种，对接种间隔不做限制
乙肝疫苗	HepB	1	2					3									第1剂与第2剂间隔应≥28天，第2剂与第3剂间隔应≥60天，第3剂与第1剂间隔≥4月。HBsAg阳性或不详母亲所生新生儿建议在出生后尽早接种第1剂HepB，对于体重<2 000g者，应在婴儿满1月龄、2月龄、7月龄时按程序再完成3剂次HepB接种
卡介苗	BCG	1															早产儿胎龄>31周且医学评估稳定后，可接种BCG；胎龄≤31周医学评估稳定后，可在出院之前接种BCG。未接种卡介苗的<3月龄儿童可直接补种；3月龄～3岁儿童PPD阴性予补种；≥4岁儿童不予补种

（续表）

疫苗种类		接种年（月）龄															补种原则
名称	缩写	0月	1月	2月	3月	4月	5月	6月	8月	9月	18月	2岁	3岁	4岁	5岁	6岁	
脊髓灰质炎灭活疫苗	IPV			1	2												补种时遵循先IPV后bOPV的原则：两剂次间隔≥28天；＜4岁儿童未达到3剂（含补充免疫等），应补种完成3剂；≥4岁儿童未达到4剂（含补充免疫等），应补种完成4剂
脊髓灰质炎减毒活疫苗	OPV					1								2			如儿童已按免疫程序完成4剂次含IPV成分疫苗接种，则4岁可不再接种bOPV
百白破疫苗	DTaP				1	2	3				4						3月龄～5岁未完者，需补种完成规定剂次：前3剂每剂间隔≥28天，第4剂与第3剂间隔≥6个月；≥6岁接种DTaP和白破疫苗累计＜3剂的儿童，用白破疫苗补齐3剂；第2剂与第1剂间隔1～2个月，第3剂与第2剂间隔6～12个月
白破疫苗	DT															1	＞6岁未接种DT的儿童，补种1剂，6～11岁使用儿童型，≥12岁使用成人及青少年型

（续表）

疫苗种类		接种年（月）龄															补种原则
名称	缩写	0月	1月	2月	3月	4月	5月	6月	8月	9月	18月	2岁	3岁	4岁	5岁	6岁	
麻腮风联合减毒活疫苗	MMR								1		2						应优先接种；2007年扩免前出生的＜18周岁人群，如未完成2剂含麻疹成分的疫苗接种，使用MMR补齐。如果需补种2剂MMR，接种间隔应≥28天
乙型脑炎减毒活疫苗	JE-L								1			2					2剂接种间隔≥12个月
乙型脑炎灭活疫苗	JE-I								1、2			3				4	①与②接种间隔为7～10天，②与③接种间隔为1～12个月，③与④接种间隔≥3年
A群流脑多糖疫苗	MPSV-A							1		2							2剂次MPSV-A间隔≥3个月；＜24月龄儿童补齐MPSV-A剂次
A群C群流脑多糖疫苗	MPSV-AC												1			2	第1剂MPSV-AC与第2剂MPSV-A，间隔≥12个月；2剂次MPSV-AC间隔≥3年。3年内避免重复接种。≥24月龄儿童尽早补齐2剂次MPSV-AC，不再补种MPSV-A（第2剂在6岁，且与前一剂次间隔≥3年）

（续表）

疫苗种类		接种年（月）龄															补种原则
名称	缩写	0月	1月	2月	3月	4月	5月	6月	8月	9月	18月	2岁	3岁	4岁	5岁	6岁	
甲肝减毒活疫苗	HepA-L										1						如果接种2剂甲型肝炎灭活疫苗，可视为完成甲肝疫苗免疫程序
甲肝灭活疫苗	HepA-I										1	2					2剂接种间隔≥6个月；如已接种过1剂HepA-I，但无条件接种第2剂HepA-I时，可接种1剂HepA-L完成补种，间隔≥6个月

注：1. 2剂次麻腮风疫苗免疫程序从2020年6月开始在全国范围实施。

2. 选择乙脑减毒活疫苗接种时，采用2剂接种程序；选择乙脑灭活疫苗接种时，采用4剂接种程序；乙脑灭活疫苗第1、2剂间隔7～10天。

3. 选择甲肝减毒活疫苗接种时，采用1剂接种程序；选择甲肝灭活疫苗接种时，采用2剂接种程序；第1、2剂间隔至少6个月。

4. 不推荐与其他疫苗同时接种的疫苗：吸附无细胞百白破灭活脊髓灰质炎和b型流感嗜血杆菌（结合）联合疫苗、吸附无细胞百白破和b型流感嗜血杆菌联合疫苗、双价人乳头状瘤病毒疫苗、四价人乳头状瘤病毒疫苗和九价人乳头状瘤病毒疫苗。

5. ACYW135群脑膜炎球菌流脑多糖疫苗不得与百日咳菌体疫苗和伤寒菌体疫苗同时接种。

6. 如果免疫规划疫苗和非免疫规划疫苗接种时间发生冲突，应优先保证免疫规划疫苗（含查漏补种和应急接种疫苗）的接种。

附录二

广东省非免疫规划疫苗接种方案一览表（2022年版）

<table>
<tr><th rowspan="2">序号</th><th rowspan="2">疫苗种类</th><th colspan="29">推荐接种年（月）龄</th><th rowspan="2">能否同时接种</th></tr>
<tr><th>出生时</th><th>1月</th><th>1.5月</th><th>2月</th><th>3月</th><th>4月</th><th>5月</th><th>6月</th><th>8月</th><th>12月</th><th>15月</th><th>18月</th><th>2岁</th><th>3岁</th><th>4岁</th><th>5岁</th><th>6岁</th><th>8岁</th><th>9岁</th><th>12岁</th><th>14岁</th><th>15岁</th><th>16岁</th><th>18岁</th><th>20岁</th><th>26岁</th><th>45岁</th><th>60岁</th><th>＞60岁</th></tr>
<tr><td>1</td><td>重组乙型肝炎疫苗</td><td colspan="29">按照0、1、6个月接种3剂，16岁及以上可接种1剂60 μg重组乙型肝炎疫苗（若接种后1~2个月经采血确认其抗-HBs 仍然＜10mU/mL再考虑接种第2剂，两剂间隔至少4周）</td><td>能</td></tr>
<tr><td>2</td><td>口服五价重配轮状病毒减毒活疫苗</td><td></td><td></td><td colspan="7">接种3剂，6~12周龄接种第1剂；各剂间隔4~10周；第3剂接种不应晚于32周龄；首剂不能超过12周</td><td></td><td></td><td></td><td></td><td></td><td></td><td></td><td></td><td></td><td></td><td></td><td></td><td></td><td></td><td></td><td></td><td></td><td></td><td></td><td></td><td></td><td>能</td></tr>
<tr><td>3</td><td>口服轮状病毒活疫苗</td><td></td><td></td><td></td><td colspan="11">每年接种1剂（2月龄~3岁）</td><td></td><td></td><td></td><td></td><td></td><td></td><td></td><td></td><td></td><td></td><td></td><td></td><td></td><td></td><td></td><td>能</td></tr>
<tr><td>4</td><td>13价肺炎球菌多糖结合疫苗（CRM197载体）</td><td></td><td></td><td colspan="9">按2、4、6月龄进行基础免疫，12~15月龄加强免疫；基础免疫首剂最早可在6周龄接种；加强免疫与基础免疫最后1剂至少间隔8周</td><td></td><td></td><td></td><td></td><td></td><td></td><td></td><td></td><td></td><td></td><td></td><td></td><td></td><td></td><td></td><td></td><td></td><td></td><td>能</td></tr>
<tr><td>4</td><td>13价肺炎球菌多糖结合疫苗（TT载体）和（TT/DT载体）</td><td></td><td></td><td colspan="8">首剂≤6月龄（3+1），首剂7~11月龄（2+1），加强免疫与基础免疫最后1剂至少间隔2个月</td><td colspan="2">12~23月龄接种2剂，间隔2个月</td><td colspan="4">2~5岁接种1剂</td><td></td><td></td><td></td><td></td><td></td><td></td><td></td><td></td><td></td><td></td><td></td><td></td><td></td><td>能</td></tr>
<tr><td>5</td><td>23价肺炎球菌多糖疫苗</td><td></td><td></td><td></td><td></td><td></td><td></td><td></td><td></td><td></td><td></td><td></td><td></td><td colspan="17">接种1剂；重点人群包括：①60岁及以上老年人；②特定疾病人群。推荐功能性/解剖性无脾和免疫抑制等特定高危人群复种，只复种1剂，与前1剂至少间隔5年</td><td>能</td></tr>
<tr><td>6</td><td>b型流感嗜血杆菌结合疫苗</td><td></td><td></td><td></td><td colspan="13">按疫苗说明书接种1剂至4剂</td><td></td><td></td><td></td><td></td><td></td><td></td><td></td><td></td><td></td><td></td><td></td><td></td><td></td><td>能</td></tr>
</table>

（续表）

序号	疫苗种类	推荐接种年（月）龄																											能否同时接种
		出生时	1月	1.5月	2月	3月	4月	5月	6月	8月	12月	15月	18月	2岁	3岁	4岁	5岁	6岁	8岁	9岁	12岁	14岁	15岁	16岁	18岁	20岁	26岁	45岁	60岁	＞60岁	
7	AC群脑膜炎球菌（结合）b型流感嗜血杆菌（结合）联合疫苗				按疫苗说明书接种1剂至3剂（2~5月龄接种3剂；6~11月龄接种2剂；12~71月龄接种1剂）																									能
8	无细胞百白破b型流感嗜血杆菌联合疫苗					3、4、5月龄各1剂，18~24月龄加强1剂，加强免疫与基础免疫最后1剂至少间隔6个月																								否
9	脊髓灰质炎灭活疫苗				2、3、4月龄各1剂，4岁加强1剂																									能
10	吸附无细胞百白破灭活脊髓灰质炎和b型流感嗜血杆菌（结合）联合疫苗				2、3、4月龄或3、4、5月龄各1剂，18月龄加强1剂（基础免疫在1岁内完成，24月龄前完成加强免疫，加强免疫与基础免疫最后1剂至少间隔6个月）																									否
11	A群C群脑膜炎球菌多糖结合疫苗					按疫苗说明书从3月龄（6月龄）起至5周岁（15周岁），接种1至3剂																								能
12	ACYW135群脑膜炎球菌多糖结合疫苗													2岁及以上儿童：接种2剂，3岁和6岁各接种1剂（参照A+C流脑多糖方案即2岁后首剂者，6岁时1剂，2剂次间隔至少3年）。成人：接种1剂																能
13	流感疫苗								按疫苗说明书接种1剂或2剂（6~35月龄剂型如既往未接种过流感疫苗者接种2剂，间隔至少4周）；流感减毒活疫苗（鼻喷）用于3~17岁																						能

（续表）

序号	疫苗种类	推荐接种年（月）龄																													能否同时接种
		出生时	1月	1.5月	2月	3月	4月	5月	6月	8月	12月	15月	18月	2岁	3岁	4岁	5岁	6岁	8岁	9岁	12岁	14岁	15岁	16岁	18岁	20岁	26岁	45岁	60岁	＞60岁	
14	肠道病毒71型灭活疫苗								接种2剂，至少间隔4周。6月龄~3岁（或5岁）按说明书接种																						能
15	乙型脑炎灭活疫苗									儿童：接种4剂。8月龄接种2剂，间隔7~10天；2岁和6岁各接种1剂。成人：基础免疫接种2剂，间隔7天；基础免疫后1个月至1年内加强免疫1剂																					能
16	腮腺炎减毒活疫苗									接种1剂																					能
17	麻腮风联合减毒活疫苗									18岁以下按国家免疫规划程序接种2剂（8月龄，18月龄）；18岁及以上接种1剂																					能
18	水痘减毒活疫苗										接种2剂。12~24月龄接种第1剂，4~6岁接种第2剂。未完成2剂者，补齐2剂（≤14岁人群2剂至少间隔3个月，≥15岁人群2剂至少间隔4周）																				能
19	甲型肝炎灭活疫苗										接种2剂，至少间隔6个月																				能
20	甲型乙型肝炎联合疫苗										按照0、1、6个月接种3剂（1岁及以上易感者）																				能
21	双价人乳头瘤病毒吸附疫苗																			采用0、1、6月（9~45岁）或0、2、6月（9~30岁）接种3剂；9~14岁可选择采用0、6月分别接种1剂（间隔不小于5个月）的免疫程序											否
22	四价人乳头瘤病毒疫苗																			按照0、2、6个月接种3剂（9~45岁）											否

（续表）

序号	疫苗种类	推荐接种年（月）龄																													能否同时接种
		出生时	1月	1.5月	2月	3月	4月	5月	6月	8月	12月	15月	18月	2岁	3岁	4岁	5岁	6岁	8岁	9岁	12岁	14岁	15岁	16岁	18岁	20岁	26岁	45岁	60岁	＞60岁	
23	九价人乳头瘤病毒疫苗																			按照0、2、6个月接种3剂（9~45岁）											否
24	重组戊型肝炎疫苗																							按照0、1、6个月接种3剂							能
25	人用狂犬病疫苗	暴露后接种：四针法（第0天2剂，第7、21天各1剂）或五针法（第0、3、7、14、28天各1剂）。再次暴露后接种：全程免疫后半年内再次暴露者一般不需要再次免疫；全程免疫后半年到1年内再次暴露者，应当于0和3天各接种1剂疫苗；在1~3年内再次暴露者，应于0、3、7天各接种1剂疫苗；超过3年者应当全程接种疫苗。暴露前接种：0、7、21（或28）天各接种1剂																													能
26	吸附破伤风疫苗																				推荐发生创伤机会较多的人群接种。无免疫史者：基础免疫3剂，第1、2剂间隔4~8周，第2、3剂间隔6~12个月。每10或5年加强免疫1剂。经基础免疫和加强免疫者，最后1剂接种后5年以内受伤时，不需接种。超过5年者，加强免疫1剂										能
27	双价肾综合征出血热灭活疫苗																							推荐应急接种人群和高风险人群接种。基础免疫为2剂，0、14天各1剂；基础免疫后1年加强免疫1剂							能
28	森林脑炎灭活疫苗																		适用于前往疫区并进入林区的8岁及以上人员。基础免疫2剂，0、14天各1剂。在流行季节前加强免疫1剂												能
29	黄热减毒活疫苗								适用于前往黄热病风险地区的旅行者。接种1剂																						能
30	重组B亚单位/菌体霍乱疫苗													适用2岁及以上前往霍乱高风险国家或地区的旅行者。接种3剂，0、7、28天各接种1剂																	能
31	伤寒Vi多糖疫苗													适用2岁及以上应急接种人群。接种1剂																	能

附录三

常见疫苗成分表

疫苗（液体剂型注射类）	主要成分		
	有效成分	辅料	非目标成分残留
重组乙型肝炎疫苗（汉逊酵母）	乙型肝炎病毒表面抗原	大连汉信：氢氧化铝、氯化钠 华兰生物：氢氧化铝、磷酸二氢钾、氯化钠 博尔纳：氢氧化铝、磷酸二氢钾、磷酸二氢钠、氯化钠；聚山梨酯20、氯化钠	甲醛、酵母
重组乙型肝炎疫苗（酿酒酵母）	乙型肝炎病毒表面抗原	北京天坛、深圳康泰：氢氧化铝、氯化钠 葛兰素史克：氢氧化铝、磷酸二氢钠、磷酸氢二钠	甲醛
重组乙型肝炎疫苗（CHO细胞）	乙型肝炎病毒表面抗原	氢氧化铝、氯化钠	甲醛、抗生素（硫酸庆大霉素）
脊髓灰质炎灭活疫苗	灭活的Ⅰ型、Ⅱ型、Ⅲ型脊髓灰质炎病毒	Sabin株：2-苯氧乙醇、M199培养基（含有氨基酸、矿物盐、维生素、葡萄糖、酚红等）、盐酸或氢氧化钠 Salk株：2-苯氧乙醇、乙醇、甲醛、Hanks 199培养基（含有氨基酸、矿物盐、维生素、葡萄糖、聚山梨酯80）、盐酸或氢氧化钠	抗生素（Sabin株：卡那霉素 Sabin株：新霉素、链霉素和多黏菌素B）
吸附无细胞百白破联合疫苗	百日咳杆菌有效组分、白喉类毒素及破伤风类毒素	成都所：氢氧化铝、硫柳汞、氯化钠、磷酸二氢钠、磷酸氢二钠 武汉所：氢氧化铝、硫柳汞	戊二醛、甲醛、赖氨酸（成都所）

（续表）

疫苗（液体剂型注射类）	主要成分		
	有效成分	辅料	非目标成分残留
吸附白喉破伤风联合疫苗	白喉类毒素及破伤风类毒素	上海所：氢氧化铝、氯化钠、磷酸盐、硫柳汞、四硼酸钠 北京天坛：硫柳汞、氢氧化铝、磷酸盐缓冲液	甲醛
吸附白喉破伤风联合疫苗（成人及青少年用）	白喉类毒素及破伤风类毒素	硫柳汞、氢氧化铝、磷酸盐缓冲液	甲醛
乙型脑炎灭活疫苗（Vero细胞）	灭活的乙型脑炎病毒P3株	人血白蛋白、磷酸二氢钠、磷酸氢二钠、氯化钠	牛血清白蛋白、甲醛
甲型肝炎灭活疫苗（人二倍体细胞）	灭活的甲型肝炎病毒	北京科兴：氢氧化铝、氯化钠、磷酸二氢钠、磷酸氢二钠 昆明所：氢氧化铝、2-苯氧乙醇、甘氨酸、亚硫酸氢钠、氢氧化钠 葛兰素史克：氢氧化铝、注射用氨基酸、磷酸二氢钠、磷酸氢二钠、聚山梨酯20、氯化钾、氯化钠 默沙东：铝（非晶形羟基磷酸铝磷酸盐）、硼砂	牛血清白蛋白、甲醛、抗生素（北京科兴：硫酸庆大霉素。默沙东：新霉素）
甲型肝炎灭活疫苗（Vero细胞）	灭活的甲型肝炎病毒	氢氧化铝、甘氨酸、磷酸二氢钠、磷酸氢二钠、2-苯氧乙醇、氯化钠、聚山梨酯20	牛血清白蛋白、甲醛、抗生素
甲型乙型肝炎联合疫苗	灭活的甲型肝炎病毒和HBsAg	氢氧化铝、磷酸二氢钠、磷酸氢二钠、氯化钠	甲醛、抗生素（硫酸庆大霉素）

（续表）

疫苗（液体剂型注射类）	主要成分		
	有效成分	辅料	非目标成分残留
双价肾综合征出血热灭活疫苗（Vero细胞）	灭活的Ⅰ型和Ⅱ型肾综合征出血热病毒	氢氧化铝、硫柳汞、人血白蛋白、磷酸盐缓冲液（磷酸二氢钠、磷酸氢二钠）	牛血清、β-丙内酯、抗生素（硫酸庆大霉素）
双价肾综合征出血热灭活疫苗（地鼠肾细胞）	灭活的Ⅰ型和Ⅱ型肾综合征出血热病毒	氢氧化铝、人血白蛋白、磷酸盐缓冲液（磷酸二氢钠、磷酸氢二钠）	牛血清、甲醛、抗生素（硫酸卡那霉素）
双价肾综合征出血热灭活疫苗（沙鼠肾细胞）	灭活的Ⅰ型和Ⅱ型肾综合征出血热病毒	硫柳汞、人血白蛋白、氢氧化铝、磷酸二氢钠、磷酸氢二钠、氯化钠	β-丙内酯、抗生素（硫酸卡那霉素）
肠道病毒71型灭活疫苗（人二倍体细胞）	灭活的肠道病毒71型	氢氧化铝、甘氨酸	甲醛、抗生素（硫酸卡那霉素）
肠道病毒71型灭活疫苗（Vero细胞）	灭活的肠道病毒71型	氢氧化铝、氯化钠、磷酸二氢钠、磷酸氢二钠、人血白蛋白	抗生素（庆大霉素）、甲醛
23价肺炎球菌多糖疫苗	23价肺炎球菌多糖疫苗	成都所：氯化钠、磷酸二氢钠、磷酸氢二钠、苯酚； 巴斯德：氯化钠、磷酸二氢钠、磷酸一钠、苯酚	醋酸、乙醇、丙酮、乙醚
人用狂犬病疫苗（Vero细胞）	灭活的狂犬病病毒固定毒	人血白蛋白、磷酸二氢钠、磷酸氢二钠、氯化钠、硫柳汞	Vero细胞DNA残余、宿主细胞蛋白残留、牛血清白蛋白、抗生素
人用狂犬病疫苗（地鼠肾细胞）	灭活的狂犬病病毒固定毒	远大生物：人血白蛋白、硫柳汞 中科生物：磷酸二氢钠、磷酸氢二钠、氯化钠、人血白蛋白、硫柳汞	宿主细胞蛋白残留、牛血清白蛋白、甲醛、抗生素（硫酸庆大霉素）

（续表）

疫苗（液体剂型注射类）	主要成分		
	有效成分	辅料	非目标成分残留
流感病毒裂解疫苗	当年使用的各型流感病毒株血凝素	北京科兴、北京天坛、大连汉信、大连雅立峰、浙江天元：磷酸二氢钠、磷酸氢二钠、氯化钠、硫柳汞 长春所、华兰生物：磷酸二氢钠、磷酸氢二钠、氯化钠 上海所：磷酸二氢钠、磷酸氢二钠、氯化钠、甲醛 巴斯德：氯化钠、二水合磷酸氢二钠、磷酸二氢钾、氯化钠、硫柳汞 葛兰素史克：氯化钠、12水合磷酸氢二钠、蔗糖、磷酸二氢钾、PRP-α-琥珀酸氢生育酚、氯化钾、6水合氯化镁、去氧胆酸钠	卵清蛋白、甲醛、裂解剂（聚山梨酯80/Triton X-100）、抗生素（北京科兴、长春所、上海所、葛兰素史克：硫酸庆大霉素。浙江天元：卡那霉素。巴斯德：新霉素）
流感病毒亚单位疫苗	当年使用的各型流感病毒株血凝素	氯化钾、磷酸二氢钠、氯化钠、氯化钙、氯化镁	鸡蛋残余物、鸡蛋白、甲醛、十六烷基三甲基溴铵、聚山梨酯80、抗生素
b型流感嗜血杆菌结合疫苗	b型流感嗜血杆菌荚膜多糖	北京民海、兰州所、玉溪沃森：氯化钠 智飞绿竹：磷酸铝、氯化钠 诺华：氯化钠、磷酸二氢钠、磷酸氢二钠二水合物、磷酸铝、聚山梨酯80	细菌内毒素（破伤风类毒素）

（续表）

疫苗（液体剂型注射类）	主要成分		
	有效成分	辅料	非目标成分残留
森林脑炎灭活疫苗	森林脑炎灭活病毒	氯化钠、磷酸二氢钠、人血白蛋白、硫柳汞、氢氧化铝、磷酸缓冲盐	牛血清、甲醛、抗生素（硫酸卡那霉素）
伤寒沙门菌Vi多糖疫苗	伤寒沙门菌Vi多糖	氯化钠、磷酸二氢钠、磷酸氢二钠	苯酚、丙酮和乙醇（成都所）
重组戊型肝炎疫苗（大肠埃希菌）	重组戊型肝炎病毒抗原	氯化钠、磷酸二氢钠、磷酸氢二钾、氯化钾、氢氧化铝、硫柳汞	硫柳汞，抗生素（卡那霉素）
钩端螺旋体疫苗	灭活的单价或多价钩端螺旋体	苯酚	苯酚
AC群脑膜炎球菌（结合）b型流感嗜血杆菌（结合）联合疫苗	A群脑膜炎球菌多糖、C群脑膜炎球菌、b型流感嗜血杆菌多糖	氯化钠、氢氧化铝	细菌内毒素（破伤风类毒素）
无细胞百白破b型流感嗜血杆菌	百日咳杆菌有效组分、白喉类毒素、破伤风类毒素、b型流感嗜血杆菌多糖	氯化钠、氢氧化铝、硫柳汞、磷酸盐	
吸附无细胞百白破灭活脊髓灰质炎和b型流感嗜血杆菌（结合）联合疫苗	百日咳杆菌有效组分、白喉类毒素、破伤风类毒素、b型流感嗜血杆菌多糖，及灭活的Ⅰ型、Ⅱ型、Ⅲ型脊髓灰质炎病毒	蔗糖、氨丁三醇、氢氧化铝、Hanks培养基（无酚红）、甲醛、苯氧基乙醇、醋酸和/或氢氧化钠	戊二醛、抗生素（新霉素、链霉素和多黏菌素B）

附录四

人乳头瘤病毒疫苗接种专家建议表

<table>
<tr><th rowspan="2">人群分类</th><th colspan="4">推荐级别</th><th rowspan="2">疫苗</th><th colspan="4">特点和接种程序</th></tr>
<tr><th>优先推荐</th><th>推荐</th><th>谨慎推荐</th><th>不推荐</th><th>国产双价HPV疫苗</th><th>双价HPV吸附疫苗</th><th>4价HPV疫苗</th><th>9价HPV疫苗</th></tr>
<tr><td rowspan="3">普通人群</td><td>9～26岁
首次性暴露前或尽早接种</td><td>27～45岁</td><td rowspan="4">哺乳期</td><td rowspan="4">妊娠期
全身脏器功能差且预期寿命有限</td><td>预防HPV型别</td><td>16/18</td><td>16/18</td><td>6/11/16/18</td><td>6/11/16/18/31/33/45/52/58</td></tr>
<tr><td rowspan="2">存在遗传易感和子宫颈癌发病高危因素</td><td>存在HPV感染/细胞学异常</td><td>中国女性适宜接种年龄</td><td>9~45岁</td><td>9~45岁</td><td>9~45岁</td><td>9~45岁</td></tr>
<tr><td>存在HPV相关病变治疗史</td><td>表达系统</td><td>大肠杆菌</td><td>杆状病毒</td><td>酿酒酵母</td><td>酿酒酵母</td></tr>
<tr><td>特殊人群</td><td>HIV感染者</td><td>系统性红斑狼疮、风湿性关节炎、结缔组织病、干燥综合征、桥本甲状腺炎等自身免疫性疾病患者</td><td>预防HPV感染相关疾病</td><td>子宫颈癌、CIN1级、CIN2/3级、AIS，HPV 16/18持续性感染</td><td>子宫颈癌、CIN1级、CIN2/3级、AIS</td><td>子宫颈癌、CIN1级、CIN2/3级、AIS</td><td>子宫颈癌、CIN1级、CIN 2/3级、AIS，HPV 9种HPV相关亚型感染</td></tr>
</table>

（续表）

人群分类	推荐级别				疫苗	特点和接种程序			
	优先推荐	推荐	谨慎推荐	不推荐		国产双价HPV疫苗	双价HPV吸附疫苗	4价HPV疫苗	9价HPV疫苗
特殊人群	HIV感染者	1型和2型糖尿病患者	哺乳期	妊娠期 全身脏器功能差且预期寿命有限	免疫程序（接种方案）	第0、1、6个月 9~14岁2剂程序	第0、1、6个月	第0、2、6个月	第0、2、6个月
		器官/骨髓移植后长期服用免疫抑制剂治疗病情平稳患者			免疫量	共接种3剂，每剂0.5mL			
		肾功能衰竭接受血液透析治疗病情平稳的患者			接种方法和部位	肌内注射，首选上臂三角肌			

附录五
常用非免疫规划疫苗简明处方信息

馨可宁简明处方信息

【药品名称】

双价人乳头瘤病毒疫苗（大肠杆菌）。

【接种对象】

本品适用于9～45岁女性。

【作用和用途】

本品适用于预防因高危型人乳头瘤病毒（HPV）16、18型所致下列疾病。

（1）宫颈癌2级、3级宫颈上皮内瘤样病变（CIN2/3）和原位腺癌（AIS）。

（2）1级宫颈上皮内瘤样病变（CIN1）。

（3）HPV16型、18型引起的持续感染。

【规格】

每瓶0.5mL（西林瓶），每1次人用剂量为0.5mL（含rHPV16型L1蛋白40μg，rHPV18型L1蛋白20μg）。

【免疫程序和剂量】

（1）本品推荐于0、1和6个月分别接种1剂，共接种3剂，每剂0.5mL。根据本品临床试验结果，第2剂可在第1剂之后的1～2个月内接种，第3剂可在第1剂后的第5～8个月内接种。

（2）根据本品临床试验结果（详见疫苗说明书【临床试验】）并参考2017年WHO《HPV疫苗立场文件》推荐，对9～14岁女性也可以选择采用0、6个月分别接种1剂次（间隔不小于5个月）的免疫程序，每剂0.5mL。

（3）目前尚未确定本品是否需要加强免疫。

【不良反应】

（1）全身不良反应。十分常见：发热（≥37.1℃）。常见：头痛、乏力、咳嗽、肌肉痛、恶心、腹泻、头晕、呕吐。偶见：超敏反应、过敏性皮炎、皮疹、眩晕、瘙痒症。

（2）局部不良反应。十分常见：注射部位疼痛。常见：注射部位瘙痒、硬结、肿胀、红斑。偶见：注射部位皮疹、不适。

以上大部分不良反应程度为轻至中度。

【禁忌】

（1）对本品中任一活性成分或辅料严重过敏反应者。

（2）注射本品后有严重过敏反应者，不应再次接种本品。

【贮藏】

避光冷藏储存于2～8℃。不得冻结，如发生冻结应予以废弃。

【药品上市许可持有人/生产企业】

企业名称：厦门万泰沧海生物技术有限公司

注册地址：福建省厦门市海沧区山边洪东路50号一层。

【核准日期】

2019年12月30日。

佳达修简明处方信息

【药品名称】

通用名称：四价人乳头瘤病毒疫苗（酿酒酵母）。

【接种对象】

本品适用于9～45岁女性。

【作用与用途】

（1）本品适用于预防因高危HPV16/18型所致下列疾病：宫颈癌。

（2）2级、3级宫颈上皮内瘤样病变（CIN2/3）和宫颈原位腺癌（AIS）。

（3）1级宫颈上皮内瘤样病变（CIN1）；境内临床试验尚未证实本品对低危HPV6/11型相关疾病的保护效果。

【免疫程序和剂量】

（1）本品肌内注射，首选接种部位为上臂三角肌。

（2）本品推荐于0、2和6个月分别接种1剂次，共接种3剂，每剂0.5mL。

根据境外临床研究数据，首剂与第2剂的接种间隔至少为1个月，而第2剂与第3剂的接种间隔至少为3个月，所有3剂应在一年内完成。

【核准日期】

2017年5月18日。

【修改日期】

2020年11月9日。

【药品名称】

通用名称：九价人乳头瘤病毒疫苗（酿酒酵母）。

【接种对象】

本品适用于9～45岁女性。

【作用与用途】

本品适用于预防由本品所含的HPV型别引起的下列疾病。

（1）HPV16型、18型、31型、33型、45型、52型、58型引起的宫颈癌。

（2）HPV6型、11型、16型、18型、31型、33型、45型、52型、58型引起的下列癌前病变或不典型病变：宫颈上皮内瘤样病变（CIN）2/3级，以及宫颈原位腺癌（AIS）；宫颈上皮内瘤样病变（CIN）1级。

（3）HPV6型、11型、16型、18型、31型、33型、45型、52型、58型引起的持续感染。

【免疫程序和剂量】

（1）本品为肌内注射，首选接种部位为上臂三角肌。

（2）本品每剂接种0.5mL，按照0、2、6个月的免疫程序接种3剂。根据临床研究数据，第2剂与首剂的接种间隔至少为1个月，而第3剂与第2剂的接种间隔至少为3个月，所有3剂应在一年内完成。

【药品上市许可持有人/生产企业】

企业名称：默沙东（中国）投资有限公司

注册地址：上海市徐汇区古美路1582号总部园区二期A幢1F、3-4F、6-14F。

【核准日期】

2018年4月28日。

【修改日期】

2022年8月23日。

甲型肝炎灭活疫苗（人二倍体细胞）简明处方信息

【药品名称】

通用名称：甲型肝炎灭活疫苗（人二倍体细胞）。

商品名称：孩尔来福。

【成分和性状】

本品系用甲型肝炎病毒株接种人二倍体细胞2BS株，经培养、收获、病毒纯化、灭活和铝吸附制成。为微乳白色混悬液体，可因沉淀而分层，易摇散。

主要成分：灭活的甲型肝炎病毒。

辅料：氢氧化铝、磷酸氢二钠、碳酸二氢钠、氯化钠、注射用水等。本品不含防腐剂。

【接种对象】

本疫苗适用于1岁以上甲型肝炎易感者。

【作用和用途】

接种本疫苗可刺激机体产生抗甲型肝炎病毒的免疫力，用于预防甲型肝炎。

【规格】

每1次儿童用剂量为0.5mL，含甲肝病毒抗原250U。

每1次成人用剂量为1.0mL，含甲肝病毒抗原500U。

每支（瓶）0.5mL或1.0mL。

【免疫程序和剂量】

（1）1～15岁用儿童剂量，16岁及以上用成人剂量。初次免疫接种1剂疫苗，间隔6个月加强免疫1剂疫苗。

（2）肌内注射。

【不良反应】

（1）常见不良反应：接种疫苗后，少数人可能出现轻度发热反应，局部疼痛、红肿，一般在72h内自行缓解。

（2）偶见不良反应：疲劳乏力，头痛，头晕，呕吐，咳嗽。

（3）罕见不良反应：局部硬结、皮疹、恶心、腹痛、腹泻、咽痛。

（4）极罕见不良反应：过敏性皮疹、过敏性休克、过敏性紫癜、血小板减少性紫癜。

【禁忌】

（1）已知对该疫苗所含任何成分，包括辅料、甲醛及硫酸庆大霉素过敏者。

（2）妊娠期妇女。

（3）患急性疾病、严重慢性疾病、慢性疾病的急性发作期、发热者。

（4）患未控制的癫痫和其他进行性神经系统疾病者。

【贮藏】

于2～8℃避光保存和运输。

【药品上市许可持有人/生产企业】

企业名称：北京科兴生物制品有限公司

注册/生产地址：北京市海淀区上地西路39号北大生物城（原液），北京市昌平区中关村科技园区昌平园智通路15号（半成品、成品生产及鉴定）。

【核准日期】

2007年4月13日。

【修改日期】

2020年8月10日。

吸附无细胞百白破灭活脊髓灰质炎和b型流感嗜血杆菌（结合）联合疫苗简明处方信息

【药品名称】

通用名称：吸附无细胞百白破灭活脊髓灰质炎和b型流感嗜血杆菌（结合）联合疫苗。

商品名称：潘太欣®/PENTAXIM®。

【成分和性状】

本品系西林瓶装注射用粉末和预填充注射器装注射用混悬液组成。注射用粉末为b型流感嗜血杆菌结合疫苗，含有与破伤风类毒素结合的纯化b型流感嗜血杆菌荚膜多糖，为白色疏松体，均质。注射用混悬液为吸附无细胞百白破灭活脊髓灰质炎联合疫苗，含有吸附在铝盐（氢氧化铝）上的白喉类毒素、破伤风类毒素、两种纯化百日咳抗原（百日咳类毒素和丝状血凝素）和1、2、3型脊髓灰质炎病毒（灭活），振摇后应呈均匀乳白色，不应有摇不散的凝块或异物。其他成分：蔗糖、氨丁三醇、氢氧化铝、Hanks培养基（无酚红）、用于调节pH的醋酸和/或氢氧化钠、甲醛、苯氧基乙醇和注射用水。

【接种对象】

本品适用于2月龄及以上的婴幼儿。

【作用与用途】

（1）接种本品可以产生主动免疫，用于预防白喉、破伤风、百日咳、脊髓灰质炎和b型流感嗜血杆菌引起的侵入性感染（如脑膜炎、败血症、蜂窝织炎、关节炎、会厌炎等）。

（2）本品对由其他类型流感嗜血杆菌引起的感染，或其他微生物引起的脑膜炎没有保护作用。

【接种程序】

本品须遵守国家免疫规划和相关免疫策略，在国务院卫生健康主管部门等相关管理机构的指导下使用。推荐免疫程序：2、3、4月龄（或3、4、5月龄）进行3剂基础免疫；18月龄进行1剂加强免疫。每次接种单剂本品0.5mL。

本品应采用肌肉注射。对婴儿推荐最佳注射部位为大腿前外侧（中间1/3处），注射部位也可参考国家计划免疫程序的推荐意见。

【不良反应】

在以本品作为首次免疫的儿童临床试验中，最常见的不良反应为注射部位的局部反应、异常哭闹、易激惹和发热。以上体征和症状通常在接种后48h内出现，且可能持续48～72h，可自行缓解，无须特殊治疗。与首次接种后观察到的发生频率相比，加强免疫后注射部位不良反应的发生频率趋于上升。

【禁忌】

（1）对本品的任一组分、对任何生产工艺中的痕量残留物（戊二醛、新霉素、链霉素和多黏菌素B）或对百日咳疫苗（无细胞或全细胞百日咳）过敏，或是以前接种过含有相同组分的疫苗后出现过危及生命的不良反应者。

（2）患有进行性脑病者。

（3）以前接种百日咳疫苗（无细胞或全细胞百日咳疫苗）后7天内患过脑病者。

（4）发热或急性疾病期间必须推迟接种本品。

【贮藏】

本品应贮存在冰箱里（2～8℃）。严禁冷冻。

【药品上市许可持有人/生产企业】

企业名称：SANOFI PASTEUR S.A.

分包装地址：深圳市坪山新区锦绣东路25号赛诺菲巴斯德生命科学园区。

【核准日期】

2015年4月21日。

【修改日期】

2020年9月11日。

13价肺炎球菌多糖结合疫苗（破伤风类毒素/白喉类毒素）简明处方信息

【药品名称】

通用名称：13价肺炎球菌多糖结合疫苗（破伤风类毒素/白喉类毒素）。

商品名称：维民菲宝®。

【成分和性状】

本品系用肺炎球菌1、5、6A、9V、19A、19F 和23F型多糖分别与纯化后破伤风类毒素共价结合成多糖蛋白质结合物，用肺炎球菌3、4、6B、7F、14和18C型多糖分别与纯化后白喉类毒素共价结合成多糖蛋白质结合物，再将13种多糖蛋白质结合物按一定比例混合后与磷酸铝佐剂进行吸附而制成。本品为白色混悬液。

有效成分：与破伤风类毒素结合的肺炎球菌1、5、6A、9V、19A、19F和23F型多糖，与白喉类毒素结合的肺炎球菌3、4、6B、7F、14 和18C型多糖。

辅料：氯化钠、琥珀酸、聚山梨酯80、磷酸铝。

【接种对象】

本品适用于6周龄～5岁（6周岁生日前）婴幼儿和儿童。

【作用与用途】

（1）接种本品后，可刺激机体产生免疫力，用于预防由肺炎球菌血清型1、3、4、5、6A、6B、7F、9V、14、18C、19A、19F和23F引起的感染性疾病。（2）本品不能预防所含肺炎球菌血清型以外的型别和其他微生物引起的感染性疾病。

【接种程序】

（1）覆盖所有6周龄～5岁（6周岁生日前）人群。

（2）2～6月龄婴儿：共接种4剂。推荐首剂在2月龄（最小满6周龄）接种，基础免疫接种3剂，每剂接种间隔2个月；于12～15月龄加强接种1剂。7～11月龄婴儿：共接种3剂。基础免疫接种2剂，每剂接种间隔至少1个月；于12月龄以后加强接种1剂，与第2剂接种至少间隔2个月。12～23月龄幼儿：

接种2剂，接种间隔至少2个月。24月龄～5岁儿童：接种1剂。

【禁忌】

对本品中任何活性成分、辅料或白喉类毒素、破伤风类毒素过敏者禁用。

【药物的相互作用】

本品尚未进行与其他疫苗同时接种的临床试验。在本品Ⅲ期临床试验中，本品与其他疫苗接种间隔不少于7天，未见对本品免疫原性造成影响。

【贮藏】

本品于2～8℃保存和运输。

【药品上市许可持有人/生产企业】

企业名称：北京民海生物科技有限公司

注册/生产地址：北京市大兴区中关村科技园大兴生物医药产业基地思邈路35号。

【核准日期】

2021年9月7日。

无细胞百白破b型流感嗜血杆菌联合疫苗简明处方信息

【药品名称】

通用名称：无细胞百白破b型流感嗜血杆菌联合疫苗。

商品名称：美联吉泰。

【成分和性状】

（1）吸附无细胞百白破联合疫苗（DTaP）系由百日咳杆菌、白喉杆菌及破伤风梭状芽孢杆菌的培养物上清液，经过硫酸铵盐析等方法纯化、脱毒后，加入氢氧化铝吸附制成。

（2）b型流感嗜血杆菌结合疫苗（Hib）系由b型流感嗜血杆菌的培养物上清液，经过乙醇沉淀、苯酚提取等方法纯化b型流感嗜血杆菌荚膜多糖，与破伤风类毒素共价结合后制成。

【接种对象】

用于3月龄以上婴儿。任何季节均可接种。

【作用与用途】

本疫苗接种后，可使机体产生体液免疫应答。用于预防百日咳、白喉、破伤风和由b型流感嗜血杆菌引起的侵袭性疾病（包括脑膜炎、肺炎、上呼吸道感染、败血症、蜂窝织炎、关节炎、会厌炎等）。

【规格】

含吸附无细胞百白破联合疫苗1瓶，b型流感嗜血杆菌结合疫苗1支。

（1）吸附无细胞百白破联合疫苗：每瓶0.5mL，每1次人用剂量0.5mL，含无细胞百日咳疫苗效价不低于4.0IU；白喉疫苗效价不低于30IU；破伤风疫苗效价不低于40U。

（2）b型流感嗜血杆菌结合疫苗：每支0.5mL，每1次人用剂量0.5mL，含b型流感嗜血杆菌荚膜多糖不低于10μg。

【接种程序和剂量】

推荐本品常规免疫接种程序：3、4、5月龄进行基础免疫。18~24月龄加强免疫。

每1次人用剂量的无细胞百白破联合疫苗和b型流感嗜血杆菌结合疫苗各0.5mL，混合后肌内注射。

【禁忌】

已知对本疫苗任何成分过敏者，或以往接种百日咳、白喉、破伤风和b型流感嗜血杆菌疫苗有过敏反应者禁用。

【贮藏】于2～8℃避光保存和运输，本疫苗不得冷冻。

【药品上市许可持有人/生产企业】

企业名称：北京民海生物科技有限公司

注册/生产地址：北京市大兴区中关村科技园大兴生物医药产业基地思邈路35号。

【核准日期】

2012年7月4日。

【修改日期】

2019年4月29日。

益可宁简易处方信息

【药物名称】

重组戊型肝炎疫苗（大肠埃希菌）

【接种对象】

本品适用于16岁及以上易感人群。推荐用于戊型肝炎病毒感染的重点高风险人群，如畜牧养殖者、餐饮业人员、学生或部队官兵、育龄期妇女、疫区旅行者等。

【作用和用途】

接种本品后，可刺激机体产生戊型肝炎病毒的免疫力，用于预防戊型肝炎。

【规格】

每支0.5mL。每人1次所用剂量0.5mL，含纯化重组戊型肝炎病毒抗原30μg。

【免疫程序和剂量】

接种部位：上臂三角肌肌内注射。

免疫程序：按0、1、6个月接种方案进行3次肌肉注射，即当天接种第一剂，第一剂接种后1个月接种第二剂，第一剂接种后6个月接种第三剂。

【不良反应】

在Ⅲ期临床试验中，共计对112 604名健康志愿者进行安全性观察，结果显示戊型肝炎疫苗组的总体不良反应发生率为4.56%，乙肝疫苗对照组的总体不良反应发生率为3.66%。

局部反应常见为接种部位疼痛、肿和瘙痒，全身反应常见为发热、疲倦无力和头痛。女性的局部和全身不良反应发生率高于男性。不同年龄组无规律性，61～65岁老年组发生相对较低。未发现疫苗相关的严重不良反应。

【禁忌】

（1）对本品任何成分过敏者。

（2）有接种其他疫苗过敏史者。

（3）患血小板减少症或其他凝血障碍者。

（4）对卡那霉素或其他氨基糖苷类药物有过敏史者。

（5）患急性疾病、严重慢性疾病、慢性疾病的急性发作期和发热者。

（6）未控制的癫痫和患其他进行性神经系统疾病者。

【贮藏】

2～8℃避光保存和运输，严防冻结。

【药品上市许可持有人/生产企业】

企业名称：厦门万泰沧海生物技术有限公司。

注册地址：福建省厦门市海沧区山边洪东路50号一层。

【核准日期】

2019年12月30日。